葡萄膜炎病例解析
鉴别诊断与治疗

Clinical Cases in Uveitis
Differential Diagnosis and Management

原　　著　Harpal S. Sandhu，Henry J. Kaplan

主　　译　卢　弘　陶　勇

秘　　书　胡小凤

译 校 者　（按姓氏笔画排序）

首都医科大学附属北京朝阳医院

王　婧　卢　弘　刘旭辉　佘重阳　余　烁　陈　莉

周　强　胡小凤　钱竹筠　陶　勇

审　　校　胡小凤　卢　弘

策　　划　黄大海

北京大学医学出版社

PUTAOMOYAN BINGLI JIEXI：JIANBIEZHENDUAN YU ZHILIAO

图书在版编目（CIP）数据

葡萄膜炎病例解析：鉴别诊断与治疗 /（美）哈伯·S. 桑德胡（Harpal S. Sandhu），（美）亨利·J. 卡普兰（Henry J. Kaplan）原著；卢弘，陶勇主译 . —北京：北京大学医学出版社，2023.6
书名原文：Clinical Cases in Uveitis　Differential Diagnosis and Management
ISBN 978-7-5659-2747-8

Ⅰ . ①葡… 　Ⅱ . ①哈… ②亨… ③卢… ④陶… 　Ⅲ . ①葡萄膜炎－诊疗 　Ⅳ . ① R773.9

中国国家版本馆 CIP 数据核字（2022）第 176056 号

北京市版权局著作权合同登记号：图字：01-2022-6651

Elsevier (Singapore) Pte Ltd.
3 Killiney Road, #08-01 Winsland House I, Singapore 239519
Tel: (65) 6349-0200; Fax: (65) 6733-1817

葡萄膜炎病例解析：鉴别诊断与治疗

主　　译：卢　弘　陶　勇
出版发行：北京大学医学出版社
地　　址：（100191）北京市海淀区学院路 38 号　北京大学医学部院内
电　　话：发行部 010-82802230；图书邮购 010-82802495
网　　址：http://www.pumpress.com.cn
E - m a i l：booksale@bjmu.edu.cn
印　　刷：北京金康利印刷有限公司
经　　销：新华书店
责任编辑：袁朝阳　　责任校对：靳新强　　责任印制：李　啸
开　　本：889 mm×1194 mm　1/16　印张：15.5　字数：505 千字
版　　次：2023 年 6 月第 1 版　2023 年 6 月第 1 次印刷
书　　号：ISBN 978-7-5659-2747-8
定　　价：158.00 元
版权所有，违者必究
（凡属质量问题请与本社发行部联系退换）

主译简介

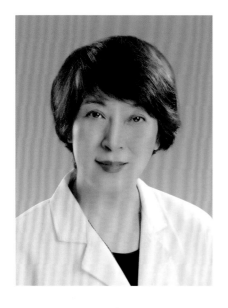

卢弘 首都医科大学附属北京朝阳医院眼科主任医师，教授、博士研究生导师。曾任首都医科大学附属北京朝阳医院眼科主任、眼科教研室主任；首都医科大学眼科学院副院长、中华医学会眼科学分会眼免疫学组委员，中国微循环学会眼科专业委员会常务委员；北京医师协会眼科专业医师分会常务理事；中国女医师协会眼科专业委会委员；美国眼科与视觉科学研究协会微生物与免疫学专业会员。现任北京医学会眼科学会常务委员；中国医师协会眼科医师分会免疫学组委员；中国微循环学会眼科专业委员会委员；北京医师协会眼科专业委员会葡萄膜炎与疑难病专业委员会委员；中国医学装备协会眼科专业委员；中医药产教融合促进委员会眼科专业委员；《眼科》杂志编委；北京市医疗卫生系统高级职称评审专家；国家自然科学基金、北京市自然科学基金同行评议专家。

长期从事葡萄膜炎及眼免疫疾病的基础与临床研究，研究方向为非感染性葡萄膜炎的发病及干预机制的探讨。20 世纪 90 年代末连续三年在西部承担国家级继续医学教育项目，为西部眼科葡萄膜炎专业的开展奠定了基础。主持完成了国家自然科学基金项目 4 项，科技部科技支撑计划合作项目及科技部国家科技攻关计划 2 项，甘肃省自然基金项目、科技计划项目 2 项，北京市医管局扬帆计划新技术新项目 1 项，其成果获国家科技进步二等奖 1 项、省科技进步三等奖 1 项、省卫生科技进步二等奖 2 项。以第一完成人或通讯作者在核心期刊及 SCI 杂志发表百余篇论文。主编、参编《临床眼科免疫学》《葡萄膜炎研究与治疗》《眼科诊疗常规》《眼科疾病临床诊疗思维》《整合眼科学》等眼科专业书籍 5 部。获实用新型专利 3 项。

2004 年首都医科大学附属北京朝阳医院葡萄膜炎诊疗中心成立，收治了全国各地疑难葡萄膜炎患者，拥有完善的诊断、治疗模式和临床科研团队，培养了一批葡萄膜炎专业研究生和博士生。基于长期的临床实践以及对职业的热爱，近年来卢弘教授在医学人文道路上有了新的探索，创作了反映医护工作的写实油画作品，并在国家卫健委"健康中国"美术作品展第四、五、六届连获两届一等奖，一届二等奖；2022 年医师报授予卢弘教授"眼科人文之光"荣誉称号；现为国家卫健委书法美术家协会理事。

主译简介

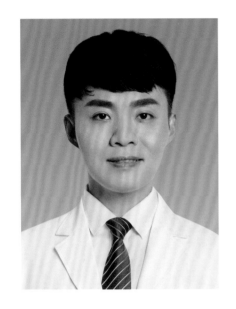

陶勇 眼科学博士，主任医师，教授，博士生导师，首都医科大学附属北京朝阳医院眼科主任。中共党员，九三学社社员。

入选北京市科技新星计划、北京市医管中心"登峰"人才计划、北京市百千万人才工程、教育部新世纪优秀人才。获中国医师奖、北京市先进工作者称号、北京市健康科普大赛一等奖，医药卫生界"生命英雄"奖、首都十大杰出青年医生称号。

现任美国视网膜专家协会会员，亚太玻璃体视网膜协会会员，中国医学装备协会眼科专委会眼科检验检测学组组长，中国医师协会眼科医师分会葡萄膜炎与免疫专业委员会副主任委员，中华医学会眼科分会眼免疫学组委员。

担任 The Asia-Pacific Journal of Ophthalmology、《中华眼底病杂志》等多家杂志通讯编委和编委。在 Nature Biomedical Engineering、Acta Biomaterialia、Ophthalmology 等杂志发表 SCI 论文 96 篇，主持国际科研基金项目 4 项，国家级科研基金项目 3 项，省部级 / 市级科研基金项目 3 项，获省部级成果奖励 4 项，获国家发明专利 5 项。主编、参编眼科学教材两部，编著《眼内液检测的临床应用》，参编《现代眼科手册》等专业书籍 4 部。

主持研发的眼内液检测技术为首都医科大学附属北京朝阳医院科创中心转化的第一个项目，已在全国近 700 余家医院得以应用，帮助了七万疑难眼病患者寻找病因。

译者前言

葡萄膜炎由于发病机制复杂、临床表现多样、伴随多种全身疾病等特点，使其在诊断治疗上仍有很大难度。作为一名从事眼科临床工作43年、专注于葡萄膜基础与临床研究的葡萄膜炎医生，我见证了我国眼科免疫性葡萄膜炎研究领域不断向前发展的历史进程。

我年幼时随父母支援西部建设，后来高考恢复，得以进入大学深造，大学毕业后又成了二代奋斗者。由于丝绸之路病——白塞病在西北河西走廊发病率高、治疗困难、视力损失严重，加上长期口服激素治疗，给患者心理带来了极大压力。1994年我写了一篇关于西北地区葡萄膜炎临床分析的文章参加了在洛阳举办的第三届全国眼免疫学术会议，并在大会上进行了学术交流。自那以后加入中华医学会眼科学分会眼免疫学组。当时从事葡萄膜炎专业的医生较少，对葡萄膜炎的诊断和治疗存在一些误区。在1998年、1999年和2000年我连续三次申请到国家继续医学教育项目，举办了多期学习班，推广葡萄膜炎诊疗中激素和免疫抑制剂的联合治疗方案，倡导早期诊断、合理治疗的理念。

对于这样一个复杂疾病的病理机制的探究成了我一直研究的方向。1998年我着手葡萄膜炎动物模型建立的工作，并和甘肃省人民医院马建军医生一起去临夏，现场取到牛的眼球，然后与兰州生物制品研究所合作提取S抗原，并建立实验性自身免疫性葡萄膜炎模型。在此过程中，杨培增教授提供了伤寒和副伤寒杆菌内毒素，并给予了全力支持，在诱导内毒素诱导的葡萄膜炎（endotoxin induced uveitis，EIU）实验中我特别应用了霍乱弧菌内毒素，使成功率达100%，可重复性高，为以后的葡萄膜炎发病机制研究起到了重要的作用；同时对其进行了病理学研究，文章发表在《眼科新进展》上；对西北地区384例葡萄膜炎临床分析的论文被日本第四届国际葡萄膜炎会议接受，1998年在爱思唯尔旗下 *uveitis today* 发表。

2003年我来到北京朝阳医院眼科工作，对葡萄膜炎基础与临床研究有了更高更广阔的平台。2004年我们成立了首都医科大学北京朝阳医院葡萄膜炎诊疗中心并召开了第一届京津地区葡萄膜炎研讨会。从2006年开始，我们集中研究HLA-27相关的前葡萄膜炎，从LPS诱导TLR-4信号通路探索前葡萄膜炎的发病机制及红芪多糖干预机制的研究。我们研究团队连续4次获国家自然科学基金面上项目资助和2项省自然科学基金资助，部分研究成果获得国家科技进步二等奖。我们在过去的二十年里收治了大量来自全国各地的疑难葡萄膜炎患者，培养了一批葡萄膜炎专业硕士、博士研究生。

在临床实践中我们都深深地感到葡萄膜炎临床表现、病因、严重程度和治疗方法的异质性和复杂性，对眼科医生而言充满了挑战性，尤其是对年轻医生。尽管在这个领域内有很多优秀的参考书，但当遇到一些特殊的病例仍会出现无从下手、难以做出明确诊断和合理治疗的困惑。以问题为导向、以病例解析为强化目标的继续医学教育势在必行。越来越多学术交流会议注重病例分析。以疑难复杂病例为题材讲解临床病例诊疗过程中的思维方式、方法，将会对广大青年眼科医生大有裨益。有幸的是2021年底在我正想把多年的临床疑难病例整理收集成册时，我接到北京大学医学出版社的邀请，翻译《葡萄膜炎病例解析：鉴别诊断与治疗》一书。

书的名字很有吸引力。这本由 Harpal S.Sandhu 和 Henry J. Kaplan 所著2021年出版的基于案例资源的教科书，以独特的、具有高度模板化、易于阅读的形式介绍了79个葡萄膜炎病例，并针对患者的主诉、病史、治疗经过、鉴别诊断、检查、治疗和随诊提供了分步指导。这种多维度、集中、个性化病例的诊疗解析无疑对葡萄膜炎临床医生非常有指导意义。

本书第1章概述了葡萄膜炎命名中的标准化过程，分型标准与诊断标准的区别。第2章是关于诊断性检测方法的应用。此章简要回顾按炎症解剖部位分类的葡萄膜炎实验室检查的合理使用，对其他常见病史或体格检查内容亦有所涉及，目的是缩小检查范围，避免"大撒网"式的检查。按葡萄膜炎炎症解剖部位总结了便于临床应用的一线诊断性检测流程。第3章简要回顾非感染性葡萄膜炎（NIU）的标准全身性和局部治疗方法，并重点讨论各种治疗方法的适应证，特别是针对性地回答以下问题：何时局部治疗？何时启动全身性治疗和全身性 IMT 治疗？如果考虑全身性治疗怎样合理联合用药？

其他的所有章节均为单独的病例，通过提供日常诊疗中各种患者的主诉、病史、检查、治疗方案和独特的临床见解，涵盖最新的诊断成像模式，包括光学相干断层扫描（OCT）、光学相干断层扫描血管成像（OCTA）、荧光素血管造影（FA）和吲哚菁绿血管造影（ICG）。

提供诊断和治疗方法，尤其在治疗过程中病情未能按预期好转而变得复杂的情况下，可以帮助医生进行差异化诊断和决策，从而促使其对诊断和治疗进行重新评估。书中包含数百张高质量图片，包括彩色眼前节照片、彩色眼底照片、OCT 图像和血管造影照片。讨论区分感染性和非感染性炎症；何时以及如何开始全身免疫抑制治疗；诊断标准和少见的"白点综合征"的治疗；小儿葡萄膜炎、伪装综合征以及遗传性视网膜变性；恶性肿瘤和副肿瘤综合征的治疗及更多主题。最可贵的是书中还有作者在疑难情况下的特定思维过程和方法。

这是一本非常好的经验资源型的学习工具，适用于眼科医生、住院医生和研究人员、葡萄膜炎和视网膜病专家等。为了使国内的眼科同行在分享该书精华的同时看到原著对病例分析的特定思维过程，我们保持了原书的可读风格。在翻译表述中，由于我们的水平、时间受限，难免会出现错误之处，恳请同行读者指正，我们在此表示衷心感谢！

在整个翻译过程中也伴随着我对职业生涯的回忆。此时最想表达的是对杨培增教授、Aize 教授的感谢！是他们在早期葡萄膜炎研究中的支持才有了我今天的成就。孙兵教授、郑曰中教授、柳林教授、杨朝中教授也因为葡萄膜炎临床研究与我成为挚友。同时感谢陶勇教授于 2016 年来到北京朝阳医院眼科，作为新的学科带头人继续进行葡萄膜炎研究，这使北京朝阳医院眼科的葡萄膜炎特色医疗得以传承，非感染性葡萄膜炎和感染性葡萄膜炎的基础与临床研究得以更好地结合。衷心希望他的未来更加美好。在翻译团队中，胡小凤医生作为秘书做了大量工作，参与翻译工作的人员是科室中的葡萄膜炎医生及我的研究生，如果没有大家的共同努力，本书不可能按期顺利完成。未来属于他们，祝他们在葡萄膜炎事业上做得更好。这将造福于葡萄膜炎患者。

中国医师协会眼科医师分会眼免疫学组委员

首都医科大学附属北京朝阳医院教授

卢　弘

2023 年 6 月

原著前言

对眼科医生来说，很少有比不典型葡萄膜炎更能引起焦虑和不安的病例。葡萄膜炎的临床表现、病因、严重程度和治疗方法的异质性和复杂性对经验丰富的眼科医生都充满了挑战，对年轻医生来说则更加棘手。但正因如此，一个治疗满意的病例能给医生带来知识和专业上的巨大成就感；更重要的是，它能够保护或恢复重症患者的视力。

在葡萄膜炎领域已经有许多优秀著作，但对我们来说，仍有缺憾。该领域的大多数著作内容宽泛，主要以内容密集的教科书形式呈现。其他一些著作提供了更简要、更有针对性的内容，但组织构架仍然类似。与大多数医学教材一样，它们按疾病分类进行介绍。这当然是一种经典的、经过时间检验的教学方式。然而，患者在就诊时很少对医生说"我患有梅毒"，或患有结核、结节病、带状疱疹性视网膜炎及其他眼部疾病。相反，他们就诊时告诉或呈现给医生的是各种不同症状、体征和既往史的集合。特别要注意的是炎症的解剖位置、病变的特点以及患者的人口学背景。在临床实践中，我们的诊疗过程从识别重要的病史和体征开始，进而完善检查，进行鉴别诊断，做出临床诊断，开始治疗，并在随访过程中重新评估病情。这就是呈现在临床医生眼前的实际情况。而恰恰是这一系列过程，以及与之相伴的临床思维，是我们力求在本书中呈现的内容。

在此，我们将介绍贯穿葡萄膜炎疾病谱的实际病例。感染性疾病、伪装综合征、特发性疾病、全身性炎症性疾病、儿童疾病等在本书中均有介绍。本书有三个宗旨：以易于记忆和掌握的病例形式解析各种类型的葡萄膜炎疾病；介绍疾病的典型特征，体现处理复杂病例时的临床思维。最后一个宗旨是呈现对疑难病例重要特征的讨论过程，这些特征对疑难病例的鉴别及最终确诊至关重要。本书的一个新颖之处是列举了少数治疗效果不佳的更为复杂的病例，这些病例将促使我们重新思考诊断或治疗。毕竟，无论我们在这一领域经验多么丰富，我们都有可能遇到这种病例。

基于实际病例的教材在医学教育中并非独一无二，但在眼科学中，特别是视网膜和葡萄膜炎方面，它是一个在很大程度上被忽视的领域。鉴于该类疾病诊断和治疗的复杂性，这一点显得尤为突出。在本书的行文过程中，我们都欣悦地回忆起各自在医学生时代接触过的内科学、儿科学和外科学教材。那些以病例分析形式呈现的教材精准地抓住了各种疾病的本质，至今记忆犹新，这是传统的教科书所不具有的魅力。我们希望早年间那些书籍的精神和价值魅力能在这本书中延续。享受阅读的过程吧。

Harpal S. Sandhu，Hank J. Kaplan
（卢 弘 译）

献　词

　　我要感谢我的妻子 Adele Lotner Kaplan，是她为我的职业生涯做出了牺牲和支持才让我得以追逐梦想。

——HJK

　　感谢我的祖父母，无论如何，你们早就知道我们是能够取得如此成就的。

——HSS

致　谢

许多人都参与了这项杰出的工作，包括个人和专业机构。首先，我们诚挚地感谢本书的所有作者。这些作者是来自于世界各地的杰出人士，其中有些是我们过去的老师，有些是以前的合作者，都是兢兢业业的临床医生。感谢你们的努力、热忱和专业知识。

Henry J. Kaplan 首先要感谢他的妻子 Adele。在过去的 54 年中，没有她的奉献精神和持之以恒的支持，他的职业生涯不可能取得成就；还要感谢他们的家人、孩子 Wendi、Todd 和 Ariane，以及他们的孙子 Noah、Emma、Lilah、Asher、Ava 和 Rosie，这是他们生命中最大的快乐源泉。许多导师对他的职业发展和成就给予了指导和帮助，尤其是两位在他整个职业生涯中都产生重要影响、如今仍是亲密朋友的 Thomas A. Weingeist 和 H. Dwight Cavanagh。此外，如果没有 J. Wayne Streilein、Frederick C. Blodi、Thomas M. Aaberg Sr 的指导，以及 Tongalp H. Tezel 和 Lucian V. Del Priore 的帮助，他的职业生涯也不会有今天的成绩。如果没有共同作者 Harpal Sandhu 的巨大贡献，本书将不可能完成；与 Harpal 共事是一种荣幸，他们也由此成为挚友。Harpal 今后无疑将在眼科领域取得新的杰出成就。最后，如果没有玻璃体视网膜和葡萄膜炎专家 Niloofar Piri 的贡献，本书也不可能顺利完成。Niloofar Piri 曾和他一起接受培训，并即将开始更具美好前景的学术生涯。

Harpal S. Sandhu 首先感谢父母无条件的爱与支持。他们所做的一切都是为了孩子，他希望有一天能像自己的父母那样无私和坚强。Harpal S. Sandhu 也要真诚地感谢他的妹妹 Tej、Davinder 以及侄子 Kiran 和其家人。他无法想象没有他们的生活，他所取得的每一份成就中都有家人们的功劳。Harpal S. Sandhu 还要感谢各位眼科学界的导师和老师们，尤其是 Frank Sutula、George Papaliodis、Dean Eliott、Demetrios Vavvas、John Kempen、Tomas Aleman、Joan O'Brien、Al Maguire 以及 Sandy Brucker。没有他们，则没有 Harpal S. Sandhu 今天的学术建树。他们并没有帮助的义务，但多年来一直给予无私帮助。最后，Harpal S. Sandhu 诚挚地感谢他的合作编辑、老师和朋友 Hank Kaplan，其卓越的洞察力和指导使得本书顺利付梓出版。

我们还要感谢爱思唯尔出版社的 Kayla Wolfe 和 Sara Watkins，她们的鼓励、鞭策是本书顺利出版的重要保障。

最后，真诚地感谢我们的患者。你们中的一些人会永远活在这本书里，你们匿名的故事将被重述，以造福其他医生。你们教给我们的知识比任何一本书都要多。让你们变得更好是我们的永恒追求。

（卢　弘　译）

原著者名单

Tomas S. Aleman, MD
Associate Professor
Scheie Eye Institute
Department of Ophthalmology
University of Pennsylvania
Philadelphia, PA

Sruthi Arepalli, MD
Uveitis Fellow
Casey Eye Institute
Oregon Health & Sciences University
Portland, OR

Rubens Belfort Jr., MD, PhD
Department of Ophthalmology and Visual
    Sciences
Paulista School of Medicine
Federal University of São Paulo
São Paulo, SP, Brazil

Frederick R. Blodi, MD
Department of Ophthalmology and Visual
    Sciences
University of Louisville
Louisville, KY

Bahram Bodaghi, MD, PhD, FEBO
Department of Ophthalmology
IHU FOReSIGHT
APHP-Sorbonne University
Paris, France

Weilin Chan
Department of Ophthalmology
Massachusetts Eye and Ear Infirmary
Harvard Medical School
Boston, MA

Peter Yuwei Chang, MD
Massachusetts Eye Research and Surgery
    Institution (MERSI)
Waltham, MA

Sarah Chorfi, MD
Department of Ophthalmology
Maisonneuve-Rosemont Hospital
University of Montreal
Montreal, Canada

Christopher Conrady, MD, PhD
Retina Fellow
Kellogg Eye Center
Department of Ophthalmology and Visual
    Sciences
University of Michigan
Ann Arbor, MI

Dean Eliott, MD
Associate Director, Retina Service
Retina Service
Massachusetts Eye and
    Ear Infirmary
Boston, MA

Stelios Evangelos Gragoudas Associate
    Professor
Harvard Medical School
Boston, MA

C. Stephen Foster, MD, FACS, FACR
President and Founder
Massachusetts Eye Research and Surgery
    Institution (MERSI)
Waltham, MA

Clinical Professor
Department of Opthalmology
Harvard Medical School
Boston, MA

Danielle Trief, MD, MSc
Assistant Professor
Department of Ophthalmology
Columbia University
New York, NY

Muhammad Hassan, MD
Byers Eye Institute
Stanford University School of Medicine
Palo Alto, CA

Swathi Kaliki, MD
LV Prasad Eye Institute
Hyderabad, India

Henry J. Kaplan, MD, FACS
Professor of Ophthalmology
Research Director Department of
    Ophthalmology
Saint Louis University (SLU) School of Medicine
St. Louis, Missouri

Jelena Karadzic, MD
University Eye Clinic
Faculty of Medicine
University of Belgrade
Belgrade, Serbia

Madison E. Kerley, BA
University of Louisville School of Medicine
Louisville, KY

Ashleigh L. Levison, MD
Colorado Retina Associates
Denver, CO

Aaron Lindeke-Myers, MD
Emory School of Medicine
Atlanta, GA

George Magrath, MD
Medical University of South Carolina
Charleston, SC

Albert M. Maguire, MD
Professor of Ophthalmology
Scheie Eye Institute
Department of Ophthalmology
University of Pennsylvania Perelman School
    of Medicine
Philadelphia, PA

Caroline L. Minkus, MD
Massachusetts Eye and Ear Infirmary/
    Harvard Medical School
Boston, MA

Bobeck S. Modjtahedi, MD
Department of Ophthalmology
Southern California Permanente Medical Group
Baldwin Park, CA

Eye Monitoring Center
Kaiser Permanente Southern California
Baldwin Park, CA

Department of Research and Evaluation
Southern California Permanente Medical Group
Pasadena, CA

Judith Mohay, MD
Associate Professor
Department of Ophthalmology and Visual
    Sciences
University of Louisville
Louisville, KY

Kareem Moussa, MD
Uveitis Fellow
F.I. Proctor Foundation
University of California, San Francisco
San Francisco, CA

Marion Ronit Munk, MD, PhD
Ophthalmology
Inselspital, University Clinic Bern
Bern, Switzerland
Ophthalmology
Northwestern University
Feinberg School of Medicine
Chicago, IL

Quan Dong Nguyen, MD, MSc
Professor of Ophthalmology
Byers Eye Institute
Stanford University School of Medicine
Palo Alto, CA

Neil Onghanseng, MD
Byers Eye Institute
Stanford University School of Medicine
Palo Alto, CA

George N. Papaliodis, MD
Associate Professor of Ophthalmology
Director of the Ocular Immunology and
    Uveitis Service

Department of Ophthalmology
Massachusetts Eye and Ear Infirmary/
   Harvard Medical School
Boston, MA

Kathryn Pepple, MD, PhD
Assistant Professor
Ophthalmology
University of Washington
Seattle, WA

Aleksandra Radosavljevic, MD, PhD
University Eye Clinic
Faculty of Medicine
University of Belgrade
Belgrade, Serbia

Aparna Ramasubramanian, MD
Medical Director, Retinoblastoma Program
Phoenix Children's Hospital
Assistant Clinical Professor
Creighton University School of Medicine
Omaha, Nebraska

Sivakumar R. Rathinam, FAMS, PhD
Prof. of Ophthalmology and Head of uveitis
   service
Uveitis Service
Aravind Eye Hospital & PG. Institute of
   Ophthalmology
Madurai, Tamil Nadu, India

Clinician Scientist
Immunology
Aravind medical research foundation
Madurai, India

Mohammad Ali Sadiq, MD
Department of Ophthalmology and Visual
   Sciences
University of Louisville
Louisville, KY

Harpal S. Sandhu, MD, FRCSC
Assistant Professor of Ophthalmology
Department of Ophthalmology and Visual
   Sciences
University of Louisville School of
   Medicine
Louisville, Kentucky

Jessica G. Shantha, MD
Emory Eye Center
Atlanta, GA

Ryan A. Shields, MD
Byers Eye Institute
Stanford University School of
   Medicine
Palo Alto, CA

Lucia Sobrin, MD, MPH
Associate Professor
Department of Ophthalmology
Massachusetts Eye and Ear
   Infirmary
Harvard Medical School
Boston, MA

Dinu Stanescu, MD, PhD
Pitié Salpêtrière University Hospital
Département of Ophthalmolgy
Sorbonne University
Paris, France

Kim Anne Strässle, Dr. Med.
Inselspital, University Hospital Bern
Bern, Switzerland

Eric Suhler, MD, MPH
Chief of Ophthalmology
Eye Care/Operative Care Division
VA Portland Health Care System
Portland, OR

Professor
Ophthalmology and Public Health
Oregon Health & Science University
Portland, OR

Aristomenis Thanos, MD
Adult and Pediatric Vitreoretinal Surgery and
   Disease
Devers Eye Institute
Portland, OR

Sara Touhami, MD, PhD, FEBO
Sorbonne Université
Pitié Salpêtrière
University Hospital
Paris, France

Adelaide Toutee, MD, FEBO
Pitié Salpêtrière University Hospital
Département of Ophthalmolgy
Sorbonne University
Paris, France

Eduardo Uchiyama, MD
Retina Group of Florida
Fort Lauderdale, FL

Affiliate Assistant Professor of Clinical
   Biomedical Sciences
Charles E. Schmidt College of Medicine,
   Florida Atlantic University
Boca Raton, FL

Russell Neil Van Gelder, MD, PhD
Professor and Chair
Department of Ophthalmology
University of Washington
Seattle, WA

Camila V. Ventura, MD, PhD
Altino Ventura Foundation
HOPE Eye Hospital
Recife, Brazil

Liana O. Ventura, MD, PhD
Altino Ventura Foundation
HOPE Eye Hospital
Recife, Brazil

Albert Vitale, MD
Professor
Moran Eye Center
Department of Ophthalmology and Visual
   Sciences
University of Utah
Salt Lake City, UT

Steven Yeh, MD
M. Louise Simpson Professor
Director, Section of Uveitis and Vasculitis
Emory Eye Center
Ophthalmology
Emory University School of Medicine
Atlanta, GA

Faculty Fellow
Emory Global Health Institute
Emory University
Atlanta, GA

Manfred Zierhut, MD
Professor of Ophthalmology
Centre for Ophthalmology
University of Tübingen
Tubingen, Germany

目　录

第 1 章

葡萄膜炎概述

Harpal S. Sandhu ■ Henry J. Kaplan
卢 弘 译 卢 弘 审校

葡萄膜炎是指葡萄膜的炎症，该词来源于拉丁语"葡萄"，特别是指眼的中间层的血管膜，前部累及虹膜，中部累及睫状体，后部累及脉络膜（图 1.1）。早在公元前 1500 年，这类疾病就被古埃及医学界所认识，并已有几种药用提取物用于葡萄膜炎的治疗[1]。如今，葡萄膜炎仍然是眼部疾病的主要原因。在美国，每年约 10% 的视障病例由葡萄膜炎导致。据估计，该类疾病每年导致 3 万新发致盲病例，年发病率为 58 ～ 115 人 /10 万人[2]。

眼内炎症常被称为"葡萄膜炎"，尽管眼内其他结构也常常受累——如视网膜（即视网膜炎）和巩膜（即巩膜炎）。许多葡萄膜炎由感染、创伤或肿瘤引起，但大多数病因不明，被认为是自身免疫性疾病。一些自身免疫性葡萄膜炎与免疫介导的系统性疾病密切相关，如 HLA-B27 相关性脊柱性关节病、结节病、白塞病等；而另一些则仅局限于眼部，无其他系统受累表现，如睫状体平坦部炎和匐行性脉络膜炎。患者眼部不适与病变的解剖学部位无明显关联。急性前葡萄膜炎则是个例外，常伴疼痛、红肿、畏光。大多数

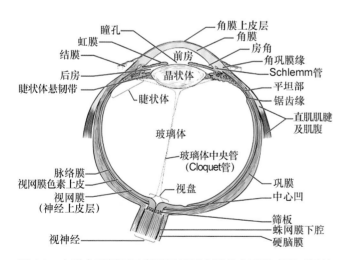

图 1.1 人眼水平剖面示意图显示了人眼的主要组成和三层结构。角巩膜（蓝色）、葡萄膜（橙色 / 红色）和内神经层（紫色）（Forrester J，Dick A，McMenamin P，et al. *The Eye*. 4th ed. Saunders Ltd；2015：14，Figure 1-10，by Elsevier.）

其他类型葡萄膜炎则表现为视物模糊、漂浮物、盲点或浑浊。

近些年就葡萄膜炎的命名、疾病描述和对治疗的反应开展了标准化工作。2005 年，由来自 18 个国家、62 个临床中心的 79 名葡萄膜炎专家组成的葡萄膜炎命名标准化（Standardization of Uveitis Nomenclature，SUN）工作组（WG）发布了葡萄膜炎的标准化和国际公认术语，以及针对炎症分级和疾病发展、预后的建议[3]。近期（2019 年 12 月 1 日）该工作组再次召开会议，制订并通过了针对特殊类型葡萄膜炎的分类标准，结果将在不久后公布。

了解分型与诊断标准之间的区别很重要[4]。分型标准是标准化的定义，主要目的是使临床研究具有统一的队列。因此，它们需要定义可以在不同研究和地理区域中进行比较的同质性群体。与之相比，诊断标准是为指导患者个体的治疗而制订的一套用于临床日常诊疗中的体征、症状和检验方法，它们需要具有广泛性，并能反映本质上存在异质性疾病的所有可能的不同特征和敏感性。因此，诊断标准对检测的特异性和敏感性要求非常高，接近 100%，而分型标准则要求特异性很高，即使这可能会影响敏感性。美国风湿病学会（American College of rheumatology）[3]对此进行了详细讨论，指出建立统一诊断标准的困难，并表示支持 SUN 工作组关于标准命名法、术语和检测的建议。对诊断标准的完善将与时俱进。

作为中枢神经系统（central nervous system，CNS）的延伸，眼对免疫系统提出了独特的要求：它不能耐受可发生于其他器官的完整免疫反应。眼睛只有一个功能，即通过将光传递给视网膜的光感受器来传递视觉。光在视网膜通过复杂的神经网络进行处理，并传递到视皮层。这种显著的神经功能对宿主的生存至关重要，故而破坏性的炎症，即使在眼部感染时具有保护作用，也不能被机体耐受。因此，机体进化出一个

复杂的免疫调节网络，以保护眼睛免遭免疫介导性损伤。这种免疫学现象被称为免疫豁免，是中枢神经系统及少数其他器官独有的特征。例如，1/4 的肝因感染受损伤不会影响该器官的功能和个体的生存。相比之下，视网膜中央凹（300 ～ 500 μm）受到破坏则可致盲。

了解免疫豁免现象对学习眼内炎症性疾病如葡萄膜炎至关重要。作为眼科专家，我们有专业能力来观察一个处于炎症活动期的器官（如眼球）内的组织；因此，我们专门介绍了与免疫调节相关的葡萄膜炎症的诸多不同临床表现。解剖学和功能学因素共同参与了眼内免疫豁免的形成，包括血-视网膜屏障、无淋巴引流、可溶性免疫调节因子、眼实质细胞表面的免疫调节配体、补体系统的慢性激活和耐受性实质抗原呈递细胞（antigen-presenting cell，APC）。免疫豁免的维持涉及诸多不同的调控机制，具体内容不在本章赘述。我们将简要介绍眼组织改变器官内固有和适应性免疫反应的三种主要方式：①组织相关性免疫忽略［如，由于主要组织相容性复合体（major histocompatibility complex，MHC）抗原在光感受器上的表达减少，视网膜光感受器细胞的免疫原性较视网膜色素上皮细胞（retinal pigment epithelium，RPE）减低］；②对眼部抗原的外周耐受性（如小胶质细胞、血管周围巨噬细胞、视网膜内和葡萄膜内的树突状细胞可作为耐受原性的抗原递呈细胞）；③免疫抑制性微环境（如由多种免疫抑制性可溶性因子、实质细胞上的表面免疫调节剂和补体调节成分来维持）。近年来发表了诸多有关眼组织免疫豁免的优秀综述，供感兴趣的读者进一步阅读参考[5-6]。

在本书之后的每一章中将介绍并讨论每种不同类型的葡萄膜炎病例。葡萄膜炎的发病率和患病率因年龄、性别、眼内解剖位置、遗传因素和病因而异。但所幸的是，尽管某个特殊类型葡萄膜炎的病因常常是未知的，但可以根据其特征性的临床表现做出诊断，并通过诊断性治疗来验证。通过诊断性治疗来了解疾病可能的病程、演进和对治疗的反应，这一点非常重要。大量的特发性葡萄膜炎病例从某种程度上来说是由于眼组织的脆弱性导致的，而眼睛的珍贵性和脆弱性使有创性的组织活检难以开展，患者对保存视力也有着强烈的期望。然而，能够进入前房、玻璃体腔的侵入性诊断技术和细针穿刺活检现已应用于临床，尽管获取的液体或组织数量较少，限制了进一步的研究应用。近年来，随着光学相干断层扫描（optical coherence tomography，OCT）以及聚合酶链式反应（polymerase chain reaction，PCR）、基因分型（DNA）、单细胞转录组学（RNA）等新技术的快速发展，为进一步深入了解目前被诊断为特发性葡萄膜炎病例的病因带来了新希望。

葡萄膜炎的发病率和患病率因年龄、性别、炎症中的解剖位置（前、中、后葡萄膜炎、全葡萄膜炎）、炎症过程的类型（急性、慢性、复发性）、地理因素、病因（感染性、非感染性）而异。前葡萄膜炎是最常见的炎症类型，其根本病因通常难以明确（30% ～ 60%），被称为特发性前葡萄膜炎。随着新的诊断技术的发展，许多葡萄膜炎的最终病因将得到明确[7]。

我们希望您能发现接下来的各章案例既丰富又有趣，旨在将读者带入引人入胜的葡萄膜炎的诊断和治疗领域。

参考文献

［1］ Foster CS, Vitale AT. *Diagnosis and Treatment of Uveitis*. 2nd ed. New Delhi, India: Jaypee Brothers Medical Publishers; 2013:3-4.

［2］ Gritiz DC, Schwaber EJ, Wong IG. Complications of uveitis: The Northern California Epidemiology of Uveitis Study. *Ocul Immunol Inflamm*. 2018;26(4):584-594.

［3］ Trusko B, Thorne J, Jabs D, et al. The Standardization of Uveitis Nomenclature (SUN) project. Development of a clinical evidence base utilizing informatics tools and techniques. *Methods Inf Med*. 2013;52(3). 2592-65, S1-S6.

［4］ Aggarwal R, Ringold S, Khanna D, et al. Distinctions between diagnostic and classification criteria? *Arthritis Care Res*. 2015;67(7):891-897.

［5］ Taylor AW. Ocular immune privilege and transplantation. *Front Immunol*. 2016;7:37.

［6］ Xu H, Chen M. Targeting the complement system for the management of retinal inflammatory and degenerative diseases. *Eur J Pharmacol*. 2016;787:94-104.

［7］ Tsirouki T, Dastiridou A, Symeonidis C, et al. A focus on the epidemiology of uveitis. *Ocul Immunol Inflamm*. 2018;26(1):2-16.

第 2 章

诊断性检测方法

Harpal S. Sandhu ■ Henry J. Kaplan

卢 弘 译 卢 弘 校

引言

患者常常关注他们所患疾病的"病因"。这虽然在情理之中，但葡萄膜炎的具体病因往往不明确，约一半的病例被称为特发性或未分类性（原因不明）。对临床医生来说，任何诊断性检测的首要目标都是鉴别感染性和非感染性/炎症性病因。第三种重要但罕见的类型是伪装成葡萄膜炎的眼部肿瘤（如视网膜母细胞瘤、原发性玻璃体视网膜淋巴瘤）。第四种类型为非肿瘤性伪装综合征，如遗传性视网膜变性或眼内异物。鉴别这四种不同类型的葡萄膜炎类型至关重要，因为其治疗方法完全不同，有时甚至截然相反。

一旦做出非感染性葡萄膜炎（noninfectious uveitis, NIU）的诊断，对具体的葡萄膜炎类型的诊断则退而次之了。这意味着医生已经做出关键性的决策，即需要抗炎治疗。然而，基于以下考虑，仍有必要做出更具体的诊断：第一，有助于向患者告知疾病预后；第二，可能有助于指导治疗；第三，有可能识别病因尚未明确的其他系统性疾病。例如，一位 20 多岁的患者初发急性单侧前葡萄膜炎，患者同时有 1 年的腰痛史，她一直忽视了这一症状，患者 HLA-B27 检测为阳性。这一结果提示，强直性脊柱炎是导致患者腰痛的病因，进而将患者转诊至风湿科，行 X 线片检查进一步证实了该诊断。HLA-B27 疾病是典型的易复发性疾病，如果治疗得当，多数病例预后良好。

本章旨在简要回顾按炎症解剖部位分类的葡萄膜炎的实验室检查的合理使用，对其他常见病史或体格检查内容亦有所涉及，以帮助缩小检查范围。尽管葡萄膜炎领域的专家们一直致力于通过临床表现和体征制订一套标准化检测内容，但普遍的共识是，对于每一个眼内炎症病例，基于关键的病史或体格检查特征进行有针对性的检查，比"大撒网"式的检查更可取。根据贝叶斯定理，当验前概率最接近 50% 时，诊断性测试的准确性最高。随着对临床诊断怀疑的减少（即验前概率接近于零），阳性预测值（即检测结果阳性时患者的真实患病概率）急剧下降。在这种情况下出现阳性检测结果，即使敏感性和特异性都很高，也是没有意义的。莱姆病检测便是这一定理的很好例证。基于此，下面每一部分都列举了一线的检测方法。临床上医生会根据疾病的特异性体征安排更具倾向性或更深入的检查。需要强调的是，针对某些特殊病例，有时会行列举范围之外的检查，读者将会在后续的病例部分发现这一点。

前葡萄膜炎

大多数前葡萄膜炎的病因是非感染性的。对于首次发病、没有其他眼部或全身性症状的病例，不一定需要进行检测。对反复发作或严重的病例，HLA-B27 是很好的首次检测项目。如果检测结果为阴性，需要进一步完善梅毒、结节病和结核相关检测：快速血浆反应素试验（rapid plasma reagin, RPR）和荧光梅毒抗体吸收（fluorescent treponemal antibody absorption, FTA-ABS）[或其他梅毒检测试验，如梅毒螺旋体颗粒凝集试验（TP-PA）]；胸部 X 线片（chest x-ray, CXR）、血管紧张素转换酶（angiotensin-converting enzyme, ACE）、溶菌酶等结节病相关检查；以及 γ-干扰素释放试验（QuantiFERON）或结核菌素试验（purified protein derivative, PPD）等结核相关检查（图 2.1）。对临床高度怀疑结节病，或胸部 X 线片（可能是三个检查中最有用的）结果阴性但 ACE 和（或）溶菌酶阳性的病例，应进一步完善胸部计算机断层扫描（computed tomography, CT）检查。

前葡萄膜炎合并其他几种常见情况时需要进一步检查。如眼压（intraocular pressure, IOP）升高和（或）虹膜扇形萎缩，则有必要从前房（anterior chamber, AC）抽取眼内液进行疱疹病毒聚合酶链反应（polymerase chain reaction, PCR）检测，该检测亦

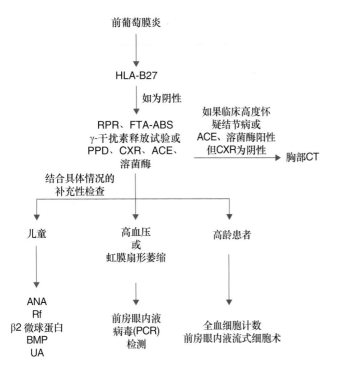

图2.1　复发性或慢性单侧前葡萄膜炎或双侧葡萄膜炎的一线诊断性检测流程图

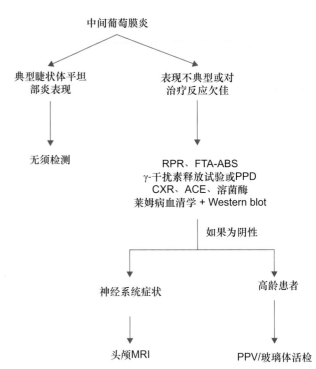

图2.2　中间葡萄膜炎的一线诊断性检测流程图

适用于难治性病例。对儿童患者，需要检测抗核抗体（antinuclear antibody，ANA）、类风湿因子（rheumatoid factor，Rf）、尿和血清 β2 微球蛋白、基础代谢功能检查组合（BMP）和尿液分析（urine analysis，UA），以排查幼年特发性关节炎和肾小管间质性肾炎伴发葡萄膜炎。最后，对于老年和慢性前葡萄膜炎患者，应进行全血细胞计数（complete blood count，CBC）、AC 穿刺细胞学和（或）流式细胞术检测，以排查白血病/淋巴瘤。

中间葡萄膜炎

中间葡萄膜炎是目前定义最狭义的葡萄膜炎类型，其病因较为局限。符合典型临床表现的睫状体平坦部炎（例如，儿童的雪球样改变、雪堆样改变及玻璃体炎症）患者不需要即刻完善检测。在两种特殊情况下则需要进一步完善检测。第一，如果患者神经系统检查有阳性体征，需要完善头颅磁共振成像（magnetic resonance imaging，MRI）以排除脱髓鞘病。第二，如果患者需要接受免疫调节治疗（immunomodulatory therapy，IMT），也需要进一步完善检查（图2.2）。

对临床表现为不典型睫状体平坦部炎或对抗炎治疗反应差的中间葡萄膜炎患者，应再次进行梅毒、结节病和结核相关检测（RPR、FTA-ABS、CXR、ACE、溶菌酶、QuantiFERON 或 PPD），以及莱姆病相关的血清学和免疫印迹（Western blot）检测。对慢性或复发性中间葡萄膜炎的高龄患者，需要警惕眼内淋巴瘤（原发或继发性玻璃体视网膜淋巴瘤），并通过玻璃体切割术（pars plana vitrectomy，PPV）行玻璃体活检，进行流式细胞术、细胞学、IL-10/Il-6 比值及 MyD88 基因突变检测。

全葡萄膜炎

全葡萄膜炎是一组具有高度异质性的疾病，病因多样且复杂。撒网式的全面检测费用昂贵，不切合临床实际，且容易出现假阳性。同样，一线诊断性检测包括梅毒、结节病和结核相关检测（RPR、FTA-ABS、CXR、ACE、溶菌酶、γ - 干扰素释放试验或 PPD）。如果病史提示有莱姆病的线索（疫区、蜱虫叮咬、牛眼样皮疹、游走性关节痛、面神经麻痹等），需要完善莱姆病血清学和免疫印迹检查。近期出现过水疱或口腔溃疡的患者需要警惕白塞病；对该病尚缺乏有效的检测方法。同时也需要考虑疱疹病毒感染，可完善血清学或从前房抽取眼内液行疱疹病毒 PCR 检测。如果一线诊断性检测结果为阴性，且抗炎治疗效果差，可考虑升级为 IMT。启动 IMT 治疗前需要完善玻璃体穿刺或切割（PPV）检测以除外感染（图2.3）。

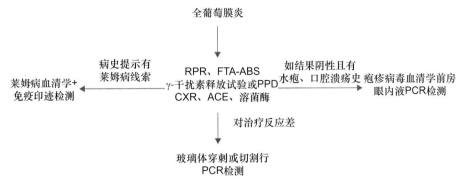

图 2.3 全葡萄膜炎的一线诊断性检测流程图

视网膜血管炎

和全葡萄膜炎一样，引起视网膜血管炎的病因也是多样的。视网膜血管炎是多种重要眼科疾病的临床表现之一，如急性视网膜坏死和鸟枪弹样脉络膜视网膜病。对这些疾病可以通过其特征性的临床表现做出诊断。然而，当视网膜血管炎为患者主要的临床表现时，则需考虑其他疾病的可能。除完善梅毒、结节病和结核相关检测（RPR、FTA-ABS、CXR、ACE、溶菌酶、γ-干扰素释放试验或 PPD）外，也需要筛查抗中性粒细胞胞质抗体（antineutrophil cytoplasmic antibodies，ANCA）。因系统性血管炎通常会引起肾小球肾炎，故还有必要完善 CBC 和基础代谢（basic metabolic panel，BMP）检测。人类免疫缺陷病毒（human immunodeficiency virus，HIV）检测亦有助于明确病因，因为巨细胞病毒（cytomegalovirus，CMV）感染可以偶尔表现为视网膜血管炎，类似霜样树枝状视网膜血管炎。当存在视网膜小动脉闭塞时，需要检测抗磷脂抗体。对于视网膜静脉闭塞病例，如果临床表现不典型（例如年轻人），需要考虑完善全面的高凝状态相关检测。莱姆病相关检测通常会出现假阳性，继而导致过度诊断，仅在有临床线索时才进一步完善（图 2.4）。

巩膜炎

巩膜炎严格来说不是葡萄膜炎，但几乎每一位眼科医生都会遇到该病。它不仅能累及眼表，偶尔也会累及眼的前节和后节。类风湿关节炎、ANCA 相关性血管炎和 HLA-B27 疾病是可累及巩膜的常见疾病。一线检测包括 RPR、FTA-ABS、CXR、ACE、溶菌酶、HLA-B27、γ-干扰素释放试验或 PPD、ANCA、ANA、BMP 及血尿酸水平。如检测结果为阴性且对

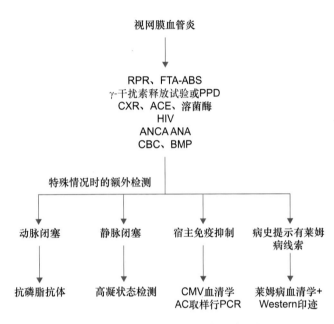

图 2.4 视网膜血管炎的一线诊断性检测流程图

治疗反应差，应考虑完善巩膜和结膜活检，以鉴别感染性疾病或肿瘤（图 2.5）。

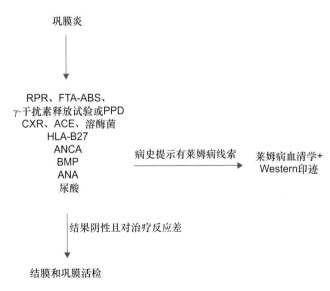

图 2.5 巩膜炎的一线诊断性检测流程图

第 3 章

治疗方法

Harpal S. Sandhu ■ Henry J. Kaplan

卢 弘 译 卢 弘 校

引言

葡萄膜炎的治疗目标是将眼内炎症抑制到零或最低活动度，然后维持这种状态。换言之，治疗的目标是良好、持久地控制炎症。如果做到这一点，患者就可以避免葡萄膜炎的多种并发症，如带状角膜病变、粘连、青光眼、环状膜闭、低眼压、黄斑水肿、视网膜前膜、脉络膜视网膜瘢痕或萎缩、视神经病变等。这些轻重程度不同的并发症最终可能导致失明。

在短短半个世纪的时间里，这一领域取得了长足进展。就在 20 世纪 60 年代，眼科医生仅有的治疗方法为全身使用糖皮质激素和甲氨蝶呤。由于背负"化疗药物"的标签，甲氨蝶呤很少被使用。患者甚至一些医生也对该药避而远之。在此之前，人们尝试利用热仓内的高温治疗葡萄膜炎，发现对部分病例有效，但这种治疗也可能导致患者死亡。现在我们认识到，小剂量抗代谢药物和其他全身性免疫调节治疗（immunomodulatory therapy，IMT）尽管可能引起严重不良反应，但相较于治疗不充分的严重慢性葡萄膜炎，其获益大于风险。今天，我们有多种 IMT 制剂、生物制剂、局部药物和植入物用于治疗这类疾病。尽管仍然有许多有挑战性的和难治性的病例，但自 20 世纪 60 年代以来，我们已走过了一段漫长的征程。从热仓治疗时代算起，我们已行稳致远。

本章简要回顾非感染性葡萄膜炎（noninfectious uveitis，NIU）的标准全身性和局部治疗方法，并重点讨论治疗方法。何时局部治疗就足够了？何时启动全身性治疗和全身性 IMT 治疗？如果考虑全身性治疗怎样合理联合用药？

通用指南：局部治疗与全身性治疗

当患者已被确诊为活动性葡萄膜炎并有可能造成眼组织损伤，首先需要决定启动局部治疗还是全身治疗。有几项普遍性原则用于指导初始治疗。与所有的指南一样，会有很多例外情况，但这些原则有助于培养规范化的诊疗思路，尤其对于初学者。回顾葡萄膜炎命名标准化（Standardization of Uveitis Nomenclature，SUN）倡议对葡萄膜炎的分类（解剖学、病程、侧重点），对学习下述内容将大有裨益。

第一，对前葡萄膜炎通常可以进行局部治疗，而累及后段的 NIU（NIU-PS）通常需要局部注射或全身性治疗。第二，单眼受累通常可以局部治疗，而双眼受累则更多需要全身性治疗。第三，慢性葡萄膜炎需要长期治疗，包括长期（或反复发作）局部治疗或全身性治疗。由于长期局部使用糖皮质激素会引起严重不良反应（其中青光眼最令人担忧），本章作者在这类病例中更倾向于全身性治疗，尤其对于非常严重的病例。

也有一些例外情况。例如，急性后极部多灶性鳞状色素上皮病变（acute posterior multifocal placoid pigment epitheliopathy，APMPPE）是一种累及后段的双侧 NIU，但通常是自限性的，无须治疗。在另一些情况下，有些因素倾向于全身性治疗，还有一些情况则倾向于局部治疗。例如，与青少年特发性关节炎（juvenile idiopathic arthritis，JIA）相关的双眼、慢性、前葡萄膜炎有两个因素支持全身性治疗（双眼受累和慢性病程），但另一个因素支持局部治疗（前部解剖位置）。在这种情况下，与之相关联的特定类型全身性疾病为治疗决策增加了关键信息。多项研究已证实，多数 JIA 相关性前葡萄炎采用积极的全身性治疗效果最佳。同样，经活检证实的结节病患者也可能有慢性、双侧前葡萄膜炎，这种相关联的系统性疾病再次提供了有价值的信息。结节病对糖皮质激素治疗高度敏感。对轻症病例，每日 1 滴糖皮质激素滴眼的维持治疗能有效控制病情，避免了全身性 IMT 治疗的潜在不良反应。如果患者已植入人工晶体，和（或）对糖皮质激素治疗反应差但眼压（intraocular pressure，IOP）已升高，这将是更合理的治疗方案。

因此，了解具体患者和特定的葡萄膜炎类型至关重要。本书的目标之一就是使读者通过具体病例这一形式熟悉这些内容。

全身性治疗：糖皮质激素和全身性免疫调节治疗

糖皮质激素

第四条一般原则是，急性炎症发作时应使用糖皮质激素治疗，而对慢性炎症则最好使用糖皮质激素维持量治疗。糖皮质激素对免疫系统有诸多影响，本书不作详细介绍。对于急性葡萄膜炎的全身性治疗，作者通常使用泼尼松 0.75～1 mg/kg，最大剂量为 80 mg/d。也有例外，对 Vogt-Koyanagi-Harada 综合征和交感性眼炎的治疗可能需要更大剂量的糖皮质激素（如泼尼松 100 mg/d 口服）以达到充分的初始缓解。如需更大剂量控制眼内炎症，也可静脉注射甲泼尼龙。一旦炎症控制平稳，对泼尼松需逐渐减量。作者推荐以下减量方案：口服 70 mg/d 共 1 周，继而减量至 60 mg/d 共 1 周，再减至 50 mg/d 1 周、40 mg/d 1 周、30 mg/d 1 周、20 mg/d 2 周、15 mg/d 2 周、10 mg/d 2 周，最后减量至 5～7.5 mg/d 维持治疗 3 个月，3 个月后停药（框 3.1）。

一些葡萄膜炎专家对糖皮质激素的减量方案持有不同观点，但笔者认为该方案在缓慢减量以达到有效治疗目标和最大程度减少糖皮质激素的诸多不良反应间取得了良好的平衡。糖皮质激素剂量为每天约 10 mg 时

不良反应的发生率通常最低。在治疗终止前保持低剂量的泼尼松维持治疗有助于预防复发，但尚无高质量的证据支持这一观点。

全身性免疫调节治疗：何时启动

何时启动 IMT 治疗应基于对患者眼内炎症严重性、侧重点和慢性迁延性的认识，对单眼葡萄膜炎患者，要考虑到对侧眼的情况、局部和（或）全身性使用糖皮质激素的不良反应，以及患者对 IMT 治疗期间频繁的实验室检查和临床随访的依从性。这看起来较为复杂，但的确有梳理的必要。一些简明指南可以帮助做出决策（框 3.2）。

首先，对于活动性、双侧、慢性葡萄膜炎患者，即使已接受 10 mg/d 或更大剂量的泼尼松治疗，通常应同时接受 IMT 治疗。长期给予 10 mg/d 或更大剂量的糖皮质激素显著增加骨质疏松和心脏疾病的发病风险。需要 ≥ 10 mg/d 泼尼松治疗的慢性单侧葡萄膜炎则是另一种情况，因为局部治疗（后续将详细介绍）可使病情控制稳定且不良反应较少，并能使泼尼松减量至 10 mg/d 口服。

其次，类似于上述情况，一些慢性单侧或双侧葡萄膜炎可通过联合应用小剂量泼尼松（10 mg/d）及局部治疗（如玻璃体腔内或眼周注射曲安奈德、氟轻松植入剂等）达到缓解，但可能引起难以接受的不良反应。白内障可通过安全有效的手术得到治疗，青光眼在某些患者中则较难控制。局部糖皮质激素治疗后出现严重且慢性眼压升高的患者亦适合接受 IMT 治疗。

在单眼患者中，患者对眼部不良反应和随着局部治疗效果的减弱而出现的葡萄膜炎复发的后果具有高度的敏感性。因此，对于慢性单侧葡萄膜炎患者，笔者建议更低的启动 IMT 的阈值（虽然不是绝对的指标）。

最后，了解患者疾病严重程度和复发导致潜在不可逆损害的可能性至关重要，不仅对于单眼患者，对所有患者亦如此。某些类型的葡萄膜炎高度威胁视力，具有即刻启动 IMT 治疗的指征（框 3.3），同时

框 3.1　口服泼尼松的建议减量方案
■ 0.75～1 mg/kg，最大剂量为 80 mg/d，2 周后渐减量
■ 70 mg/d，1 周
■ 60 mg/d，1 周
■ 50 mg/d，1 周
■ 40 mg/d，1 周
■ 30 mg/d，1 周
■ 20 mg/d，2 周
■ 15 mg/d，2 周
■ 10 mg/d，2 周
■ 5 mg/d 或 7.5 mg/d，服用 3 个月，然后停药
■ ≤ 5 mg 时，每 2～4 周减量 1 mg

框 3.2　基于病程的慢性全身 IMT 的相对适应证
1. 慢性双眼葡萄膜炎
2. 慢性单侧葡萄膜炎，尤其是独眼患者
A. 局部和（或）全身糖皮质激素无法控制炎症，或
B. 不可接受的局部和（或）全身糖皮质激素的不良反应
3. 严重的单眼或双眼急性、慢性或复发性葡萄膜炎

需要联合使用大剂量糖皮质激素。对有些类型的葡萄膜炎应何时启动 IMT 治疗则不那么明确，患者间的差异很大，需要个体化的治疗方案。对于临床医生，这可能具有一定的挑战性，需要通过主观评估来辅助决策。例如，一些复发性 HLA-B27 相关性前葡萄膜炎患者会经历严重的多次复发，尽管仅累及单眼，却能导致严重的眼内炎症和低眼压，需要数月甚至更久才能恢复。对这些患者来说，每次复发都是一场漫长的身心折磨。此外，人们还担心虹膜睫状体机化膜有可能随着病情多次复发而进展，这种情况提示预后不良。因此，即使患者每年只发作一次，基于既往严重的发作史，IMT 治疗也是一个合理的选择。

全身免疫性调节治疗：类型

广义上讲，有四类 IMT 制剂：抗代谢药、T 细胞抑制剂、烷化剂和生物制剂。我们将简要回顾每种类型，以揭示它们各自的优缺点。全身性使用 IMT 类药物的共同不良反应是增加了感染的风险，尤其是一些特殊病原体感染的风险，将在后面详细介绍。另一个不良反应是，增加肿瘤的发病风险，特别是非黑色素瘤皮肤癌。因此，使用这类药物的患者应避免日光浴，并不能接种活疫苗。

抗代谢药

甲氨蝶呤和霉酚酸是使用糖皮质激素维持期间的两种主要 IMT 类药物，常被用作激素维持治疗时的一线用药。硫唑嘌呤对葡萄膜炎亦有效，但目前已较少使用。

甲氨蝶呤的临床使用已有数十年，是葡萄膜炎专家熟悉的药物。它是儿童葡萄膜炎的首选抗代谢药，也适用于成人。作为一种抗代谢药，甲氨蝶呤还有多种不同作用机制，包括通过抑制叶酸代谢减少 T 细胞增殖，并诱导活化 T 细胞凋亡；增强腺苷信号，以产生抗炎作用；以及调节辅助性 T 细胞的细胞因子变化。上述各种机制对控制眼部炎症的作用尚不明确。

笔者通常建议以极小剂量，每周 5 mg 口服开始（皮下注射亦可）给药，每周增加 2.5 mg（片剂一般为 2.5 mg/片）至每周 15 mg 的最低剂量，以改善胃肠道对药物的耐受性。有些眼科专家也会采用其他初始剂量方案。一般来说，葡萄膜炎的治疗需要比风湿性疾病更高的剂量，甲氨蝶呤也不例外。治疗成人葡萄膜炎的最低有效剂量为每周 15 mg，而治疗类风湿关节炎的常用剂量为每周 7.5 mg。甲氨蝶呤的最大剂量为每周 25 mg（表 3.1）。治疗期间需要补充叶酸（每日 1 ~ 2 mg 口服或每周 5 ~ 7.5 mg 口服）。甲氨蝶

表 3.1　全身性治疗

	种类	作用机制	剂量
甲氨蝶呤	抗代谢药	二氢叶酸还原酶抑制剂	15 ~ 25 mg 口服或皮下注射每周一次
吗替麦考酚酯	抗代谢药	肌苷单磷酸脱氢酶抑制剂	1000 ~ 1500 mg，口服每天 2 次
硫唑嘌呤	抗代谢药	嘌呤合成抑制剂	1 ~ 3 mg/（kg·d），口服
环孢素 A	T 细胞抑制剂	钙调磷酸酶抑制剂	2.5 ~ 5.0 mg/（kg·d），口服
他克莫司	T 细胞抑制剂	钙调磷酸酶抑制剂	用至全血谷浓度 5 ~ 12 ng/ml，一般 0.03 ~ 0.1 mg/（kg·d），每天 2 次
阿达木单抗	生物制剂	TNF-α 抑制剂	40 mg 皮下注射每 2 周 1 次
英夫利昔单抗	生物制剂	TNF-α 抑制剂	5 ~ 10 mg/kg 静脉注射每 4 周 1 次
利妥昔单抗	生物制剂	抗 CD20 抗体	1000 mg 静脉注射 2 次（相隔两周），然后每 4 ~ 6 个月一次；或 375 mg/m² 静脉输液一次，必要时重复。
托珠单抗	生物制剂	IL-6 抑制剂	4 ~ 8 mg/kg 静脉注射，每 4 周 1 次
环磷酰胺	烷化剂	DNA 烷基化和交联	用药至白细胞计数为 3000 ~ 4000/μl，多种方案，包括 1.5 ~ 3 mg/（kg·d）口服，1 g/m² 静脉注射，每月 1 次
苯丁酸氮芥	烷化剂	DNA 烷基化和交联	用药至白细胞计数为 3000 ~ 4000/μl，多重方案，包括 0.1 ~ 0.2 mg/（kg·d）口服或短期、高剂量治疗

DNA：脱氧核糖核酸；IL：白介素；TNF：肿瘤坏死因子；所有药物与感染易感性增加和非黑色素瘤皮肤癌风险增加有关

框 3.3　基于葡萄膜炎综合征的慢性全身 IMT 适应证

1. Behçet 病
2. 交感性眼炎
3. 匐行性脉络膜炎
4. ANCA- 阳性巩膜炎或视网膜血管炎
5. 坏死性巩膜炎

ANCA：抗中性粒细胞胞质抗体

吟的不良反应包括肝毒性、口腔炎、胃肠道不适和溃疡、脱发、血细胞减少以及肺炎（较少见）。患者在服药期间禁饮酒。

霉酚酸酯（mycophenolate mofetil，cellcept，吗替考酚酯）或霉酚酸钠（Myfortic）最初被批准用于抑制器官移植受者的排斥反应，是一种肌苷单磷酸脱氢酶抑制剂。这种酶在嘌呤补救途径中发挥着关键作用，白细胞的生化代谢高度依赖于该途径，而其他细胞则不然。该药还可减少内皮细胞上整合素的表达，从而减少炎症细胞从血管向靶组织的迁移，并抑制一氧化氮。常用剂量为 1000 mg 每日两次口服，最大剂量为 1500 mg 每日两次口服。不良反应包括腹泻、恶心、血细胞减少和肝毒性，但程度较甲氨蝶呤轻。

硫唑嘌呤是第三种抗代谢药，也常用于治疗葡萄膜炎。与霉酚酸酯一样，它也是嘌呤合成抑制剂。随着霉酚酸钠的问世，霉酚酸酯的使用有所减少，但仍特别适用于伴发炎症性肠病（inflammatory bowel disease，IBD）的葡萄膜炎患者。硫唑嘌呤治疗葡萄膜炎的起始剂量为每天 50 ～ 100 mg。

甲氨蝶呤和霉酚酸酯各有其优缺点。甲氨蝶呤在儿童中具有良好的安全性，因此被用于治疗儿童葡萄膜炎、风湿性疾病和肿瘤。每周给药对患者来说也简单方便。另一方面，患者在服药期间严禁饮酒，这对一些患者来说较难接受。肝毒性是另一个需要关注的问题，即使轻度肝病（如非酒精性脂肪肝）也是治疗的一个相对禁忌证。甲氨蝶呤至少需要 3 个月才能起效，霉酚酸酯的起效时间可能更快。两者的治疗效果大致相同。尽管学界有人认为霉酚酸酯的疗效可能略优于甲氨蝶呤，但近期一项直接比较两种药物的临床研究（FAST Trial）显示，二者的疗效和起效时间并无显著差异。

T 细胞抑制剂

环孢素和他克莫司都是钙调磷酸酶抑制剂，被广泛用于葡萄膜炎治疗。钙调磷酸酶在 T 细胞胞质内形成复合物，使活性 T 细胞的转录因子核因子（nuclear factor of activated T cells，NFAT）转位到细胞核内。这种级联放大过程最终促使相关基因表达，从而激活 T 淋巴细胞；因此，抑制 NFAT 家族成员转位入细胞核内，则能够抑制 T 细胞的活化。其他 T 细胞抑制剂，如哺乳类动物雷帕霉素靶蛋白（mammalian target of rapamycin inhibitor，MToR）抑

制剂西罗莫司（原雷帕霉素），已被全身性或局部应用，但效果有待进一步验证。

环孢素的起始剂量为 2.5 mg/（kg·d），在生物利用度低的情况下可加量至 5 mg/（kg·d），甚至更大剂量。与他克莫司类似，环孢素在任何给定剂量下都可能有很大的血清浓度变化。他克莫司一般从 0.03 mg/（kg·d）开始给药，逐渐滴定加量，直至血药浓度达到 5 ～ 12 ng/μl。

通常认为该类药物的效果次于抗代谢药物，因此是二线用药。该类药物有诸多不良反应，有时为严重不良反应：电解质紊乱（低镁血症、高钾血症）、高血压、高血糖、肾毒性、肾上腺功能失调、齿龈增生、多毛症、头痛、周身不适感；他克莫司还可引起震颤。这些不良反应严重制约了该类药物的应用，因为即使治疗有效且没有严重的检验结果异常，患者也很难耐受药物引起的周身不适、头痛，或其他显著影响生活质量的不良反应。

随着生物制剂的问世，临床上已普遍不再使用该类药物。

生物制剂

生物制剂是一类通常采用单克隆抗体形式的免疫调节药物。目前，治疗葡萄膜炎唯一最重要的生物学靶点是肿瘤坏死因子 - α（tumor necrosis factor-alpha，TNF-α）。抗 TNF-α 治疗颠覆性地改变了多种自身免疫性疾病的治疗，包括类风湿关节炎、JIA、银屑病、炎症性脊柱关节病、结节病以及炎症性肠病。对葡萄膜炎也有显著疗效。一些类型的葡萄膜炎对该药治疗尤其敏感。白塞病是可以累及双眼、具有高度侵袭性和潜在致盲性的疾病，有时对该药表现出高度敏感性，以至于抗 TNF-α 治疗被认为是治疗这种疾病的一线 IMT。同样，该药对 JIA 相关性葡萄膜炎及其全身症状亦有显著效果。

目前已有多种抗 TNF-α 药物。阿达木单抗（Humira）是一种皮下注射的全人源单克隆抗体，已获美国食品药品监督管理局（Food and Drug Administration，FDA）批准用于治疗葡萄膜炎，因而更容易被眼科医生以及没有炎症性疾病全身表现的患者所接受。事实上，截至本文撰写期间，它是唯一一种获得 FDA 批准的药物。初始治疗为皮下注射 80 mg 的负荷量，1 周后皮下注射 40 mg，之后进入维持治疗，每 2 周皮下注射 40 mg。有证据显示每周给药可提高部分难治性病例的疗效，但数据有限。对阿达木单抗初始治

疗有反应且达到临床缓解，但在治疗期间复发的病例，有时可能是由于机体产生针对阿达木单抗的抗体（antiadalimumab antibodies，AAA）所致，这种临床上需要检测血清中是否有 AAA。一旦产生 AAA，阿达木单抗治疗将不再有效。

英夫利昔单抗（Remicade）是一种静脉注射的抗 TNF-α 单克隆抗体。该药仅需要每 4 周给药一次，更为方便，且回顾性数据显示其疗效与阿达木单抗相当。依那西普是一种可溶性 TNF-α 受体，是最早的生物制剂，但对葡萄膜炎无效。在某些情况下，它甚至可能诱发葡萄膜炎。戈利木单抗（Simponi）和赛托珠单抗（Cimzia）是另两种抗 TNF-α 单克隆抗体，它们对葡萄膜炎的疗效尚不明确，因而本章未作介绍。目前，阿达木单抗和英夫利昔单抗的生物仿制药已问世，但治疗葡萄膜炎的相关研究尚不充分。

抗 TNF-α 治疗有三个明显优势。第一是疗效显著（尽管并非所有患者都能有显著获益）；第二是与其他 IMT 类制剂相比起效较快（约 1 个月）；第三，与传统的 IMT 制剂不同，该类药物的常见不良反应轻微，有时甚至没有不良反应。较少发生（甚至不发生）其他 IMT 制剂常见的胃部不适、厌食和周身不适。但取而代之的是，该类药物增加淋巴瘤发病风险，并使潜伏感染被重新激活的风险升高。尤其需要关注结核病和潜伏病毒感染，如乙肝和丙肝病毒。脱髓鞘疾病是治疗的绝对禁忌证，对任何中间葡萄膜炎患者，应慎用该类药物。需要进行全面的神经系统体格检查。如担心白质病变，需要在启动治疗前完善磁共振检查。这类药物也会轻度减低心肌收缩力，故而充血性心力衰竭是治疗的相对禁忌证。

虽然还有诸多其他生物制剂，但在这篇简述中，还有两种生物制剂值得一提。第一种是利妥昔单抗（Rituxan），一种能够减少 B 淋巴细胞数量和降低其功能的抗 CD20 药物。它并不常规应用于大多数葡萄膜炎，但在抗中性粒细胞胞质抗体（antineutrophil cytoplasmic antibodies，ANCA）阳性的系统性和眼部疾病中有显著效果。虽然 ANCA 阳性相关性疾病较为罕见，但利妥昔单抗的使用具有重要价值，因为它可减少对环磷酰胺这种具有很大不良反应药物的依赖（见后文）。与所有 IMT 一样，利妥昔单抗增加感染风险，其中特别需要关注的是 JC 病毒，它可引起进行性多灶性白质脑病。第二种是针对白介素 -6 受体（IL-6R）的人源性单克隆抗体，即托珠单抗（雅美罗）。它在葡萄膜炎中的应用尚处于起步阶段，因而数据有限。然而，少数以回顾性研究为主的数据显示，该药对葡萄膜炎继发黄斑水肿有显著疗效（包括一些难治性病例）。

烷化剂

苯丁酸氮芥和环磷酰胺是能够杀死快速分裂细胞的细胞毒性药物。它们的作用机制包括在 DNA 上加入烷基，使 DNA 交联，从而抑制有丝分裂，最终导致细胞死亡。该类药物有很大毒性以及诸多不良反应，致癌性是其最令人担忧的不良反应之一。这两种药物都能引起骨髓抑制，当白细胞计数下降到 $(3 \sim 4) \times 10^9/L$ 时可产生治疗效果。因此，用药期间需要密切监测血常规。白细胞计数通常需要维持在 $3 \times 10^9/L$ 以上，中性粒细胞数在 $1.5 \times 10^9/L$ 以上，血小板计数在 $75 \times 10^9/L$ 以上。这些药物治疗的临床结果不一，但在利妥昔单抗问世前，环磷酰胺是治疗 ANCA 相关性血管炎的核心药物之一，且目前在该病治疗中仍占据一席之地。

有趣的是，有证据表明环磷酰胺和苯丁酸氮芥均能诱导葡萄膜炎的长期缓解。给药方案的个体化差异很大，涉及需要调节用药剂量以使白细胞计数维持在目标区间内。临床上采用短疗程、大剂量的方案以减少长期使用苯丁酸氮芥的致癌风险。具体为从 2 mg/d 口服开始，每周增加 2 mg，直至达到预期的白细胞计数和临床疗效，之后维持治疗 3 个月，3 个月后停药。这些药物现已很少使用，因此强烈建议与有经验的血液-肿瘤科专家或风湿病学专家共同诊疗。

启动和升级治疗

一旦决定启动 IMT 治疗，通常首选抗代谢类药物。笔者建议对成年患者使用霉酚酸酯，对儿童患者使用甲氨蝶呤，尽管甲氨蝶呤对成年患者也是一个合理选择。如果初始剂量未取得最佳效果，则需要调整至最大剂量。由于开始 IMT 治疗的患者之前大多对泼尼松治疗无效，或服用高剂量泼尼松（≥ 10 mg/d）才能控制病情，在这种情况下，可将方案调整为泼尼松 10 mg/d，联合甲氨蝶呤每周 25 mg 口服。

如果使用最大剂量的抗代谢药物仍不能充分控制炎症，有以下治疗选择。当然，可以暂时增加泼尼松剂量和（或）进行局部治疗（详见局部治疗部分），但这些只是权宜之计。下一步的常用方法是在抗代谢药物和小剂量泼尼松治疗的基础上加用 T 细胞抑制剂，因为抗代谢药物和 T 细胞抑制剂可通过不同的途径抑制炎症反应。笔者不赞成同时使用两种抗代谢药物。第二种方法为更换抗代谢药物，因为有时患者对霉酚酸酯治疗反应差，但对甲氨蝶呤反应良好，反之亦然。这种方法的缺点是需要再次观察 3 个多月才能知道疗效如何。笔者更推荐第三种方法，即加用 TNF-α 抑制剂（图 3.1）。这类药物疗效确切，仅需 1 个月即可见效。

降阶梯治疗

上述药物都有很大的潜在风险，对病情已有效缓解的患者，应考虑减停药物。一般情况下，接受 IMT 治疗的患者应在炎症得到有效控制至少 2 年才考虑减停药物，首先停用糖皮质激素，然后再减停其他药物。在停用激素前，泼尼松应缓慢、逐渐减量，同时维持 IMT 的剂量不变（必要时甚至加量）以顺利实现泼尼松停药。需要在 IMT 的基础上继续使用泼尼松才能维持病情缓解的患者不适合停药。

局部注射治疗

球周使用糖皮质激素

曾经一段时间内，向眼球后段给予糖皮质激素的唯一方法是经球周注射。其主要适应证为累及后段的炎症和葡萄膜黄斑水肿。既可通过下眼睑的眶底通路

（经眶隔膜）给药，也可通过颞下或颞上的经结膜通路给药。常用制剂为曲安奈德 40 mg/1 ml 或甲泼尼龙（Depo-Medrol）40 mg。笔者更倾向于使用曲安奈德。该药临床上易获取，此外，如不慎注入眼内，无明显的眼毒性。作用时间为 1 ～ 3 个月，但笔者不建议每次给药间隔少于 2 ～ 3 个月，因频繁给药可能引起高眼压。虽然引起眼压升高的风险低于玻璃体内注射糖皮质激素，但其治疗效果也低于后者。这种球周注射有导致眼球穿孔的风险，但概率极低，对有经验的眼科医生，这种并发症则更少发生。

玻璃体腔内使用糖皮质激素

糖皮质激素可以以曲安奈德的形式一次性注射进入玻璃体腔或以植入装置的形式进入玻璃体腔，包括地塞米松植入物（Ozurdex）、注射用醋酸氟轻松植入物（Yutiq）和手术植入型醋酸氟轻松装置（Retisert）。与球周使用糖皮质激素治疗类似，玻璃体腔内使用糖皮质激素可用于治疗葡萄膜炎黄斑水肿，控制累及后节的炎症，或两者兼顾。

玻璃体腔内注射曲安奈德（intravitreal triamcinolone，IVT），单次注射剂量为 2 mg/（0.05 ml）～ 4 mg/（0.1 ml）（表 3.2）。需要提前告知患者，由于药物为非水溶性，用药后患者眼前会出现巨大的漂浮物，通常会在数天内消失。在注射后，药物水平在玻璃体内以近似一级动力学的形式衰减。药物发挥作用持续的时间不等，通常为 1 ～ 3 个月，但在玻璃体切除后的眼内持续时间较短。除了玻璃体腔内注射常见的治疗风险外，有很多 IVT 引起无菌性炎症反应的报

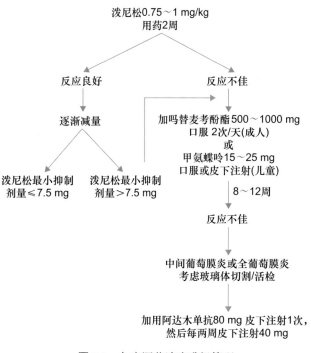

图 3.1　免疫调节治疗升级管理

表 3.2　局部治疗

	剂量	使用频率	动力学	应用方式	随诊 3 年青光眼发生率
曲安奈德眼周注射	40 mg	2 ～ 3 个月	单次给药	门诊	—
曲安奈德玻璃体腔注射	2 ～ 4 mg	2 ～ 3 个月	单次给药	门诊	—
地塞米松玻璃体内植入物（Ozurdex）	0.7 mg	2 ～ 3 个月	零级动力学	门诊	—
氟轻松注射植入物（Yutiq）	0.18 mg	3 年	零级动力学	门诊	6%
氟轻松手术植入物（Retisert）	0.59 mg	3 年	零级动力学	手术室	40%

道，含防腐剂的曲安奈德比不含防腐剂的注射混悬液（Triesence）更容易发生无菌性炎症。

曲安奈德的替代品是地塞米松 0.7 mg 的注射装置。玻璃体内的植入物可生物降解，首次释放药物后以近似零级动力学的速率消除。虽然理论上药物作用可持续 6 个月，但实际作用时间可能远短于此。在比较球周注射曲安奈德 40 mg、IVT 4 mg 和地塞米松植入治疗葡萄膜炎黄斑水肿的研究中，IVT 和地塞米松植入的疗效相当，持续时间约为 8 周。如果植入体进入前房，会迅速导致角膜失代偿。伤口渗漏也是一种少见但可能出现的并发症，接受过玻璃体切除的患者发生伤口渗漏的风险更高。理论上讲，零级动力学意味着其作用持续时间受玻璃体切除的影响较小，且眼压状态优于 IVT。POINT 研究是迄今唯一一项直接比较两种方法治疗葡萄膜炎的临床试验，结果显示两者在眼压升高方面无显著差异。

第二种可用于临床的可注射植入物为氟轻松 0.18 mg 装置（Yutiq），剂量约为手术植入氟轻松装置（Retisert）的 1/3。其主要优点为能持续稳定释放药物且长达 3 年。该装置对眼压的影响较小，在迄今开展的两项三期临床研究中，仅有 6% 的患者发生了需要手术治疗的青光眼。它的缺点与地塞米松手术植入物类似，偶有伤口渗漏和植入物前房内迁移发生。

Retisert 是在手术室以手术方式植入，植入后首先释放氟轻松，然后以高于可注射植入物 3 倍的剂量持续稳定地释放药物。较大剂量的糖皮质激素能够更好地抑制炎症，但严重青光眼的发生率也更高：MUST 研究显示，第 2 年时约 30% 的患者需要接受青光眼手术，第 3 年时这一比例升高至 40%。Retisert 治疗有利有弊，因为植入物被缝合在巩膜上以保持固定，不能移动到前房，因而适用于无晶状体和假晶状体伴悬韧带丧失或后囊破裂的患者[例如沟型人工晶体（IOLs）、前房人工晶体（ACIOLs）、缝合线人工晶体]。

其他注射疗法

玻璃体腔内注射甲氨蝶呤 400 μg/（0.1 ml）是一种安全的眼内用药方法，已用于治疗原发性玻璃体视网膜淋巴瘤数十年。回顾性数据显示，它可以很好地控制累及眼后节段的炎症。主要缺点为引起角膜病变。其他的局部治疗方法如玻璃体内注射西罗莫司 440 μg/（0.02 ml）和脉络膜上腔注射曲安奈德 4 mg/（0.1 ml），截至本文撰写期间仍在研究中，尚未商业化生产。

局部治疗

局部治疗是眼部糖皮质激素最常用的给药途径。通常对治疗前房炎症均有效，最严重的前房炎症则除外。对于前葡萄膜炎，中等强度糖皮质激素如 1% 醋酸泼尼松龙（Pred Forte）或 0.1% 地塞米松磷酸钠每日 4 次至每小时 1 次适用于急性发作，之后可逐渐减量（表 3.3）。效果最强的局部糖皮质激素为 0.05% 的二氟泼尼酯（Durezol）。它的效价大约是 1% 醋酸泼尼松龙的两倍，但具有更大的升高眼压风险，尤其对儿童患者。故笔者认为应避免对儿童患者使用该药。该药也非常昂贵，一些患者可能难以负担。尽管缺乏高质量数据，但它对葡萄膜黄斑水肿的疗效似乎优于其他较弱的局部糖皮质激素。

小剂量局部使用糖皮质激素，如 0.1% 醋酸泼尼松龙（Pred Mild）、0.1% 氟米龙以及 1% 瑞美松龙（Vexol），通常作用太弱，对葡萄膜炎无效。然而，也有一些例外情况。例如，小剂量瑞美松龙可能对长期控制疱疹性角膜炎伴发的疱疹性虹膜炎有效。瑞美松龙很少引起类固醇反应，由于抑制炎症的同时避免了激素相关不良反应，使瑞美松龙成为较其他局部糖皮质激素更好的选择。局部使用非甾体抗炎类滴剂对葡萄膜炎或葡萄膜炎黄斑水肿无明显效果。

葡萄膜炎的手术治疗

显然，手术在诊断复杂性病例和治疗葡萄膜并发症（如白内障和青光眼）方面具有重要作用。然而，通过手术来控制眼内炎症则是另一回事。对于前葡萄膜炎，手术没有这样的作用。反而在特发性中间葡萄膜炎（睫状体平坦部炎）中，玻璃体切割联合周边视网膜冷冻消融或光凝术有时可以获得很好的疗效，甚至达到治愈。对那些局部治疗无效，或需要高频次的

表 3.3　局部治疗

	效价强度	价格	高眼压风险
0.05% 双氟泼尼酯（Durezol）	高	高	高
1% 醋酸泼尼松龙（Pred Forte）	中	低	中
0.1% 地塞米松磷酸钠	中	低	中
0.1% 醋酸泼尼松龙（Pred Mild）	低	不定	低
0.1% 氟米龙	低	不定	低
1% 瑞美松龙（Vexol）	低	高	低

局部治疗才有效，以及对局部和初始全身治疗均无效、故而需要升级 IMT 治疗的病例，可将手术治疗作为备选方案。

手术治疗非感染性全葡萄膜炎的临床结局不尽一致。这种诊断与睫状体平坦部炎不同。坦率地说，非感染性全葡萄膜炎是一组高度异质性的疾病，与严重的全身性疾病密切相关。有回顾性研究显示，玻璃体切除术可减少眼内炎症，减少全身用药的剂量或局部治疗的频率。玻璃体切除术使玻璃体腔内充满房水，房水使眼后段浸泡在免疫抑制因子中，如降钙素基因相关肽、组织血管活性肠肽、转化生长因子 β2（TGF-β2）、促黑素、可溶性 fas 配体等。这是玻璃体切割术能产生免疫调节作用的机制之一。另一种机制是手术清除了玻璃体内隐含的促炎因子，但这种效应通常是短暂的。无论其生物学机制如何，这些研究都与其他回顾性、非控制的研究存在同样的缺陷。由于现代的微创玻璃体切除术相当安全，对需要 IMT 升级治疗的单眼全葡萄膜炎，平坦部玻璃体切除术是合理的治疗选择。理想情况下，术前应使用较大剂量局部或全身性糖皮质激素以将眼内炎症控制在最低水平。切记，对有炎症的眼睛进行手术，尽管有时从诊断和（或）治疗的角度是必要的，但也有诱发炎症加重的风险。

第 4 章

急性虹膜炎的首次发作

Harpal S. Sandhu
胡小凤 译 胡小凤 审校

现病史

　　32 岁男性患者，左眼畏光，眼红 3 天就诊，无既往眼病史及全身病史。由于这些症状是在睡醒后出现的，患者认为睡觉时眼睛进了异物。最近症状没有改善，而且有所加重。

检查

	右眼	左眼
视力	20/20	20/25 −
眼压（mmHg）	14	9
眼睑和睫毛	正常	正常
巩膜 / 结膜	无充血	无充血
角膜	透明	透明
前房	深，安静	浮游细胞 3 ＋，闪辉 2 ＋
虹膜	平坦	平坦
晶体	透明	透明
前玻璃体	透明	透明

译者注：视力 20/20 相当于国际标准视力 1.0；20/25 相当于国际标准视力 0.8。

散瞳眼底检查

视神经	杯盘比 0.3，边界清，色红	杯盘比 0.3，边界清，色红
黄斑	中央凹反光（＋）	中央凹反光（＋）
血管	管径及走行正常	管径及走行正常
周边	无异常	无异常

需要问的问题

- 任何一只眼是否受过外伤？
- 近期是否患过疾病或者住过院？

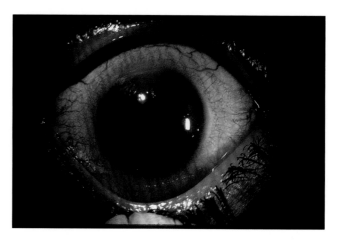

图 4.1 左眼彩色外眼照像显示严重的睫状充血

- 近期是否用过新的药物？
- 近期是否去过野营或者被蜱虫叮咬？
- 对全身情况进行了系统的回顾，重点询问关节、皮肤、肺及胃肠道的情况。

患者否认了以上所有的问题。

评估

- 左眼急性前葡萄膜炎

鉴别诊断

- 特发性非感染性前葡萄膜炎
- HLA-B27 相关前葡萄膜炎
- 结节病
- 梅毒
- 可能性较小：莱姆病，结核

初步诊断

- 左眼特发性非感染性前葡萄膜炎

治疗

- 1% 醋酸泼尼松龙滴眼液点左眼，每 2 小时 1 次。
- 1% 环喷托酯滴眼液点左眼每天 3 次。
- 1 周后复诊。

随诊

患者 1 周后复诊。所有症状都有改善，因为使用"散瞳药"，看近处有些困难。

检查	右眼	左眼
视力	20/20	20/20
眼压（mmHg）	16	12
眼睑和睫毛		正常
巩膜 / 结膜		无充血
角膜		透明
前房		浮游细胞少量，闪辉 1 +
虹膜		平坦
晶体		透明
前玻璃体		透明
散瞳眼底检查		无变化

治疗

- 停用睫状肌麻痹剂。
- 糖皮质激素滴眼液逐步减量至左眼每天 4 次用一周，每天 3 次用一周，每天 2 次用一周，最后每天 1 次共一周。
- 4 周后复诊。

关键点

- 对单眼首次发作的、孤立的非肉芽肿性前葡萄膜炎，不需要进行其他的实验室检查以排除潜在病因。
- 本例患者进行局部强化治疗并使用睫状肌麻痹剂防止后粘连效果很好。
- 对双眼受累、肉芽肿性［如羊脂状角膜后沉着物（KP）］及反复发作的炎症通常需要进行系统的检查以进行评估。
- 急性前葡萄膜炎的眼压可以升高、正常或者降低。低眼压并不少见，提示除了虹膜炎之外还有睫状体炎。病毒感染引起的前葡萄膜炎常引起小梁网炎症，造成眼压升高，偶尔也可见于非感染性前葡萄膜炎。
- 前房闪辉并不能作为单独的活动性炎症的标志。前房细胞是炎症活动性更好的标志。

第 5 章

残留晶状体碎片继发的角膜葡萄膜炎

Harpal S. Sandhu
胡小凤 译 胡小凤 审校

现病史

67 岁男性患者，右眼常规白内障摘除联合人工晶体植入术后 3 个月，主诉视力下降，轻度畏光，并在过去的 5 天内逐渐加重。在白内障术后 1 天视力为 20/25 −，前房浮游细胞＋，伴轻度角膜基质水肿，在术后 1 周复诊时视力提高到 20/20。

检查

	右眼	左眼
视力	20/60	20/20
眼压（mmHg）	25	15
眼睑和睫毛	正常	正常
巩膜 / 结膜	无充血	无充血
角膜	见图 5.1	透明
前房	浮游细胞 2 ＋	深，安静
虹膜	平坦	平坦
晶体	后房型人工晶体	后房型人工晶体
前玻璃体	浮游细胞 2 ＋	透明

散瞳眼底检查

视神经	杯盘比 0.4	杯盘比 0.4
黄斑	平坦，无水肿	无异常
血管	管径及走行正常	管径及走行正常
周边	无异常	无异常

需要问的问题

- 是否有过口唇疱疹或者生殖器溃疡病史？
- 曾经得过头面部疱疹吗？

患者否认了所有的问题。

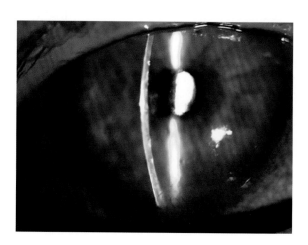

图 5.1　右眼彩色裂隙灯照片显示轻度的角膜中央及下方基质水肿（From Pandit RT，Coburn AG. Sudden corneal edema due to retained lens nuclear fragment presenting 8.5 years after cataract surgery. *J Cataract Refract Surg*. 2011；37［6］：1165-1167.）

评估

- 右眼白内障术后单眼角膜葡萄膜炎伴高眼压

鉴别诊断

- 疱疹性角膜葡萄膜炎
- 晶体碎片残留

检查

- 患者需要房角镜检查（图 5.2）及巩膜顶压眼底检查以排除晶体碎片残留。

诊断

- 右眼前房晶体碎片残留

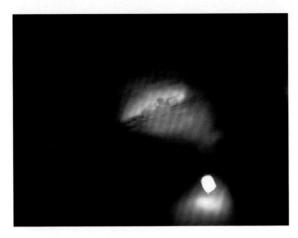

图 5.2　右眼下方房角的房角镜彩色照片。可见下方小的白色的晶体碎片（From Pandit RT，Coburn AG. Sudden corneal edema due to retained lens nuclear fragment presenting 8.5 years after cataract surgery. *J Cataract Refract Surg*. 2011；37［6］：1165-1167.）

治疗

- 开始 1% 毛果芸香碱滴眼液每天 4 次滴眼，1% 醋酸泼尼松龙滴眼液每天 4 次。
- 急诊行前段手术去除晶体碎片。

随诊

　　手术顺利，术后第一天水肿及虹膜炎如预期。给予右眼 1% 醋酸泼尼松龙滴眼液每天 4 次及莫西沙星滴眼液每天 4 次。患者 1 周后复诊，视力明显提高。

检查

	右眼
视力	20/20
眼压（mmHg）	21
眼睑和睫毛	正常
巩膜 / 结膜	无充血
角膜	清
前房	深，安静
虹膜	平坦
晶体	后房型人工晶体

关键点

- 术后最初的炎症反应消退以后再次出现的角膜水肿和虹膜炎并不常见，若出现高度可疑晶体碎片残留。
- 绝大部分病例在术后 1～2 个月发病，延迟数月或者数年发病的曾有报道，但是非常罕见。
- 残留的小碎片常隐藏于玻璃体基底部，只有当碎片移行至前房后才会出现症状，造成角膜水肿、虹膜炎和眼压升高。
- 角膜水肿典型表现为扇形的"楔形"水肿，但是有时也可以主要累及中央。
- 前房中出现晶体碎片需要紧急手术处理，因为有造成角膜失代偿的风险。确诊后，应该马上开始使用缩瞳滴眼液，如毛果芸香碱。瞳孔收缩可以将晶体碎片限制于前房中，使通过透明角膜切口取出晶体碎片更加容易。
- 疱疹性疾病可以出现同样的临床表现，如内皮炎造成角膜水肿、虹膜炎及眼压升高。详细的巩膜顶压下的眼底检查及房角镜检查可以帮助对二者进行鉴别。

第 6 章

巨细胞病毒性前葡萄膜炎

Harpal S. Sandhu

佘重阳　译　胡小凤　审校

现病史

58 岁男性患者，既往无明显病史，因左眼前葡萄膜炎随访而就诊。曾多次在外院眼科医生处检查，并已局部使用类固醇药物 2 个月。患者自述从来没有能够完全停用类固醇。对葡萄膜炎的潜在病因进行检测结果均为阴性，包括人类免疫缺陷病毒（human immunodeficiency virus，HIV）、梅毒、结核菌素试验（purified protein derivative，PPD）、莱姆病血清学检测、HLA-B27、血管紧张素转换酶（angiotensin-converting enzyme，ACE）、溶菌酶和评估肺结节病的胸部计算机断层扫描（computed tomography，CT）。患者注意到左眼轻度视物模糊，自葡萄膜炎发病以来反反复复、时好时坏，但未能痊愈。

眼部用药：

- 1% 醋酸泼尼松龙左眼每日 3 次。
- 噻吗洛尔左眼每日 2 次。

检查

	右眼	左眼
视力	20/20	20/25 −
眼压（mmHg）	14	24
眼睑和睫毛	正常	正常
巩膜 / 结膜	无充血	轻度充血
角膜	清	清，少量细小的角膜后沉着物（keratic precipitates，KP）
前房	深，安静	细胞 1 +
虹膜	平坦	见图 6.1
晶体	透明	透明
前玻璃体	清	清

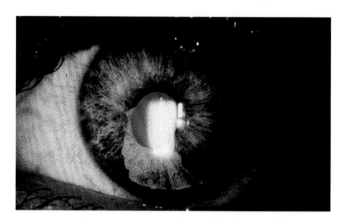

图 6.1　左眼彩色裂隙灯照片显示下方虹膜扇形萎缩（From Van der Lelij A，Ooijman FM，Kiljstra A，Rothova A. Anterior uveitis with sectoral iris atrophy in the absence of keratitis：A distinct clinical entity among herpetic eye diseases. *Ophthalmology*. 2000；107［6］：1164-1170.）

散瞳眼底检查

视神经	正常，杯盘比 0.4	正常，杯盘比 0.5
黄斑	中心凹反光好	中心凹反光好
血管	正常管径和走行	正常管径和走行
周边	无异常	无异常

需要问的问题

- 眼睛是否受过外伤，是否有前房积血 / 眼内出血？
- 头面部是否有过带状疱疹？

患者否认了所有的问题。

评估

- 左眼慢性高眼压性前葡萄膜炎

鉴别诊断

- 1 型或 2 型单纯疱疹病毒（herpes simplex virus，HSV）相关前葡萄膜炎
- 水痘–带状疱疹病毒（varicella-zoster virus，VZV）相关前葡萄膜炎
- 巨细胞病毒（cytomegalovirus，CMV）相关前葡萄膜炎
- 风疹病毒相关前葡萄膜炎
- 特发性前葡萄膜炎
- Fuchs 异色性虹膜睫状体炎
- 不太可能是：青光眼睫状体炎综合征（Posner-Schlossman）

初步诊断

- 疱疹病毒相关的前葡萄膜炎
- 伴有虹膜扇形萎缩的高眼压性虹膜炎高度提示疱疹病毒病因。青光眼睫状体炎综合征通常是反复发作的，Fuchs 综合征是排除性诊断。房水的聚合酶链反应（polymerase chain reaction，PCR）可确诊。

检查

- 前房穿刺取房水 PCR

治疗

- 在等待 PCR 结果期间，阿昔洛韦每次 400 mg 口服，每天 5 次。
- 继续使用 1% 醋酸泼尼松龙滴眼液左眼每日 3 次和噻吗洛尔滴眼液左眼每日 2 次。
- 1 周后随访。

随诊

患者 1 周后复诊。症状没有任何变化。PCR 检测 CMV 呈阳性。改用缬更昔洛韦每次 900 mg 口服，每日 2 次。6 周后，患者的视力提高到左眼 20/20，眼压为 20 mmHg，停止所有局部治疗后前房安静。

关键点

- CMV 是免疫功能正常患者高眼压性前葡萄膜炎的一个未被充分认知的原因。
- 扇形虹膜萎缩、高眼压症和不能停用局部类固醇药物都提示存在疱疹病毒，PCR 可以进一步区分 HSV、VZV、CMV 和风疹病毒。病因对治疗很重要，因为阿昔洛韦和伐昔洛韦通常对 CMV 无效。
- 除全身用缬更昔洛韦外，患眼局部可使用 0.15% 更昔洛韦眼膏，每日 4 ~ 6 次。
- 与 HSV 和 VZV 病例类似，如有必要，可以较长期使用较低剂量的此类药物预防复发。
- 风疹是高眼压性前葡萄膜炎的另一个原因，被认为是某些 Fuchs 异色性虹膜睫状体炎病例的病因。

第 7 章

慢性前葡萄膜炎

Harpal S. Sandhu

王 婧 译 胡小凤 审校

现病史

46 岁女性患者，既往有左眼 HLA-B27 相关前葡萄膜炎的病史，外院眼科医生建议会诊进一步治疗。7 年前，患者第一次患虹膜炎，对局部眼药水治疗反应良好，几乎一年未复发。近一两年，她的病情发作更加频繁且难以控制。目前患者正在接受今年第三次炎症发作的治疗，并且因为炎症反复和频繁发作前往眼科就诊感到疲惫不堪。针对病因对患者进行了大量的检测，只有 HLA-B27 是阳性的。

患者此次发作已持续 3 周，症状已经消退，刚刚开始按照医嘱逐渐减少眼部用药。

眼部药物：

- 左眼 1% 醋酸泼尼松龙滴眼液每日 3 次。

检查

	右眼	左眼
视力	20/20	20/20
眼压（mmHg）	14	21
眼睑和睫毛	正常	正常
巩膜 / 结膜	无充血	无充血
角膜	透明	透明
前房	深，安静	可见细胞，闪辉 1 +
虹膜	平坦	平坦
晶状体	透明	偏中心的轻度后囊下浑浊
前玻璃体	清晰	细胞 1 +

散瞳眼底检查

视神经	杯盘比 0.3，色红润，边界清	杯盘比 0.3，色红润，边界清
黄斑	中心凹反射良好	中心凹反射良好
血管	管径和走行正常	管径和走行正常
周边	正常	正常

需要问的问题

- 是否有其他 HLA-B27 相关疾病的表现，如腰痛？
- 去年多长时间未使用眼药？
- 是否曾经因为使用糖皮质激素滴眼液而致眼压升高？

患者否认有腰痛或其他关节问题。今年未使用眼药治疗的时间不超过 5 周。患者回忆 20 多岁发病时，她每小时使用一次糖皮质激素一段时间后，眼压会升高，但当降低点眼频率时，眼压下降。

评估

- 左眼慢性 HLA-B27 相关的前葡萄膜炎
- 根据定义（葡萄膜炎标准化命名），任何在停止治疗后 3 个月内反复复发的葡萄膜炎都被定义为慢性病。

治疗

- 延长局部糖皮质激素减量的时间（即每 2 周每天减少 1 滴）。
- 保持左眼 1% 醋酸泼尼松龙滴眼液每日滴眼，持续时间待定。

随诊

自第一次会诊 3 个多月后，患者再次复诊。患者很高兴从那以后，她的症状得到了很好的控制。

检查

	右眼	左眼
视力	20/20	20/20
眼压	14	17
眼睑和睫毛	正常	正常
巩膜 / 结膜	无充血	无充血
角膜	透明	透明
前房	深，安静	深，安静
虹膜	平坦	平坦
晶状体	透明	偏中心的后囊下轻度浑浊
前玻璃体	清	细胞＋

治疗

- 左眼继续长期每日滴用 1% 的醋酸泼尼松龙滴眼液。
- 考虑在下次随访时左眼每隔一天减量。
- 3 个月后随访。

关键点

- 慢性病需要长期治疗。对于前葡萄膜炎，可以采取长期局部皮质类固醇滴眼。
- 在这些病例中，进行详细的病史采集可以帮助确定之前什么剂量的局部糖皮质激素可以抑制炎症。这使得临床医生能够确定不同患者的"最小抑制剂量"。如果病史不确定，那么临床经验是确定最小抑制剂量的唯一方法。
- 如果患者的眼压对于这个剂量反应很小，笔者认为对于使用糖皮质激素滴眼液每日 1 ～ 2 滴治疗是可行的。
- 对于需要更多局部糖皮质激素的患者，应考虑全身低剂量泼尼松或免疫抑制剂治疗。
- 当然，必须告知患者长期局部使用糖皮质激素的风险，即眼压升高、白内障发展加速和对眼表感染的易感性增加。如果患者正在长期局部使用糖皮质激素，不应佩戴隐形眼镜。

第 8 章

前房积脓性葡萄膜炎

Harpal S. Sandhu

余 烁 译 胡小凤 审校

现病史

52 岁女性患者，没有既往眼部病史，因左眼前葡萄膜炎转诊到本院。1 周前患者因视力下降和畏光就诊于外院眼科。外院病历提示前房浮游细胞 4＋，开始使用二氟泼尼酯左眼每天 6 次和环喷托酯左眼每天 3 次治疗。5 天后的随访发现左眼细胞仍为 3＋～4＋。二氟泼尼酯点眼频率增加到每小时 1 次（q1 h），第二天复查仍然没有明显好转，隔天被转诊来本院。

患者主诉严重视力下降和畏光，此前患者的视力正常。

既往史

冠心病支架植入术后。

检查

	右眼	左眼
视力	20/20	数指 /90 cm
眼压（mmHg）	20	8
眼睑和睫毛	正常	正常
巩膜 / 结膜	无充血	充血 2＋
角膜	透明	透明
前房	深，安静	见图 8.1
虹膜	平坦	窥不清，隐约见平坦
晶状体	透明	窥不清

散瞳眼底检查

视神经	杯盘比 0.3，界清色正	窥不入
黄斑	中心凹光反射好	
血管	管径粗细及走行正常	
周边	无特殊	

需要问的问题

- 双眼是否受过任何创伤？
- 双眼是否有手术史？
- 最近有无生病？最近有无住院、发热、发冷或感染？
- 是否使用注射药物？
- 身体其他部位是否有任何其他新症状，如新的皮疹、关节痛、蜱叮咬、口腔或生殖器溃疡或血便？

患者否认外伤史及手术史。否认最近有任何感染或住院治疗。但患者确实注意到她的双下肢皮疹已经一个多月了，心脏科医生告诉她这是"轻度蜂窝织炎"。虽然有一些疼痛，但她认为没有什么特别不适，最近皮疹也没有任何改变。否认注射吸毒（图 8.1 和图 8.2）。

左眼 B 超：无视网膜脱离，无明显玻璃体浑浊。

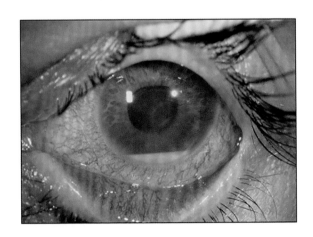

图 8.1 左眼的彩色外部照片显示明显的睫状充血、结膜充血、明显房水闪辉和 1 mm 的前房积脓（From Forrester J，Dick A，McMenamin P，et al. *The Eye*. 4th ed. Saunders；Philadelphia，PA 2015：p. 14，Figure 1-10.）

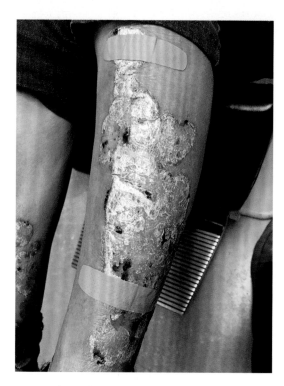

图 8.2　左下肢的彩色照片显示伸肌表面有一个大的银灰色鳞状斑块。患者右下肢有类似的病变（不居中）

评估

- 左眼激素耐药性爆发性前房炎症

鉴别诊断

- 非感染性前葡萄膜炎，具体为：
  - HLA-B27 相关前葡萄膜炎
  - 白塞病
- 内源性眼内炎
- 不太可能：梅毒、结节病

初步诊断

- 与银屑病相关的非感染性前葡萄膜炎，伴或不伴银屑病关节炎

检查

- 前房积脓的存在应始终提醒注意感染性眼内炎的重大可能性，尤其是对局部激素没有反应的眼内炎。该病例因为没有外源感染的途

径，所以只有内源性眼内炎的可能性。假设患者的回答可以相信，没有内源性眼内炎的危险因素，只有非感染性葡萄膜炎可能性最大。然而鉴于对强效外用激素的耐药性以及一些患者对内源性眼内炎的风险因素（例如静脉药物的使用）并不总是完全真实的陈述事实，建议行前房穿刺进行细菌聚合酶链反应（polymerase chain reaction，PCR）和革兰氏染色。应在第二天复查以确保病情稳定。

- 行 HLA-B27、荧光密螺旋体抗体吸收试验（fluorescent treponemal antibody absorption，FTA-ABS）、快速血浆反应素试验（rapid plasma regain，RPR）、血管紧张素转换酶（ACE）、溶菌酶、胸部 X 线检查。

治疗

- 密切观察。继续目前的治疗，等待测试结果，1 日后复查。

随访

患者第 2 天复诊。主诉相同。PCR 阴性，革兰氏染色阴性。

检查		
	右眼	左眼
视力	20/20	数指 /90 cm
眼压（mmHg）	21	8
眼睑和睫毛	正常	正常
巩膜 / 结膜	无充血	无充血
角膜	透明	透明
前房	深，安静	1 mm 前房积脓
		白细胞 4 +
		房水闪辉 3 +
虹膜	平坦	平坦
晶状体	透明	窥不清

初步诊断

- 左眼银屑病相关非感染性前葡萄膜炎

治疗

- 增加泼尼松每日 60 mg 口服。
- 1 周后复诊。

随访

患者 1 周后复诊。她注意到视力仍然很模糊，但开始改善，畏光已经缓解。HLA-B27 回报呈阳性。

检查

	右眼	左眼
视力	20/20	20/200
眼压（mmHg）	20	12
眼睑和睫毛	正常	正常
巩膜 / 结膜	无充血	无充血
角膜	透明	透明
前房	深，安静	细胞 1/2 +
		房水闪辉 3 +
虹膜	平坦	平坦
晶状体	透明	轻度后囊下白内障

诊断

- 相同：HLA-B27 和银屑病相关的严重前葡萄膜炎

治疗

- 泼尼松每周减量 10 mg。
- 局部二氟泼尼酯点眼逐步减量。
- 3 ～ 4 周后复查。

远期随诊

在 2 ～ 3 个月的疗程中，患者最终将泼尼松逐渐减量至 5 mg 并停止局部使用激素。受早期后囊下白内障（posterior subcapsular cataract，PSC）的影响，视力恢复到 20/30。

关键点

- HLA-B27 是发达国家非感染性前房积脓葡萄膜炎的最常见原因。白塞病排在第二。
- 如前所述，应对感染性眼内炎保持高度警惕，如本例所示，只有在感染危险因素及葡萄膜炎相关的全身性自身免疫病支持证据不足和（或）眼内样本检测呈阴性的情况下才能减轻怀疑。如果存在内源性眼内炎的危险因素（在本例中不存在），则需要进行前房或玻璃体腔穿刺，然后注射广谱抗生素。
- 一旦确定葡萄膜炎的起源是非感染性的，就需要升级治疗。尽管大多数前葡萄膜炎病例可以通过局部治疗来缓解，但少数病例需要使用全身激素治疗急性发作，其中一部分病例需要免疫调节治疗长期抑制炎症。
- 银屑病与葡萄膜炎的相关性较弱，而 HLA-B27 阳性的银屑病性葡萄膜炎与其相关性更强。
- 在与全身性疾病相关的病例逐渐发展为慢性葡萄膜炎时，多专业合作对于确定合适的节制激素免疫调节剂至关重要。在这种情况下，合适的药物对葡萄膜炎和银屑病都有疗效。甲氨蝶呤和抗肿瘤坏死因子 - α（tumor necrosis factor- α，TNF- α）都是合适的。抗白细胞介素（interleukin，IL）-12/23（例如优特克单抗、替曲珠单抗）能很好地治疗银屑病的皮肤表现，对葡萄膜炎也有疗效。

第 9 章

疱疹性角膜炎和虹膜炎

Harpal S. Sandhu ▪ Danielle Trief
陶 勇 译 胡小凤 审校

现病史

　　39 岁男性患者，既往体健，主诉左眼流泪 2 天，伴畏光以及视物模糊。初始时为异物感，并持续进展。对侧眼未感不适。否认眼内进异物或被击伤，未佩戴隐形眼镜。

检查

	右眼	左眼
视力	20/20	20/40 +
眼压（mmHg）	12	25
眼睑和睫毛	正常	正常
巩膜 / 结膜	无充血	轻微充血
角膜	清亮	见图 9.1
前房	深，安静	浮游细胞 1 +
虹膜	平坦	平坦
晶状体	清亮	清亮
前玻璃体	清亮	清亮

散瞳眼底检查

视神经	正常，杯盘比 0.3	正常，杯盘比 0.3
黄斑	中央凹光反射良好	中央凹光反射良好
血管	正常管径和走行	正常管径和走行
周边	无异常	无异常

需要问的问题

- 有过唇疱疹的病史吗？
- 以前有过类似的发作吗？
- 头或身体的其他部位是否有水泡性皮疹？

患者回答时常患有唇疱疹。没有皮疹，从未有过

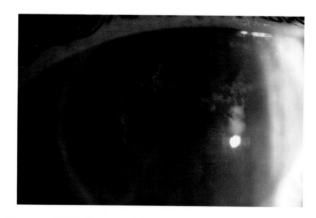

图 9.1　正常照明下左眼彩色裂隙灯照片显示，视轴鼻上方角膜可见特别长的树枝状角膜上皮病损。尽管在这张图像中不太明显，可观察到一些星状角膜后沉着物（KP）

和这次类似的情况。

评估

- 疱疹性角膜上皮炎伴虹膜炎（左眼）
- 继发于疱疹的高眼压（左眼）

鉴别诊断

- 单纯疱疹病毒（herpes simplex virus，HSV）1（可能性大）或 HSV 2
- 水痘-带状疱疹病毒（varicella-zoster virus，VZV）

初步诊断

- HSV 1/2

检查

- 无

治疗

- 每日 5 次口服阿昔洛韦 400 mg，或每日 2 次口服伐昔洛韦 1000 mg，持续 10 天。
- 使用多黏菌素眼膏以防止细菌重复感染。
- 观察临界眼压。
- 1 周后随访。

随访

在 1 周后对患者的随访中，患者自诉视力仍然有点模糊，但眼睛比之前舒服多了。

检查	右眼	左眼
视力	20/20	20/30 +
眼压（mmHg）	12	19
眼睑和睫毛	正常	正常
巩膜 / 结膜	无充血	无充血
角膜	清亮	树枝状病变消失，少量星形角膜后沉着物残余
前房	深，安静	浮游细胞 1 +
虹膜	平坦	平坦
晶状体	清亮	清亮
前玻璃体	清亮	清亮
散瞳眼底检查	无变化	无变化

检查

检查角膜知觉。Cochet-Bonnet 角膜知觉测量计显示角膜知觉轻微下降。

治疗

- 完成为期 10 天的阿昔洛韦使用疗程。
- 继续使用多黏菌素眼膏。

- 加用 1% 醋酸泼尼松龙滴眼液点左眼每日 4 次。

随访

患者 1 周后随诊，症状得到了大大的改善。视力提高至 20/25，眼压为 18 mmHg，前房较安静。在接下来的 3 周内，患者逐渐停用局部糖皮质激素，炎症或角膜炎没有复发。

关键点

- 疱疹病毒科是一个常见的病毒科。HSV 1、2 和 VZV 可以在神经节中休眠，并在患者的一生中可重新激活。
- 像该例这样角膜上皮炎和虹膜炎同时出现的情况并不常见，但可以发生。虹膜炎更常见的是在复发时单独出现或与间质角膜炎伴随出现。
- 疱疹性角膜上皮炎是使用糖皮质激素的相对禁忌证，因为可增强病毒复制。即使同时存在虹膜炎，也建议先使用抗病毒药物治疗，直到角膜上皮病变治愈；如果炎症持续，再加用糖皮质激素。值得注意的是，临床中一些医生确实同时使用抗病毒药物和局部用糖皮质激素来治疗这类病例。
- 另外，曲氟尿苷可以每日使用 8 次，但会导致角膜上皮毒性和泪小点闭塞，因此笔者更倾向于全身治疗。0.15% 更昔洛韦凝胶是另一种替代疗法。
- 对于 VZV，抗病毒剂量要更大（即口服阿昔洛韦每次 800 mg，每日 5 次；或口服伐昔洛韦每次 1000 mg，每日 3 次）。
- 高眼压是由疱疹性小梁网炎引起的，通常会随着原发疾病的治疗而缓解。对于需要治疗的严重升高的眼压，应避免使用前列腺素类似物，因为可能会重新激活炎症。

第 10 章

幼年特发性关节炎

Henry J. Kaplan

陶 勇 译 胡小凤 审校

现病史

6 岁女孩，因为幼年特发性关节炎（juvenile idiolpathic arthritis，JIA），风湿科医生要求转到眼科医生处进行常规眼科检查。患者没有眼部主诉，父母也未注意到她的视力或双眼有任何问题。患者 4 岁时被诊断为 JIA，既往每 3 个月进行一次眼部检查，均正常。通过每周口服甲氨蝶呤（15 mg/m²）关节症状已得到控制（图 10.1）。

检查

	右眼	左眼
视力	20/20	20/40
眼压（mmHg）	12	10
巩膜 / 结膜	无充血	无充血
角膜	清亮，Arlt 三角形非肉芽肿性角膜后沉着物	清亮，Arlt 三角形非肉芽肿性角膜后沉着物
前房	闪辉 1 +，浮游细胞 1 +	闪辉 1 +，浮游细胞 3 +
虹膜	瞳孔圆	部分性后粘连（图 10.1）
晶状体	清亮	清亮
玻璃体腔	清亮	玻璃体浮游细胞 2 +
视网膜 / 视神经	正常	视乳头水肿，视网膜正常

需要问的问题

- 眼科就诊之后双眼视力是否有变化？
- 在确诊 JIA 之前做过哪些检查？
- 家中是否有人感染过疱疹病毒、麻疹或腮腺炎等病毒？
- 患者是否有皮疹？

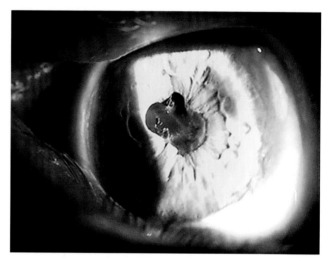

图 10.1 左眼由虹膜上皮化生改变引起的后粘连和局灶性囊膜纤维化

- 是否因严重感染住院，或接触过结核病（tuberculosis，TB）等严重感染的患者？

直到最近于眼科就诊，患者视力才有所改变。之前曾经做过几次血液检查来确定 JIA，但家人不知道确切的结果。家中无人最近感染过病毒，患者没有患过皮疹，未曾因严重感染而住院。

评估

- 双眼前葡萄膜炎，伴左眼视盘水肿和黄斑囊样水肿（cystoid macular edema，CME）

鉴别诊断

- JIA 相关的前葡萄膜炎
- 感染性前葡萄膜炎（单纯疱疹病毒感染、水痘带状疱疹病毒感染、巨细胞病毒感染、结核、疏螺旋体病、梅毒）
- 中间葡萄膜炎（平坦部炎）

初步诊断

- JIA 相关的前葡萄膜炎（双眼），左眼重于右眼

检查

- 抗体检查
  - 抗核抗体（antinuclear antibodies，ANA）阳性，抗中性粒细胞胞质抗体（antineutrophil cytoplasmic antibodies，ANCA）阴性。
  - 类风湿病因子［免疫球蛋白 M（immunoglobulin M-rheumatoid factor，IgM-RF）］：阴性。
- HLA-B27：阴性。

该患者已确诊为 JIA，不需要进一步检查。左眼视盘水肿继发于该眼的眼内炎症。如果左眼炎症消退后，视盘水肿仍持续几个月，则需要进一步的评估。对于不典型的前葡萄膜炎病例，应通过详细的病史和实验室检查进一步调查潜在感染原因。强烈鼓励与儿科风湿病学家合作治疗本病。

治疗

- 局部使用糖皮质激素（如 1% 醋酸泼尼松龙混悬液）滴眼液双眼每 4～6 小时 1 次。
- 局部使用 0.5% 盐酸环喷托酯滴眼液双眼每日 2～3 次。
- 2 周后复诊。

治疗随访

- 患者 2 周后复诊，症状无明显改善。继续局部使用皮质类固醇和环喷托酯滴眼液麻痹睫状肌治疗双眼，为提高生物利用度，甲氨蝶呤从口服改为皮下注射（15 mg/m^2）。
- 1 个月后随访。

随访

患者左眼视力改善至 20/25，无双眼前房炎症，左眼视盘水肿消退。双眼局部使用糖皮质激素逐渐减少，停止睫状肌麻痹药物的使用。

关键点

- 在患者确诊 JIA 后眼科医生必须立即开始对葡萄膜炎进行筛查，并且在整个儿童时期定期随诊。最近一项关于 JIA 的研究得出结论，几乎所有儿童在关节炎发病后 4 年内都发生了葡萄膜炎，而葡萄膜炎发展的最重要的预测因子是 ANA 阳性。
- 许多 JIA 患者会表现为双眼不对称疾病，包括视盘水肿。后者不需要进一步的评估，除非在眼内炎症消退后持续存在。
- 在儿科，多达 80% 的前葡萄膜炎病例与 JIA 相关。JIA 相关葡萄膜炎的累积发生率在少关节型为 12.4%，多关节型为 4.3%，全身型为 1.8%。
- JIA 相关的前葡萄膜炎的三个主要并发症是带状角膜病变（图 10.2）、白内障、黄斑囊样水肿和青光眼。白内障手术对技术要求高，但"小切口手术"和控制围术期炎症可以得到令人满意的手术结果。无活动性炎症的持续性黄斑水肿可用眼周或玻璃体内注射糖皮质激素或玻璃体腔注射抗血管内皮生长因子药物治疗。
- 在 JIA 相关的前葡萄膜炎中，永久性视力丧失的主要原因是青光眼，而青光眼通常对药物治疗无反应。因此，常需要进行滤过手术来降低眼压。
- 早期发现 JIA 相关葡萄膜炎应及时积极治疗，以防止并发症和视力丧失。常需要使用抗风湿疾病药物，如甲氨蝶呤、英夫利昔单抗或阿达木单抗，以达到控制眼内炎症的治疗目标。如果 1 个月时对局部治疗无反应，应在风湿病专家的支持下增加抗风湿疾病药物。

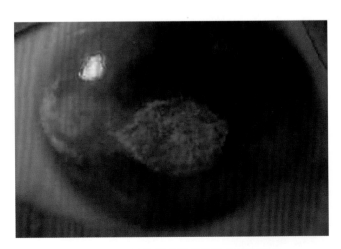

图 10.2　JIA 相关葡萄膜炎的带状角膜病变

第 11 章

肾小管间质性肾炎和葡萄膜炎综合征

Manfred Zierhut ■ Aleksandra Radosavljevic ■ Jelena Karadzic

陶 勇 译 胡小凤 审校

现病史

42 岁女性患者，自 2008 年起有活检证实的间质性肾炎病史。在肾炎出现后的 2 年，也就是 5 个月前，因前葡萄膜炎首次到眼科诊所就诊。患者接受了全身糖皮质激素的治疗。1 个月前停止了治疗，3 天后出现了视力下降（图 11.1 和图 11.2）。

检查		
	右眼	左眼
视力	20/40	20/25
眼压（mmHg）	15	15
巩膜 / 结膜	极轻微睫状充血	极轻微睫状充血
角膜	小的肉芽肿性角膜后沉着物存在于下半部分（图 11.1）	更大的肉芽肿性角膜后沉着物存在于下半部分（图 11.2）
前房	深，浮游细胞 1/2＋	深，浮游细胞 2＋
虹膜	无异常	无异常
晶状体	透明	透明
前玻璃体	浮游细胞 2＋	浮游细胞 2＋
视网膜	图 11.3	图 11.3

需要问的问题

- 是否有过麻木、刺痛、身体虚弱或者是肠道或膀胱问题？家族有神经系统疾病的病史吗？
- 是否最近被蜱虫叮咬过？
- 是否有咳嗽、肺部问题或发热？

患者对这些问题都给予否定的回答。

评估

- 中间葡萄膜炎，左眼重于右眼

鉴别诊断

- 肾小管间质性肾炎和葡萄膜炎（tubulointerstitial nephritis and uveitis，TINU）综合征
- 结节病相关的中间葡萄膜炎
- 多发性硬化症（multiple sclerosis，MS）相关的中间葡萄膜炎
- 平坦部炎
- 不太可能：莱姆病相关、结核性或梅毒性中间葡萄膜炎、肉芽肿病伴多血管炎、玻璃体视网膜淋巴瘤

初步诊断

- 双眼中间葡萄膜炎，左眼重于右眼

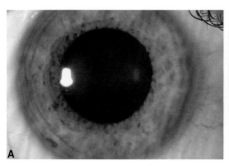
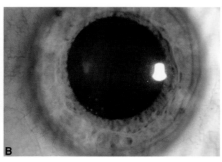

图 11.1 （A、B）带有肉芽肿性角膜后沉着物的双眼前段照片

图 11.2 眼底照片显示屈光介质中度浑浊（**A**、**B**）和周边的雪球样改变（**C**、**D**）。视神经和后极部表现正常。没有血管白鞘的迹象

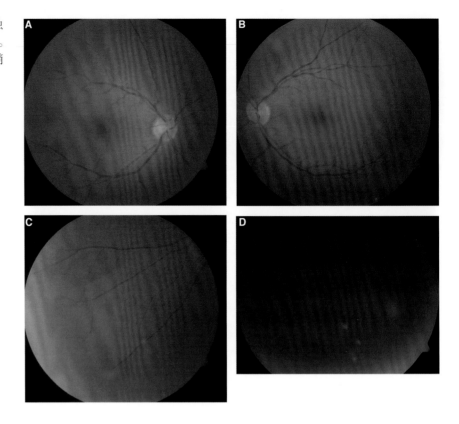

检查

- 在怀疑为 TINU 的情况下，进行了尿检，发现 β2- 微球蛋白增加（＞ 1.2，正常值 ≤ 0.3）伴有蛋白尿。所有其他实验室数据均在正常范围。
- 对于非典型病例，检查：
- 荧光密螺旋体抗体吸收实验（fluorescent treponemal antibody absorption，FTA-ABS），快速血浆反应素实验（rapid plasma reagin，RPR）（阴性）。
- 免疫印迹检测莱姆抗体（阴性）。
- γ - 干扰素释放试验或结核菌素试验（purified protein derivative，PPD）（阴性）。

治疗

- 全身泼尼松 1 mg/kg 使用 1 周，然后每周减量 10 mg 直到 20 mg，之后每周减量 2.5 mg 直到 10 mg，然后非常缓慢地减量，减量速度取决于葡萄膜炎的活动程度。
- 局部治疗包括局部 1% 泼尼松龙滴眼液每日 5 次，托吡卡胺滴眼液每日 3 次。
- 随访 2 周。

随访

在治疗 2 个月后，患者症状几乎完全缓解。双眼视力为 20/20。

然而，在治疗 9 个月时出现眼内炎症复发和急性肾衰竭，此时泼尼松用量为 5 mg/d。于是将糖皮质激素剂量增加到泼尼松 20 mg/d，持续 7 天，在接下来的 3 个月内每周缓慢减少 2.5 mg，直到停用。患者情况保持稳定。

首次检查后 2 年零 5 个月，患者因复发的中间葡萄膜炎和双眼黄斑囊样水肿出现视力下降（右眼为 20/25，左眼为 20/40）。开始使用全身糖皮质激素和局部非甾体抗炎药（nonsteroidal anti-inflammatory drug，NSAID），治疗 1 个月后黄斑囊样水肿消失（双眼视力 20/20）。在接下来的 7 年对患者进行随访，有两次轻度眼内炎症复发和轻微黄斑水肿，说明患者对全身糖皮质激素治疗反应良好。

最后一次就诊时，患者双眼视力 20/20，眼压右眼为 15 mmHg，左眼为 19 mmHg。前房有 1/2 ＋的浮游细胞，1 ＋级别的玻璃体细胞，偶尔也有雪球样浑浊。患者接受了局部奈帕芬胺（一种新型眼用非甾体抗炎药）点眼治疗，每日 2 次，1% 泼尼松龙滴眼液点眼，每日 1 次（图 11.3 和图 11.4）。

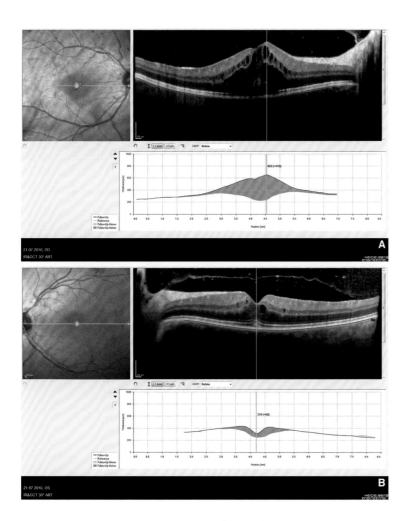

图 11.3　光学相干断层扫描显示双眼黄斑囊样水肿，右眼重于左眼。并有微量的后部玻璃体细胞

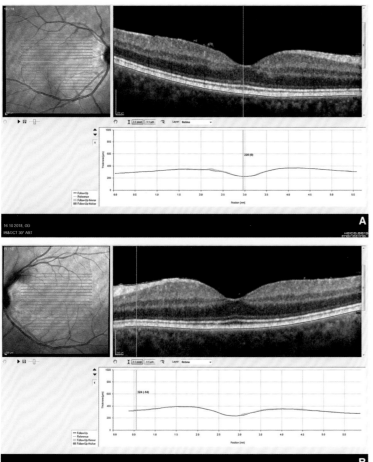

图 11.4　最后一次随访时，光学相干断层扫描显示双眼黄斑结构正常（随访 7 年后）

诊疗思维

双侧TINU相关的中间葡萄膜炎

全身糖皮质激素

良好的反应　　　　　　　　　不太理想的反应

每周糖皮质激素减量　　　　　更缓慢地糖皮质激素减量

炎症复发时重复使用糖皮质
激素

如果发生黄斑囊样水肿，加
用局部非甾体抗炎药或玻璃
体内注射糖皮质激素

持续炎症：免疫抑制剂

关键点

- TINU 可表现为前、中、后葡萄膜炎。
- 在大多数情况下，间质性肾炎是自限性的，肾病预后良好。
- 许多 TINU 相关平坦部炎患者可有双眼不对称疾病和轻度炎症，通常无须治疗，监测即可。
- 更严重的玻璃体炎症病例需要全身糖皮质激素治疗。
- 黄斑囊样水肿是导致这些患者视力损害的最常见原因。

第 12 章

Blau-Jabs 综合征（肉芽肿性关节炎、皮炎和葡萄膜炎）

Henry J. Kaplan

陶 勇 译　胡小凤 审校

现病史

　　7 岁的白种人男孩，主诉在过去的 12 个月里双眼视物模糊、畏光和间歇性疼痛。从 3 岁起，他的脸上（图 12.1）和躯干（图 12.2）就出现了丘疹样、柔软、红褐色的皮疹，以及多个硬实的皮下结节，且不断加重。皮肤病变用全身糖皮质激素治疗后缓解。

检查

	右眼	左眼
视力	20/80	20/40
眼压（mmHg）	22	21
巩膜 / 结膜	无充血	无充血
角膜	角膜带状变性，下方角膜上皮下的混浊	无角膜带状变性，但可见角膜上皮下浑浊（图 12.2 A）
前房	闪辉 2＋，浮游细胞 2＋	闪辉 2＋，浮游细胞 2＋
虹膜	极小的瞳孔，并且 360°间歇性瞳孔后粘连	360°间歇性瞳孔后粘连
晶状体	后囊下白内障 3＋	后囊下白内障 1＋
玻璃体	浮游细胞 2＋	浮游细胞 2＋
视网膜 / 视神经	小瞳孔和后囊下白内障阻碍了对眼底的观察	因后囊下白内障和玻璃体炎，隐约见播散性脉络膜视网膜病变（图 12.2 B）

需要问的问题

- 有无做过皮肤病变活检，结果如何？
- 是否有关节症状？

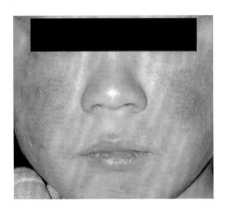

图 12.1　颜面部有蝴蝶状皮疹（Picture credit：*Ophthalmology*. 2003；110（10）：2040-2044，by Elsevier.）

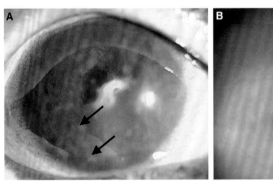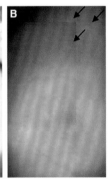

图 12.2　（A）左眼上皮下角膜沉积物（箭头），瞳孔后粘连；（B）左眼被后囊下白内障和玻璃体炎所掩盖的播散性脉络膜视网膜病变（箭头）（Picture credit：*Ophthalmology*. 2003；110（10）：2040-2044，by Elsevier.）

- 是否有呼吸短促，最近做过胸部 X 线检查吗？
- 是否做过基因检测来排除结节病？

　　患者的皮肤活检显示为肉芽肿性皮炎伴非干酪样肉芽肿。关节对称肿胀，呈中度充血、皮温升高和压痛，累及手和脚的指骨间关节（图 12.3）。没有呼吸急促，最近的胸部 X 线检查也正常。基因检测显示 *CARD15/NOD2* 突变，排除了早发性结节病。

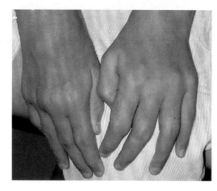

图 12.3　继发于慢性指间关节炎症的手部变形（Picture credit：*Ophthalmology*. 2003；110（10）：2040-2044，by Elsevier.）

评估

- 双眼肉芽肿性全葡萄膜炎伴并发性白内障及脉络膜视网膜病变，与皮疹和对称性多关节炎相关

鉴别诊断

- Jabs/Blau 综合征
- 结节病
- 多灶性脉络膜炎伴全葡萄膜炎
- 淋巴瘤或其他骨髓疾病
- 感染性视网膜炎（结核病、疱疹病毒感染、莱姆病）
- 炎症性肠病

初步诊断

- Jabs/Blau 综合征，伴双眼全葡萄膜炎（并发性白内障、脉络膜视网膜炎和高眼压）和肉芽肿性皮炎、多关节炎

检查

- 全葡萄膜炎、肉芽肿性皮炎和伴有 *CARD15/NOD2* 突变的多关节炎三联征支持 Jabs/Blau 综合征的诊断，并排除了早发性结节病。

治疗

- 局部糖皮质激素、睫状肌麻痹剂和抗青光眼

药物控制前葡萄膜炎。采用全身糖皮质激素［译者注：此处应指泼尼松，0.75 mg/（kg·d）］控制双侧脉络膜视网膜炎。低剂量的全身糖皮质激素通常足以控制疾病静止阶段的眼内炎症。
- 2 周后复诊。

随访

2 周后，前房炎症逐渐消退，但视力没有变化。双眼眼压为 18 mmHg。对患者每月进行随访，直到眼内炎症和眼压得到良好控制，视网膜病变消除。

关键点

- 年轻人出现全葡萄膜炎、肉芽肿性皮炎和多关节炎的三联征提示 Jabs/Blau 综合征。
- 与结节病相比，肺部受累是罕见的。
- 白内障手术对于改善右眼视力是必要的，如果眼压在使用药物治疗后没有得到控制，需要考虑过滤手术。
- 如果对糖皮质激素的治疗反应不令人满意或泼尼松的维持剂量超过 7.5 mg/d 并需要长期使用，应考虑使用抗肿瘤坏死因子药物等生物制剂进行治疗。
- 继发于 Jabs/Blau 综合征的播散性脉络膜视网膜炎的病灶大小可不同，可大于 1 个视盘直径（图 12.4）。

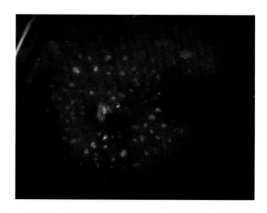

图 12.4　播散性脉络膜视网膜病变，部分伴纤维化瘢痕。也有视乳头周围的结节状病变（Picture credit：*Am J Ophthalmol*. 2018；187：158-166，by Elsevier.）

第 13 章

术后葡萄膜炎

Harpal S. Sandhu

陶勇 译 胡小凤 审校

现病史

63 岁女性患者,在 3 个月前接受了左眼白内障手术。手术并不复杂,行囊袋内一片式人工晶状体植入。术后多次因"复发性虹膜炎"发作就诊于白内障手术医生。从术后第 1 周到第 4 周,使用每日 4 次醋酸泼尼松龙滴眼液点眼并逐渐减量,第 4 周时视力稍有下降,前房有浮游细胞。根据外科医生的记录,增加 1 周的醋酸泼尼松龙滴眼液每日 4 次点眼后,炎症基本消失,于是在接下来的 3 周内逐渐减量。在术后第 8 周眼部表现与第 4 周相似,治疗方式不变。在第 12 周,也就是又过了 4 周后,再次出现复发性虹膜炎,于是又进行 4 周相同的治疗。之后给予 1% 醋酸泼尼松龙滴眼液点眼,每日 2 次。

眼部既往史

- 双眼角膜结膜炎,用无防腐剂的人工泪液和局部 0.05% 环孢素滴眼液每天 2 次点眼控制。

检查

	右眼	左眼
视力	20/25	20/30 +
眼压(mmHg)	15	14
巩膜 / 结膜	无充血	无充血
角膜	透明	少许大的角膜后沉着物
前房	深,安静	浮游细胞 2 +,闪辉 1 +
虹膜	无异常	无异常,透照实验未显示缺损
晶状体	核性硬化 2 +	见图 13.1
前部玻璃体	清亮	浮游细胞 2 +,0 浑浊

全身既往史

- 胃食管反流病
- 骨关节炎
- 干燥综合征

散瞳眼底检查

视神经	杯盘比 0.2,粉红色,边缘锐利	杯盘比 0.2,粉红色,边缘锐利
黄斑	平坦	平坦
血管	正常管径、走行	正常管径、走行
周边	变化不显著	变化不显著

需要问的问题

- 查阅手术记录,是否有伤到葡萄膜组织的操作?切口有无虹膜脱出?手术中使用过虹膜拉钩或 Malyugin 环吗?
- 是否有风湿性或自身免疫性疾病病史?

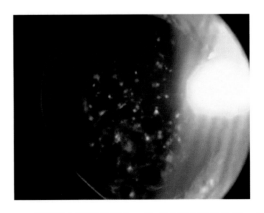

图 13.1 左眼裂隙灯照片显示为一片式后房人工晶状体,上有炎症细胞和沉积。很显然襻在囊袋内(From Murthy SI, Pappuru RR, Latha KM, et al. Surgical management in patient with uveitis. *Indian J Ophthalmol* 2013;61:284-290.)

- 是否有过其他的眼部问题，比如眼睛的炎症或睑缘炎？

手术记录没有切口虹膜脱出的报告。此病例在手术中使用了虹膜拉钩。该患者在 20 年前被诊断患有干燥综合征，但没有其他自身免疫性疾病。在提示下，患者回忆起几年前有一只眼出现了一次"虹膜炎"，但只滴用了几滴眼药水后很快就好转。

评估

- 左眼白内障手术后出现的前葡萄膜炎和中间葡萄膜炎（主要是前部）

鉴别诊断

- 晶状体碎片残留
- 惰性（亚急性 / 慢性）眼内炎
- 术中触碰葡萄膜组织引起的显著炎症
- 与系统性自身免疫性疾病相关的葡萄膜炎
- 术后开始的新发非感染性葡萄膜炎（即术后葡萄膜炎）

初步诊断

- 左眼亚急性眼内炎

检查

- 行房角镜检查和巩膜凹陷检查以评估残留的晶状体碎片。这两项检查均为阴性。
- 前房穿刺房水行聚合酶链反应（polymerase chain reaction，PCR）检测。

治疗

- 左眼局部滴用的糖皮质激素滴眼液增加到每日 6 ～ 8 次。
- 1 ～ 2 周后随访。

随访

患者于 1 周后复诊。她没有注意到症状有何变化。房水 PCR 检测结果为微生物阴性。

检查

	右眼	左眼
视力	20/25	20/25 －
眼压（mmHg）	15	17
巩膜 / 结膜	无充血	无充血
角膜	清亮	少许大的角膜后沉着物
前房	深，安静	浮游细胞 1/2 ＋，闪辉 1 ＋
虹膜	无异常	无异常，透照实验未显示缺损
晶状体	核性硬化 2 ＋	后房人工晶状体附着沉着物
前玻璃体	清亮	浮游细胞 2 ＋

初步诊断

- 术后葡萄膜炎或是与系统性疾病相关的葡萄膜炎

检查

- 虽然房水 PCR 可能会有假阴性结果，但它通常是一种高度敏感的检测，因此目前认为不太可能是感染性炎症。彻底检查包括房角镜检查和巩膜凹陷的眼底检查，也排除了手术遗留晶状体碎片。患者现在为术后第 14 周，因此，虽然可能是手术操作触碰葡萄膜引起的持续炎症，但可能性越来越小。虽然患者有干燥综合征的病史，但该疾病很少与眼内炎症相关。因此，需要检测与前葡萄膜炎相关的潜在系统性疾病。
- 检查 HLA-B27、血管紧张素转换酶、溶菌酶、快速血浆反应素实验（rapid plasma reagin，RPR）、荧光密螺旋体抗体吸收试验（fluorescent treponemal antibody absorption，FTA-ABS）、γ- 干扰素释放试验或结核菌素试验（purified protein derivative，PPD）和胸片。

随访

所有检查均为阴性。药物逐渐减少至维持剂量，左眼滴用 1% 的醋酸泼尼松龙滴眼液隔日 1 次。术后 6 个月，患者病情保持静止，左眼视力为 20/25 ＋。

诊断

- 与干燥综合征相关的左眼术后慢性前、中间葡萄膜炎

关键点

- 白内障手术后出现葡萄膜炎，持续数月，并需要局部使用多疗程的高剂量糖皮质激素，需要进行广泛的鉴别诊断。应该高度怀疑亚急性眼内炎的感染性因素（如痤疮丙酸杆菌、真菌）。
- 其他常见的原因，如晶状体碎片残留和人工晶状体襻脱位摩擦虹膜，通常可以通过仔细的检查来确定。超声生物显微镜可有所帮助。如果仔细检查后仍然对后一种诊断存疑，虹膜透照实验阳性和前房色素细胞多于白细胞是考虑这一诊断的体征。

- 一旦感染被排除，临床医生应考虑非感染性前葡萄膜炎的常见病因。偶尔内眼手术会激发与全身性自身免疫性疾病相关的内源性葡萄膜炎。
- 葡萄膜炎病史是术后严重和（或）长期炎症的危险因素。术前了解这一病史，可以进行术前和围术期积极的抗炎治疗，以精确地降低这种并发症的风险（见第 75 章）。
- 虽然很罕见，但手术本身就会导致慢性葡萄膜炎。然而这种诊断是排除性诊断。虽然有人提倡对这些病例进行人工晶状体取出，但笔者对这种情况的处理通常和其他特发性葡萄膜炎一致，只在难治性病例才取出人工晶状体。
- 痤疮丙酸杆菌相关的葡萄膜炎（即惰性眼内炎）的最终治疗包括玻璃体切除术、人工晶状体取出、囊膜切除术联合玻璃体内注射抗生素，通常是克林霉素。

第 14 章

双眼色素播散

Harpal S. Sandhu

陶 勇 译 胡小凤 审校

现病史

35 岁女性患者，既往身体健康，无既往眼部病史，因"双眼急性前葡萄膜炎"由外院的眼科医生转到葡萄膜炎诊所。患者于 1 个多月前出现眼红、畏光。转诊报告提到，发病起初前房浮游细胞 4＋，给予每日 4 次 1% 的醋酸泼尼松龙滴眼液点双眼，同时因为双眼眼压为 32 mmHg，双眼每天两次点 0.5% 的噻吗洛尔滴眼液。之后畏光和红肿有所减轻，但并没有完全消失。转诊报告还补充说，尽管患者有一些症状得到缓解，但浮游细胞情况没有改善。

检查

	右眼	左眼
视力	20/25 针孔矫正下 20/20	20/40 针孔矫正下 20/20
眼压（mmHg）	28	27
巩膜 / 结膜	轻微充血	轻微充血
角膜	基质透明，下方内皮上有色素	透明，下方内皮上有色素
前房	色素细胞 4＋，闪辉 2＋	色素细胞 2＋，闪辉 2＋
虹膜	见图 14.1 和图 14.2	见图 14.1 和图 14.2
晶状体	清亮	清亮
前玻璃体	色素细胞＋	色素细胞＋

需要问的问题

- 最近头部或双眼是否受过撞击？
- 是否患过青光眼，或者有青光眼家族史？
- 是否曾经患过唇疱疹？是否有过带状疱疹？
- 最近生过病吗？如果有，是如何治疗的？

- 现在是否服用药物或者近期是否服用过没有告诉我们的药物？

患者否认头部或双眼有任何外伤，也否认眼睛有过问题，除祖父母患白内障外从未听说其他家人有眼睛问题。没有唇疱疹的病史。曾患支气管炎，接受了 7 天疗程的口服莫西沙星治疗。

评估

- 双眼急性、有症状的色素播散

鉴别诊断

- 双侧急性虹膜透光综合征（bilateral acute iris transillumination syndrome，BAIT）
- 双侧急性虹膜脱色素（bilateral acute depigmentation of the iris，BADI）
- 双眼色素播散综合征
- 不太可能：创伤性色素播散，疱疹性前葡萄膜炎

初步诊断

- BAIT/BADI
- 检查时没有发现白细胞，只有色素细胞。双眼发病及缺乏真正的炎症细胞，所以不太考虑疱疹性葡萄膜炎，急性症状与色素播散综合征不一致。因而考虑 BAIT 或 BADI 的诊断，BADI 本质上是一种较温和的 BAIT 的表现形式（见关键点）。

检查

- 应该进行基线青光眼评估，但可以推迟到患

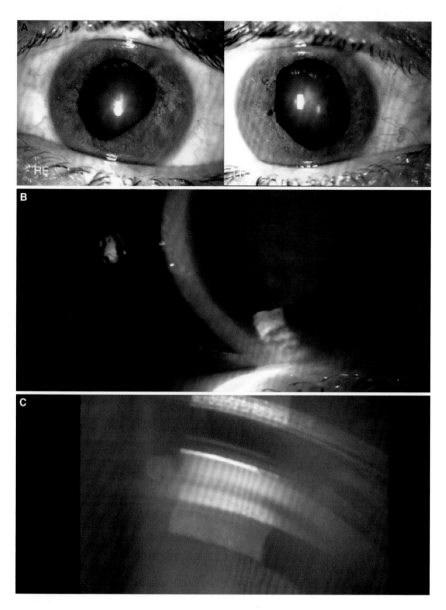

图 14.1 （A）双眼外部照片。瞳孔中等散大，双侧虹膜都有多个脱色区域；（B）裂隙灯照片显示色素在角膜内皮上沉积；（C）房角镜检查显示房角色素沉着异常（Reproduced from Rueda-Rueda T，Sánchez-Vicente LJ，Moruno-Rodríguez A，Monge-Esquivel J，Muñoz-Morales A，López-Herrero F. Bilateral acute iris depigmentation and bilateral acute iris transillumination syndrome. *Arch Spanish Society Opthalmol* ［*English Edition*］. 2019；94：355-358.）

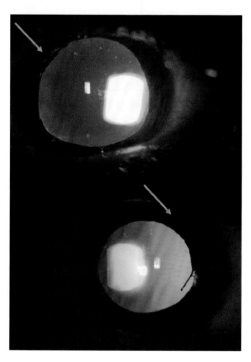

图 14.2　彩色裂隙灯照片显示后照法下双眼虹膜透照阳性（蓝色箭头）（Reproduced from Rueda-Rueda T，Sánchez-Vicente LJ，Moruno-Rodríguez A，Monge-Esquivel J，Muñoz-Morales A，López-Herrero F. Bilateral acute iris depigmentation and bilateral acute iris transillumination syndrome. *Arch Spanish Society Opthalmol* ［*English Edition*］. 2019；94：355-358.）

者病情稍好时再做。除了已经完成的房角镜检查，还包括角膜厚度、视野检查和视神经光学相干断层扫描（optical coherence tomography，OCT）来测量视网膜神经纤维层厚度。

治疗

- 将 1% 醋酸泼尼松龙滴眼液增加至双眼每 2 小时 1 次点眼。
- 在双眼 0.5% 噻吗心安滴眼液点眼基础上增加 2% 多佐胺滴眼液点眼。

随访

2 周后，患者报告她的症状好多了，但还没有完全缓解。现在在户外需要一直戴太阳镜，没有新的情况需要报告。

检查		
	右眼	左眼
视力	20/25 针孔矫正下 20/20	20/30 针孔矫正下 20/20
眼压（mmHg）	24	24
巩膜 / 结膜	无充血	无充血
角膜	基质透明，下方内皮上有色素	透明，下方内皮上有色素
前房	色素细胞 3＋，闪辉 2＋	色素细胞 3＋，闪辉 2＋
虹膜	脱色素的区域，和之前中等散大瞳孔时一致	脱色素的区域，和之前中等散大瞳孔时一致
晶状体	清亮	清亮
前玻璃体	色素细胞＋	色素细胞＋

治疗

- 1% 醋酸泼尼松龙滴眼液缓慢减量：每天 4 次 2 周，每天 3 次 2 周，每天 2 次 2 周，每天 1 次 2 周，隔日 1 次 2 周，然后停药。
- 持续噻吗洛尔-多佐胺滴眼液双眼每天 2 次。

随访

经过 3 个月治疗后，前房的色素最终减少到极低水平。患者只在强光的环境中，才有畏光症状，但是戴上墨镜之后就改善。在治疗期间，眼压从未降至 23 mmHg 以下，因此双眼噻吗洛尔和多佐胺滴眼液持续使用。

关键点

- BAIT 综合征是一种罕见的导致眼内急性色素播散的原因，伴有虹膜透照时色素缺损和眼压升高，这两种表现轻重程度可以不等。瞳孔扩张、瞳孔对光照的反应不良和女性好发是该综合征的特征。
- 患者通常有畏光的症状，有时会很强烈，并主诉眼红（结膜充血）。在存在严重的虹膜萎缩的情况下，即使前房的色素细胞消失，畏光也能持续存在。
- 虽然加强局部使用糖皮质激素通常可以缓解症状，并可以消除症状，但眼压升高更难治疗，可能需要持续使用药物，偶尔甚至需要手术干预。
- 本病病因尚不清楚。与先前的流感样疾病有很强的关联，这意味着感染性病因或感染后免疫反应的可能。很多病例曾全身使用莫西沙星。然而，在没有全身使用莫西沙星的情况下也有病例报道，也没有局部使用莫西沙星引起眼内色素播散的病例报道，而局部使用莫西沙星是非常广泛的，因此削弱了这种可能性的推测。不全身使用莫西沙星是一种合理的预防措施，但其益处尚不清楚。
- BADI 被认为与 BAIT 是同一种综合征，只是表现较轻，但前者有更明显的虹膜脱色素，且出现严重症状的比例更少。有趣的是，这个病例同时显示了两者的特征，这增加了它们属于同一疾病谱的证据。
- 其他罕见但严重的色素播散原因，如眼内异物或葡萄膜黑色素瘤，往往是单侧的，并有其他临床特点，因此很容易与本例双侧受累的情况区分开来。

第 15 章

表层巩膜炎

Harpal S. Sandhu

陶 勇 译 胡小凤 审校

现病史

39 岁女性患者，既往身体健康，首次就诊于眼科诊所，主诉左眼红肿且刺痛，持续 3 天。左眼球颞侧不适，一直没有缓解。

检查

	右眼	左眼
视力	20/20	20/20
眼压（mmHg）	12	13
巩膜/结膜	无充血	见图 15.1
角膜	透明	透明
前房	深，安静	深，安静
虹膜	无异常	无异常
晶状体	透明	透明
前玻璃体	透明	透明

需要问的问题

- 疼痛有多严重？按 10 分评分，会打几分？
- 视力是否有变化？
- 眼睛是否有分泌物？
- 是否戴隐形眼镜？
- 眼睛有异物感吗？
- 以前也发生过这样的情况吗？
- 最近开始服用什么新药了吗？

患者认为自己的疼痛是轻微的（2 分），但很不舒服。其余问题的答案都是否定的。

评估

- 左眼表层巩膜和（或）结膜炎症

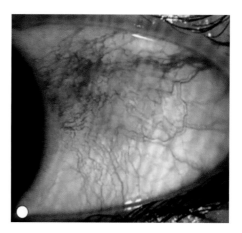

图 15.1 左眼彩色外部照片显示颞侧有中度充血的局部区域。双眼其他外部检查正常，眼睑结膜无滤泡或乳头（From *Kanski's Clinical Ophthalmology*. 9th ed. Fig 9.2A，by Elsevier.）

鉴别诊断

- 表层巩膜炎
- 巩膜炎
- 不太可能：过敏性或病毒性结膜炎

初步诊断

- 左眼表层巩膜炎
- 炎症区域缺乏蓝色或紫蓝色改变，疼痛相对轻微，因而更支持表层巩膜炎诊断，而不是巩膜炎。

检查

- 向左眼滴入 2.5% 的去氧肾上腺素后，红色部分迅速变白，这进一步支持了表层巩膜炎的诊断。
- 第一次发作时不需要进行实验室检查。如果出现频繁发作或恶化，考虑行巩膜炎相关的检查：

- 抗核抗体、血管紧张素转换酶、溶菌酶、胸部 X 线片、抗中性粒细胞胞浆抗体、类风湿因子、HLA-B27、尿酸、生化全套（baseline metabolic profile，BMP）、快速血浆反应素实验、荧光密螺旋体抗体吸收实验、γ - 干扰素释放试验或结核菌素试验。

治疗

- 布洛芬每次 800 mg 口服，每日 3 次（在开始大剂量非甾体抗炎药治疗之前要询问肾功能。如果有任何不确定性，请检查血液中的尿素氮和肌酐）。
- 根据需要使用人工泪液。
- 雷尼替丁每次 150 mg 口服，每日 2 次，以预防胃肠道异常（或者奥美拉唑每次 20 mg 口服，每日 1 次）。
- 随访 2 ~ 3 周。

随访

患者如期复诊，并报告其症状几乎完全缓解。停用布洛芬，无复发。

关键点

- 表层巩膜炎是巩膜表面血管纤维弹力层的炎症。充血程度和疼痛程度明显低于巩膜炎。有时通过裂隙灯检查可以在患有巩膜炎的患眼发现巩膜水肿，但在表层巩膜炎患者是没有这个体征的。
- 如同本例，表层巩膜炎可表现为单纯的浅层巩膜炎；或者表现为结节性巩膜炎。
- 与巩膜炎不同，表层巩膜炎发生威胁视力的并发症的风险很小，而且不太可能与系统性疾病相关。
- 因此，大多数表层巩膜炎是特发性和非传染性的。许多病例都是自限性的，不需要治疗。对症状较重或持续时间较长的病例，作者会选择全身使用高剂量非甾体抗炎药来治疗。
- 如果有全身使用非甾体抗炎药的禁忌证（如肾病、消化性溃疡），可局部使用弱或中效糖皮质激素，还可以局部使用 0.5% 酮咯酸等局部非甾体抗炎药，每日 3 ~ 4 次点眼。炎症复发有时是采用前者治疗可能遇到的一个问题，而后者疗效不确定。一项随机对照试验结果显示，局部滴用酮咯酸与人工泪液没有疗效显著差异（Wilmasetal 等，*Eye* 2005）。

第 16 章

老年女性的难治性巩膜炎

Harpal S. Sandhu

陶 勇 译 胡小凤 审校

现病史

68 岁女性患者，有非胰岛素依赖的 2 型糖尿病、类风湿关节炎和左眼巩膜炎病史，主诉左眼疼痛持续加剧以及眼红。巩膜炎在过去一直难以得到控制，去年将 40 mg 皮下注射阿达木单抗的频率从每 2 周 1 次增加到每周 1 次。根据风湿病专家和初级保健医生的建议，3 周前患者因足部溃疡而不得不停用阿达木单抗。在那之后不久，左眼变得非常疼痛和发红。如果疼痛满分是 10 分，左眼疼痛程度是 8～9 分。视力有些模糊，但否认有特别严重的变化。

与眼相关的用药

- 布洛芬每次 800 mg 口服，每日 3 次。
- 阿达木单抗每周 40 mg 皮下注射（3 周前执行）。

检查

	右眼	左眼
视力	20/25	20/40
眼压（mmHg）	14	14
眼睑和睫毛	正常	正常
巩膜 / 结膜	无充血	见图 16.1
角膜	透明	透明
前房	深，安静	深，安静
虹膜	平坦	平坦
晶状体	核性硬化＋	核性硬化 2＋后囊下浑浊＋
前玻璃体	透明	透明
散瞳眼底检查		延迟

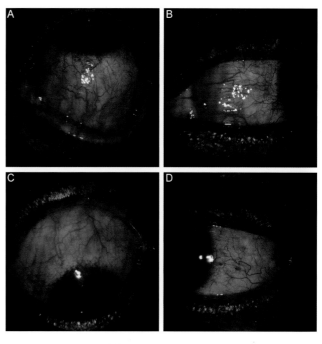

图 16.1 （A）外眼彩色照片显示下方结膜和巩膜的深红色充血，局部使用 5% 去氧肾上腺素也不能使其变白；（B）鼻侧观；（C）上方观；（D）颞侧观

需要问的问题

- 足部溃疡的状况如何？是否使用抗生素和接受伤口护理？伤口愈合了吗？

评估

- 左眼弥漫性前巩膜炎

鉴别诊断

- 类风湿关节炎是非感染性巩膜炎的主要原因，本例患者已经明确伴随的系统性疾病。

治疗

- 左眼滴用 1% 醋酸泼尼松龙滴眼液，每日 6 次，作为一种临时性的措施，直到恢复免疫调节治疗。
- 继续使用布洛芬每次 800 mg 口服，每日 3 次。
- 随访 2 周。

随访

2 周后对患者进行随访。疼痛和眼红只有轻微改善，疼痛评分 7 ~ 8 分（满分 10 分）。足部溃疡仍未愈合，不确定患者何时能够恢复使用阿达木单抗。

检查

双眼同上次检查。

评估

左眼弥漫性前巩膜炎发作，对局部糖皮质激素治疗无反应

治疗

- 对于因巩膜炎发作而引起的严重疼痛且全身抗炎和（或）免疫调节剂使用有禁忌的患者，局部治疗是唯一可做的选择。
- 每象限结膜下注射曲安奈德 2 ~ 4 mg（0.05 ~ 0.1 ml）。
- 局部使用的醋酸泼尼松龙滴眼液逐渐减量。

随访

患者 3 周后复诊，自述自从上次就诊以来，有时疼痛可以缓解较长时间，只是偶尔感到一些疼痛，可以忍受，现在并没有疼痛。仍然每天使用 1% 的醋酸泼尼松龙滴眼液。

检查

	右眼	左眼
视力	20/25	20/30 −
眼压（mmHg）	14	14
眼睑 / 睫毛	正常	正常
巩膜 / 结膜	无充血	见图 16.2
角膜	透明	透明
前房	深，安静	深，安静
虹膜	平坦	平坦
晶状体	核性硬化＋	核性硬化 2 ＋后囊下浑浊＋
前玻璃体	透明	透明

关键点

- 与巩膜炎最常见的全身疾病之一是类风湿关节炎。表现从轻度到重度不等，需要使用免疫调节剂进行治疗。
- 其表现形式包括弥漫性前巩膜炎、结节性前巩膜炎、坏死性巩膜炎、穿孔巩膜软化症和后巩膜炎。
- 局部治疗包括 Tenon 囊下或结膜下注射糖皮质激素。这些都有引起巩膜变薄的风险，因此

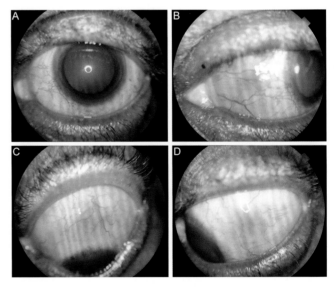

图 16.2 （A）左眼前节照相示结膜及巩膜炎症显著改善；（B）鼻侧照相；（C）上方；（D）颞侧

应谨慎地在类似的难治性病例中使用。坏死性巩膜炎使用糖皮质激素局部注射是禁忌证。

- 其他相关的非感染性系统性疾病包括全身血管炎、HLA-B27 抗原、炎症性肠病、结节病、狼疮、复发性多软骨炎，及很少见的痛风。
- 感染性原因包括梅毒、结核病、莱姆病、疱疹病毒，而真菌罕见。
- 药源性原因包括免疫检查点抑制剂、厄洛替尼〔一种治疗肺癌的表皮生长因子受体（epidermal growth factor receptor，EGFR）抑制剂〕、双膦酸盐和普鲁卡奈酰胺。

- 有证据表明，抗中性粒细胞细胞浆抗体（antineutrophil cytoplasmic antibodies，ANCA）相关的巩膜炎对利妥昔单抗的反应优于其他免疫调节药物。
- 如果没有发现潜在的系统性疾病，且对抗炎治疗的经验性试验无反应的病例，应考虑进行巩膜活检。有时，这是诊断感染性巩膜炎或伪装为巩膜炎的眼表鳞状细胞癌的唯一方法。

第 17 章

坏死性巩膜炎

Peter Yuwei Chang ■ C. Stephen Foster
胡小凤 译 胡小凤 审校

现病史

　　54 岁的高加索女性患者，长期患类风湿关节炎，主诉右眼严重的眼痛、眼红 1 周。用异丁苯丙酸（布洛芬）治疗效果不佳。之前数年双眼曾经出现类似的眼痛，眼科医生给予局部使用糖皮质激素滴眼液及口服非甾体抗炎药（nonsteroidal anti-inflammatory drugs，NSAIDS）进行治疗。

检查		
	右眼	左眼
视力	20/100	20/20
眼压（mmHg）	14	14
巩膜 / 结膜	上方结膜充血 3 ＋，部分巩膜坏死，可见无血管区	鼻侧巩膜弥漫性变薄
角膜	颞侧角膜云翳，无变薄	透明
前房	偶见浮游细胞	深，无炎症
虹膜	无异常	无异常
晶体	1 级核，轻度后囊下浑浊	1 级核
前玻璃体	清亮	清亮

　　目前用药包括甲氨蝶呤 15 mg 每周 1 次口服，强的松每天 7.5 mg 口服，布洛芬 400 mg 根据病情每 4 ～ 6 小时口服 1 次（图 17.1）

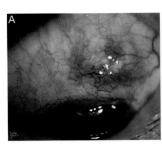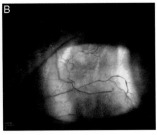

图 17.1 裂隙灯照像显示右眼巩膜活动性炎症伴坏死（**A**）及左眼巩膜弥漫性变薄（**B**）

需要问的问题

- 关节有什么症状？
- 是否有上呼吸道或者下呼吸道问题，包括鼻出血、窦性疼痛或者血痰？
- 有过耳垂疼吗？
- 肾有问题吗？
- 有过眼红斑痤疮或者严重的睑缘炎病史吗？

　　患者回答尽管进行了全身用药治疗，但是她的风湿性关节炎仍然进行性恶化，用药剂量在过去的一年中保持不变。否认有呼吸道及肺部症状。没有已知的肾病变。

评估

- 右眼坏死性巩膜炎，左眼陈旧性巩膜炎

鉴别诊断

- 风湿性关节炎
- 肉芽肿性多血管炎（Granulomatosis with polyangiitis，GPA）
- 结节性多动脉炎
- 系统性红斑狼疮
- 复发性多软骨炎
- 眼红斑痤疮
- 异位性皮炎
- 疱疹病毒感染
- 结核病
- 梅毒感染

初步诊断

- 继发于类风湿关节炎的坏死性巩膜炎

检查

- 本病例中患者已经确诊类风湿关节炎，因此考虑巩膜炎与此相关。但是如果遇到不伴有已知系统性疾病的坏死性巩膜炎的患者，需要进行以下的实验室及影像学检查：
  - 类风湿因子，抗瓜氨酸肽抗体
  - 抗核抗体（Antinuclear antibodies，ANA）
  - 抗中性粒细胞胞质抗体（Antineutrophil cytoplasmic antibodies，ANCA）
  - 循环免疫复合物
  - 补体水平
  - γ-干扰素释放试验，结核菌素试验（purified protein derivative，PPD）
  - 荧光密螺旋体抗体吸收试验（Fluorescent treponemal antibody absorption，FTA-ABS），快速血浆反应素试验（rapid plasma regain，RPR）
  - 单纯疱疹病毒（Herpes simplex virus，HSV）和带状疱疹病毒（varicella zoster virus，VZV）IgG 和 IgM 检测
  - 鼻窦及胸部放射线检查
  - 血尿素氮（Blood urea nitrogen，BUN）/ 肌酐，尿检
- 对于抗炎治疗效果不好的病例，可以考虑行巩膜活检进行抗 HSV 或 VZV 抗体的免疫荧光染色。

治疗

- 泼尼松剂量立刻增至 60 mg 每日 1 次。
- 停用甲氨蝶呤，改用环磷酰胺静脉给药。
- 密切随诊有无巩膜及角膜穿孔。

随诊

在加用烷化剂治疗后，患者的巩膜炎得到控制，逐渐开始减用强的松。9 个月后停用环磷酰胺，最终恢复使用甲氨蝶呤，但是剂量增加，并通过皮下给药。随后患者接受了巩膜补片手术，对巩膜进行了加固（图 17.2）。

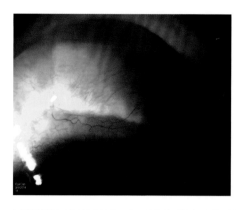

图 17.2　右眼裂隙灯照像显示，经过积极的免疫抑制治疗和巩膜补片手术后炎症得到控制

关键点

- 坏死性巩膜炎的出现是系统性疾病预后较差的预测因素。出现在类风湿关节炎中与心血管疾病死亡率增加相关。因此风湿免疫科医师应该警惕，并立即采取积极的全身治疗措施控制炎症。
- 如果坏死性巩膜炎病情不严重，没有迅速进展，一线治疗采取抗代谢药物，包括甲氨蝶呤、硫唑嘌呤以及吗替麦考酚酯。环孢霉素可以作为抗代谢药物的辅助治疗，但是单独用药时通常效果不佳。对于一些反复发作的难治性病例，肿瘤坏死因子-α（tumor necrosis factor-α，TNF-α）抑制剂如阿达木单抗及英夫利昔单抗都表现出很好的疗效。在进展较快的病例中，烷化剂（环磷酰胺、苯丁酸氮芥）或者利妥昔单抗效果更好。
- 对明显的角膜变薄或者角膜穿孔需要进行修补。供体巩膜、阔筋膜、骨膜或者一些人工材料可以用作修补材料。为了提高修补手术的成功率，用来修补的材料必须用结膜覆盖。严重的角膜边缘溃疡或者角膜溶解可能需要进行角膜移植，通常采用板层角膜移植。

第 18 章

埃博拉葡萄膜炎

Aaron Lindeke–Myers ■ Steven Yeh ■ Jessica G. Shantha
胡小凤 译 胡小凤 审校

现病史

28 岁女性患者，来自利比里亚的蒙罗维亚，因为双眼视物模糊就诊。6 个月前患者曾经感染过埃博拉病毒。在接受埃博拉感染治疗出院后的第三天右眼视力丧失，随后左眼也发病，伴有双眼眼痛、畏光及流泪（图 18.1）。

检查

	右眼	左眼
视力	手动	手动
眼压（mmHg）	20	19
巩膜 / 结膜	轻度充血	轻度充血
角膜	角膜水肿，角膜后沉积物（＋）	角膜水肿，角膜后沉积物（＋）
前房	浮游细胞 1 ＋	浮游细胞 2 ＋，伴前房积血
虹膜	血管扩张充血	血管扩张充血
晶体	瞳孔闭锁	瞳孔闭锁
前玻璃体	玻璃体炎 2～3 ＋	玻璃体炎 2～3 ＋

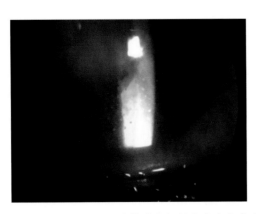

图 18.1 右眼裂隙灯照片示葡萄膜炎相关的全白白内障，伴角膜水肿。角膜内皮面可见角膜后沉积物。双眼未见脉络膜视网膜病灶

需要问的问题

- 近期有无发热、肌痛、消瘦、头疼、呕吐、腹泻或者不能解释病因的出血？
- 近期有无皮疹或者性病史？
- 之前有无其他感染史？
- 有无其他病史？
- 在感染埃博拉之前有无影响视力的问题？

患者否认以上的病史，尽管她在 6 个月前感染埃博拉病毒时全身症状很重，但是很久之前就缓解了。

评估

- 双眼全葡萄膜炎

全葡萄膜炎的鉴别诊断

- 感染性：埃博拉、梅毒、结核、弓形虫病
- 炎症性
- 特发性
- 可能性较小：转移性恶性肿瘤，原发性玻璃体视网膜淋巴瘤，基肯尼亚病毒

初步诊断

- 双眼埃博拉病毒相关全葡萄膜炎
- 患者之前有埃博拉病毒感染的病史，并有发热、头疼、呕吐及腹泻等症状，反转录聚合酶链反应（reverse transcription polymerase chain reaction，RT-PCR）检查示埃博拉核糖核酸阳性。患者无全身疱疹感染史或者其他西非流行的传染病史。

进一步检查

- 前房穿刺取房水行埃博拉病毒 RT-PCR 检查。
- 行血液埃博拉病毒 IgG 抗体检查。
- 结核菌素试验检查排除结核，快速血浆反应素试验检查排除梅毒。
- 综合症状，进行其他与炎症相关的实验室检查及影像学检查，如胸片或者 CT（本例推迟检验）。

治疗

- 双眼 0.05% 二氟泼尼酯 1 日 4 次治疗前节炎症。
- 泼尼松龙 40 mg 每天口服，之后递减剂量控制后段炎症。

随诊

急性期埃博拉病毒感染恢复后，血清学检查显示 Ebola IgG 阳性，人类免疫缺陷病毒（human immunodeficiency virus，HIV）、梅毒及结核检测阴性，诊断为埃博拉病毒相关全葡萄膜炎。在西非这样资源缺乏的地区行血清学检查会受到限制。在使用局部激素治疗后患者的症状得到缓解，但由于严重的玻璃体混浊、瞳孔后黏连及白内障等，视力仍然不佳。患者仍然在当地眼科医师那里随诊。

关键点

- 埃博拉病毒感染幸存的患者中有 10% ～ 34% 会出现葡萄膜炎，可以出现在病毒感染的急性期到感染后数个月的时间，平均 2 ～ 3 个月。
- 葡萄膜炎可以为前、中、后或者全葡萄膜炎。
- 9% 的埃博拉病毒相关葡萄膜炎患者在第一次发作后长达 12 个月复发。
- 如果不及时进行治疗，埃博拉病毒相关葡萄膜炎能够造成严重的视力丧失，甚至不可逆盲。但是如果能早期确诊、早期干预，可以防止后期对视功能造成威胁的并发症。
- 比较少见的埃博拉相关眼部表现包括巩膜炎、角膜炎及视神经病变。
- 对于埃博拉病毒及马尔堡病毒（一种线状病毒）感染的幸存者进行为期一年的眼部定期检查很重要。葡萄膜炎患者应该及时用糖皮质激素及抗病毒药物进行治疗，降低由于葡萄膜炎引起的视力丧失的风险。
- 如果能够获得监管许可，可以考虑实验性地使用抗病毒药物（如法匹拉韦、瑞德西韦）。已有报道口服法匹拉韦作为辅助治疗成功控制埃博拉病毒感染相关的葡萄膜炎。

第 19 章

儿童虹膜肿物及全葡萄膜炎

Frederick R. Blodi ■ Aparna Ramasubramanian

胡小凤 译 胡小凤 审校

现病史

4 岁男孩，既往身体健康，因右眼红 2 周来眼科就诊。之前局部使用泼尼松龙滴眼液每日 4 次，症状无明显改善。

检查		
	右眼	左眼
视力	注视及追随	注视及追随
眼压（mmHg）	16	14
巩膜 / 结膜	下方结膜充血	无充血
角膜	透明	透明
前房	浮游细胞 2＋，闪辉 1＋	深，安静
虹膜	后粘连，6 点位虹膜肿物（图 19.1 A 和 B）	未见异常
晶体	晶体前囊色素沉着	透明
前玻璃体	玻璃体浮游细胞 2＋	透明
散瞳眼底检查	图 19.2 A	图 19.2 B

进行了前节荧光血管造影（fluorescein angiography，FA）、眼底荧光血管造影及光学相干断层成像（optical coherence tomography，OCT）检查。

需要问的问题

- 患者之前有无发热、寒战、咳嗽、气短、关节疼痛 / 肿胀 / 僵硬、腹泻、血尿 / 便血、皮疹或者口腔 / 生殖器溃疡？
- 有无消瘦？
- 近期有无旅行史或与患者接触史？

患者就诊数月前曾有腹泻史，未行治疗，3 周后自愈。患者及其父母否认有其他的问题。

评估

- 右眼全葡萄膜炎
- 右眼房角肿物
- 左眼脉络膜视网膜病变及视神经乳头炎

图 19.1 （A）右眼外部照片显示多处瞳孔后粘连，晶体前囊色素黏附，瞳孔形状不规则，鼻下方房角肿物；（B）肿物的放大图像；（C）前节荧光血管造影显示虹膜肿物荧光渗漏，虹膜无新生血管；（D）生物显微镜显示实性虹膜肿物

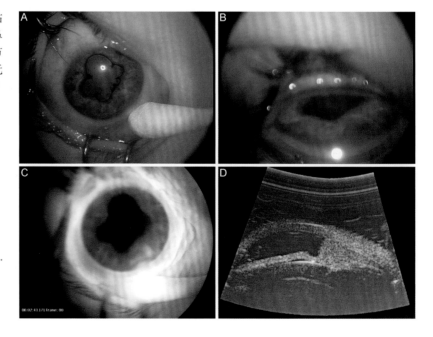

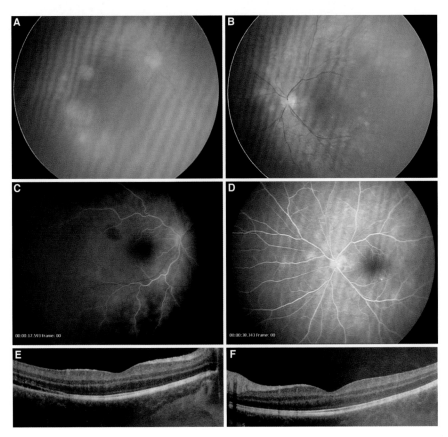

图 19.2 （**A**）右眼底彩色照像。可见多发脉络膜视网膜病灶，下方轻度的玻璃体积血及轻度的视盘水肿；（**B**）左眼底彩色照像显示多灶黄色脉络膜视网膜病灶；（**C** 和 **D**）双眼底荧光血管造影示脉络膜视网膜病灶早期低荧光及晚期高荧光；（**E**）右眼光谱域光学相干断层成像（spectral-domain OCT，SD-OCT）示颞侧少量的视网膜下液；（**F**）左眼 SD-OCT 未见视网膜下液

鉴别诊断

- 感染性：弓形虫病，弓蛔虫病，莱姆病，疱疹病毒感染，梅毒
- 淋巴瘤
- 炎性结节或肉芽肿（如结节病、结核病、麻风或其他肉芽肿性炎症）

初步诊断

- 结节病或者特发性炎性虹膜肿物

检查

- 对于本例这样有前房角肿物的患者，需要行以下检查：
  - 血细胞计数（complete blood cound，CBC），生化全套（complete metablic panel，CMP），血清弓形虫抗体，血清弓蛔虫抗体，血清 EB 病毒检查（Epstein-Barri virus，EBV），抗核抗体（antinuclear antibodies，ANA），C 反应蛋白（C-reactiveprotein，CRP），血沉（erythrocyte sedimentation rate，ESR），血管紧张素转换酶（angiotensin-converting enzyme，ACE），溶菌酶，反射免疫印迹法行莱姆病血清学检测，快速血浆反应素试验（rapid plasma reagin，RPR），荧光密螺旋体抗体吸收试验（fluorescent treponemal antibody absorption，FTA-ABS），抗中性粒细胞胞质抗体（Antineutrophil cytoplasmic antibodies，ANCA），结核菌素试验（purified protein derivative，PPD），γ- 干扰素释放试验。
  - 胸部 X 线片
- 排除视网膜母细胞瘤后可以进行细针穿刺活检，并行病毒学聚合酶链反应（polymerase chain reaction，PCR）及细胞学检查。

治疗

- 以上所有的实验室检查结果均为阴性。
- 行细针穿刺活检后的细胞学检查显示为良性

成熟的淋巴细胞，伴有少量巨噬细胞。免疫组化检查不支持淋巴瘤。吉姆萨染色和抗酸染色（acid-fast bacillus，AFB）阴性。

- 因为无法进行抗病毒检查，患者在开始使用伐昔洛韦抗病毒治疗下，开始强的松 1 mg/kg 口服治疗。

随诊

1 个月后，视网膜色素上皮面的病灶变得扁平，视网膜下液吸收，视盘水肿逐渐改善，房角肿块消失。口服激素逐渐减量，维持用药 3 个月，病情未复发。

确定诊断

- 特发性炎性肿物

关键点

- 虹膜肿物在儿童中并不常见，需要进行全面的鉴别诊断（参考诊断思路）。

- 细针穿刺活检有助于排除转移病灶及与白血病或者淋巴瘤相关的病变。

- 炎症性肉芽肿是最常见的，全身应用免疫抑制剂后会缓解。

诊疗思路

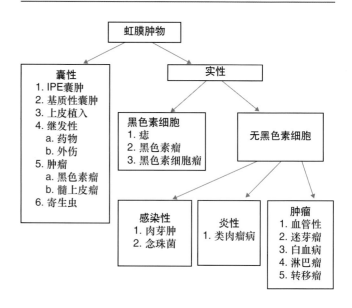

第 20 章

眼前节毒性综合征

Harpal S. Sandhu

胡小凤 译 胡小凤 审校

现病史

70 岁的老年女性患者，右眼白内障手术后 1 天就诊。白内障手术为常规超声乳化，囊袋内植入一枚一片式人工晶体。患者主诉异物感，有轻度不适，但无明显疼痛。摘掉眼罩后，患者诉视力较术前明显下降。

- 需要询问患者的问题：
  - 术前是否告知你的白内障比较严重或者比较复杂？
  - 术中有无并发症？
- 需要询问白内障手术医生的问题：
  - 白内障核的软硬程度如何？总的超声能量是多少？
  - 术中用过什么辅助药物吗？
  - 是否在围术期预防性用过什么药物？

根据术前及术中的记录可以见到，晶状体的核硬度为 2～3 级核，术中使用的总超声能量未见异常。除了正常使用的黏弹剂，并没有用过其他辅助药物。手术结束时进行结膜下头孢唑啉及地塞米松注射。患者被告知手术顺利，白内障病情无特殊（图 20.1）

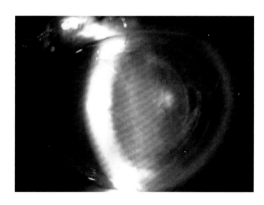

图 20.1 彩色裂隙灯照片示全角膜严重水肿，人工晶体位于囊袋内（From Unal M，Yücel I，Akar Y，et al. Outbreak of toxic anterior segment syndrome associated with glutaraldehyde after cataract surgery. *J Cataract Refact Surg* 2006；32［10］：1696-1701.）

检查

	右眼	左眼
视力	20/400	20/25
眼压（mmHg）	29	13
眼睑及睫毛	正常	正常
巩膜/结膜	充血 1 +	无充血
角膜	见图 20.1	透明
前房	浮游细胞 3 +	深，安静
虹膜	瞳孔形状略不规则	扁平
晶体	PC-IOL（后房型人工晶体）在位	透明
散瞳眼底检查	窥不清	未查

评估

- 白内障术后严重的眼前节炎症反应

鉴别诊断

- 右眼眼前节毒性综合征（toxic anterior segment syndrome，TASS）
- 右眼感染性眼内炎

检查

- 因为角膜严重水肿，眼底看不清，应该行右眼 B 超检查以评估后段情况。B 超检查显示视网膜在位，玻璃体浑浊不明显。

初步诊断

- 右眼 TASS

治疗

- 右眼局部积极使用激素治疗：1% 醋酸泼尼松龙或 0.05% 醋丁二氟龙每小时 1 次，睫状肌麻痹剂每日 3 次，噻吗心安每日 2 次控制眼压。
- 1 天后复诊。

随诊

第 2 天复诊，患者视力略有提高，但是仍然模糊。无眼痛。

检查	右眼	左眼
视力	20/200	20/20
眼压（mmHg）	19	15
眼睑及睫毛	正常	正常
巩膜 / 结膜	无充血	无充血
角膜	水肿无明显改善	透明
前房	浮游细胞 2 +	深，安静
虹膜	不规则	扁平
晶体	PC-IOL 在位	透明

诊断

- TASS
- 患者病情未进一步恶化，并且在积极点用糖皮质激素单独治疗后病情好转，可以排除感染性眼内炎。

治疗

- 继续目前的治疗。
- 已排除感染性眼内炎，所以随诊可以不用很频繁。

随诊

术后 1 个月，患者经过几次随诊后，视力有了明显的提高。

检查	右眼	左眼
视力	20/25	20/20
眼压（mmHg）	19	15
眼睑及睫毛	正常	正常
巩膜 / 结膜	无充血	无充血
角膜	透明	透明
前房	深，安静	深，安静
虹膜	不规则	扁平
晶体	PC-IOL 在位	透明

关键点

- TASS 是眼前段手术后的一种罕见并发症，预后一般较好，但是病情较严重时药物治疗不能缓解。
- 治疗包括局部积极使用糖皮质激素及控制眼压。远期并发症可能出现难治性青光眼及角膜失代偿。
- 与感染性眼内炎不同，TASS 通常出现在术后第 1 天或者第 2 天，没有或者只有轻微眼痛，也常常不累及或者轻度累及玻璃体，可以通过超声检查进行确认。
- 典型的临床表现包括严重的"角膜缘-角膜缘"的角膜水肿，这是相对特异性和明显的临床表现。前房炎症反应很严重，包括纤维渗出和（或）前房积脓。一些病例可以出现虹膜缺血，造成瞳孔形状不规则，很难散大。
- 除了患者自身，还需要对手术室的各个环节进行调查，找到可能的病因。受到污染的器械、术中辅助用材料、防腐剂及重金属等都可能造成 TASS。
- 迟发型 TASS 也有报道，这种情况很难与术后感染性眼内炎进行鉴别。建议做前房穿刺行微生物检测帮助确定病因。

第 21 章

睫状体平坦部炎

Harpal S. Sandhu

胡小凤　译　胡小凤　审校

现病史

　　15 岁男孩儿，既往身体健康，因为左眼视物模糊首次来眼科诊室就诊。大约 1 个月之前他注意到双眼视物略有差别，现在双眼视物有明显差别，特别是在踢足球时。左眼还有黑影飘动（图 21.1 及图 21.2）。

检查

	右眼	左眼
视力	20/20	20/40 −
眼压（mmHg）	15	14
巩膜 / 结膜	无充血	无充血
角膜	透明	透明
前房	深，安静	浮游细胞（1/2）+，闪辉 1+
虹膜	未见异常	未见异常
晶体	透明	透明
前玻璃体	透明	玻璃体浮游细胞 1+

需要问的问题

- 右眼是否有什么异常？

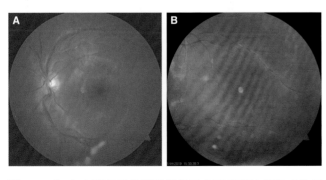

图 21.1 （A）左眼的彩色眼底照片示由于玻璃体炎造成的屈光间质浑浊及多个雪球样浑浊；（B）左眼彩色眼底照片示黄斑颞侧视网膜血管白鞘

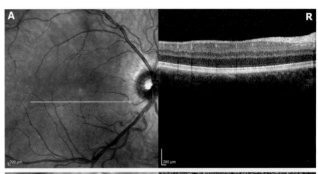

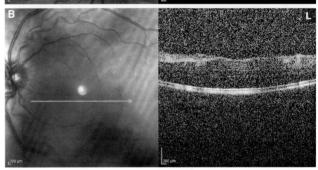

图 21.2 （A）右眼光学相干断层成像（OCT）示黄斑结构正常，玻璃体后部可见少量细胞；（B）左眼 OCT 示黄斑结构正常，无囊样黄斑水肿，但成像质量稍差，玻璃体反射增强，玻璃体后部可见较多细胞，提示玻璃体炎症

- 有无一侧肢体麻木、刺痛、无力，或者肠道及膀胱的问题？有无神经系统异常的家族史？
- 近期身体是否有蜱虫或者被蜱虫叮咬？近期有无露营或者经常做户外活动？
患者否认了所有问题。

评估

- 中间葡萄膜炎（左眼重于右眼）伴双眼轻度静脉周围炎

鉴别诊断

- 睫状体平坦部炎

- 结节病相关中间葡萄膜炎
- 梅毒性中间葡萄膜炎
- 可能性较小：莱姆病，结核性或者多发性硬化相关中间葡萄膜炎

初步诊断

- 双眼睫状体平坦部炎，左眼重于右眼

检查

- 在典型的睫状体平坦部炎患者中，如本例，不需要行进一步的检查。这也包括主要表现为与前房浮游细胞不成比例的玻璃体炎症的儿童和年轻的成人患者，可伴或不伴轻度的静脉周围炎。
- 对于不典型的患者，可以进行以下检查：
- 荧光密螺旋体抗体吸收试验（fluorescent treponemal antibody absorption，FTA-ABS），快速血浆反应素试验（rapid plasma reagin，RPR）
- 反射免疫印迹法行莱姆病血清学检测
- 结核菌素试验（purified protein derivative，PPD），γ-干扰素释放试验
- 血管紧张素转换酶（angiotensin-converting enzyme，ACE）、溶菌酶及胸部 X 线片
- 对患者应该定期进行随诊，看有无神经系统症状，因为本病可与多发性硬化相关。如果有阳性体征，进行头颅及眼眶磁共振检查。肿瘤坏死因子（tumor necrosis factor-alpha，TNF-α）抑制剂常用来治疗双眼慢性睫状体平坦部炎，在脱髓鞘疾病中禁用。本例患者神经系统体征阴性。

治疗

- 左眼 Tenon 囊下注射曲安奈德 40 mg。
- 1 个月后复诊。

随诊

患者症状几乎完全消失。视力恢复为双眼 20/20（图 21.3 和图 21.4）。

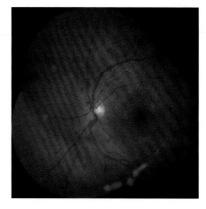

图 21.3 左眼彩色眼底照像示屈光间质透明，残留少量雪球样浑浊

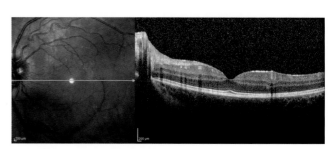

图 21.4 左眼 OCT 示黄斑部结构正常，成像质量明显提高，玻璃体反射正常，提示玻璃体炎症缓解

诊疗思路

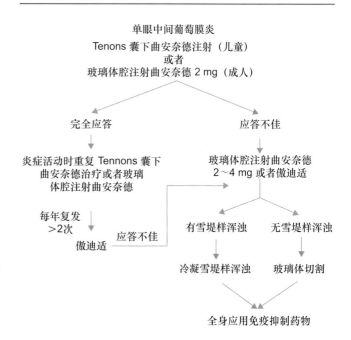

关键点

- 睫状体平坦部炎是一种特发性炎性疾病，主要累及玻璃体及睫状体平坦部。可能会伴有

轻度的前房炎症及视网膜血管炎症。常在儿童或者青年时期发病。

■ 许多患者双眼症状不对称，或者对侧眼只有轻度炎症，可以密切随诊、观察。

■ 如果患者有严重的静脉周围炎，但是玻璃体炎症不重，应该高度警惕多发性硬化。周边的无灌注区可以引起视网膜周边部新生血管的形成，并引起玻璃体积血。

■ 囊样黄斑水肿（cystoid macular edema，CME）

是这类患者视力下降的重要原因，需要及时进行干预治疗，单眼发病时常常进行局部治疗。

■ 虽然并不常见，但是睫状体平坦部炎可以造成视网膜裂孔及孔源性视网膜脱离，因此，如果患者主诉出现新的黑影飘动，需要立刻检查。

■ 对于严重的单眼睫状体平坦部炎可以行玻璃体切割，但是对于累及双眼的患者，双眼玻璃体切割术是否优于全身应用免疫抑制药物仍然有待进一步的研究。

第 22 章

莱姆病

Peter Yuwei Chang ■ C. Stephen Foster

胡小凤 译 胡小凤 审校

现病史

28 岁男性患者，因双眼渐视物模糊，眼前黑影数周来就诊，伴有轻度的眼红、眼痛和畏光。既往史无特殊情况，除了患者近期到特拉华州露营后出现了关节及肌肉的疼痛。

检查

	右眼	左眼
视力	20/50	20/40
眼压（mmHg）	12	14
巩膜/结膜	轻度结膜充血	轻度结膜充血
角膜	透明	透明
前房	浮游细胞少量	浮游细胞少量
虹膜	未见异常	未见异常
晶体	透明	透明
前玻璃体	浮游细胞 2 +，浑浊 2 +	浮游细胞 2 +，浑浊 2 +
视神经	充血	充血
黄斑	正常	正常
血管	散在白鞘（图 22.2A）	散在白鞘（图 22.2B）
周边	下方雪球状浑浊（图 22.1）	下方雪球状浑浊

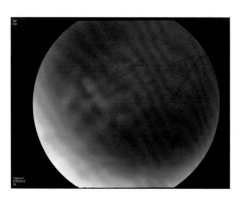

图 22.1 眼底照片示右眼下方周边部雪球状浑浊

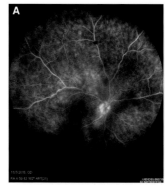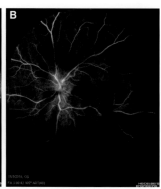

图 22.2 广角荧光血管造影示右眼（**A**）和左眼（**B**）视神经及视网膜血管荧光渗漏，及双眼多灶性脉络膜高荧光

需要问的问题

- 是否能回想起被蜱虫叮咬史或者不常见的皮疹？
- 除了关节和肌肉疼痛，是否有过发热、不适或者劳累？
- 是否有面部无力？有无刺痛感、麻木或者身体其他部位无力？
- 有无咳嗽、气短或者胸疼？

患者不记得被蜱虫叮咬，但是确实在露营后 1 周有轻度发热及不适。

评估

- 双眼中间葡萄膜炎伴视神经炎及视网膜血管炎

鉴别诊断

常常表现为中间葡萄膜炎的疾病：
- 莱姆病
- 结节病

- 多发性硬化
- 梅毒
- 结核
- 肠源性脂肪代谢障碍
- 睫状体扁平部炎（特发性）

初步诊断

- 双眼莱姆病相关中间葡萄膜炎

检查

- 血清莱姆病抗体酶联免疫吸附试验（enzyme-linked immunosorbent assay，ELISA）筛查，免疫印迹法确认。
  - 两种检查方法在感染的最初 2～4 周都可能是阴性结果，因为抗体的产生需要时间。
- 对于表现不典型的病例或者口服及静脉注射抗生素效果不明显的患者，进行以下检查：
  - 荧光密螺旋体抗体吸收试验（fluorescent treponemal antibody absorption，FTA-ABS），快速血浆反应素试验（rapid plasma reagin，RPR）。
  - 结核菌素试验（purified protein derivative，PPD），γ-干扰素释放试验。
  - 血管紧张素转换酶（angiotensin-converting enzyme，ACE），溶菌酶。
  - 胸片或者胸部 CT 扫描。
  - 头颅磁共振成像。

治疗

- 多西环素每次 100 mg 每日 2 次，用 10～21 天。
  - 替代药物：阿莫西林每次 500 mg，每日 3 次；或者头孢呋辛每次 500 mg，每日 2 次，用 14～21 天。
- 神经系统受累（包括累及后段的眼部疾病）：可能需要静脉输液治疗；欧洲的研究表明，在治疗脑膜炎时口服抗生素可能与静脉输液效果相同。在美国，静脉输液治疗更常见。对神经系统受累时给予抗生素治疗仍然存在争议，抗生素种类的选择及剂量的确定应该由神经传染病专家来确定。

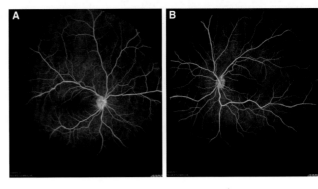

图 22.3 荧光血管造影示右眼（A）、左眼（B）玻璃体浑浊吸收，视盘及视网膜血管荧光渗漏消退

- 头孢曲松 2 g 每天 1 次。
- 头孢噻肟 2 g 每 8 小时 1 次。
- 青霉素 G 18 百万～24 百万单位／天，每 4 小时给药一次。
- 给予充分的抗生素治疗后，对钱币状角膜炎及前葡萄膜炎可以局部点用糖皮质激素进行治疗，口服激素治疗后段炎症。

随诊

因为视神经炎症以及视力下降，患者开始口服多西环素及强的松治疗。3 周后，眼部炎症完全消退，荧光血管造影可见视神经及视网膜血管渗漏消失。激素减量后眼部炎症未出现复发。

关键点

- 莱姆病由伯氏疏螺旋体引起，此类螺旋体由硬蜱属传播。表现为皮肤、肌肉骨骼、神经系统及心血管系统疾病。
- 在美国的流行地区包括东北地区各州、大西洋中部及中西部地区；奥地利及斯洛文尼亚在欧洲发病率最高。
- 许多患者不能回忆起蜱虫叮咬史。
- 莱姆病可分为三期：
  - 早期局部感染期
    - 3～4 周自限。
    - 全身：移行性红斑（70%～80%）；发热，不适，疲劳，肌痛，关节痛。
    - 眼部：滤泡性结膜炎和表层巩膜炎。
  - 早期播散性感染期
    - 蜱虫叮咬后的数天至数周。

- 全身：红斑从蜱虫叮咬部位移行，颅神经病变（伴双眼贝尔麻痹，是莱姆病非常有特征性的表现）、周围神经病变及不同程度的心脏传导阻滞。
- 眼部：最常见的是双眼中间葡萄膜炎，伴显著的玻璃体炎症，但实际上眼部每一部分都可以被累及，从角膜炎到眼眶炎症。

- 后期持续感染期
  - 蜱虫叮咬后的数月至数年。
  - 全身：慢性单关节炎或少关节炎（80%），颅神经病变，神经根神经炎，脑膜炎，脑脊髓炎，良性颅内高压，脑病。
  - 眼部：与早期播散性感染期相同。
- 在充分的抗生素治疗开始后，正确使用表面、局部及全身糖皮质激素是适当的。

第 23 章

淀粉样变性

Sivakumar R. Rathinam

胡小凤 译 胡小凤 审校

现病史

　　27 岁女性患者，主因双眼无痛性视物渐模糊 30 天就诊。双脚麻木和刺痛感约 6 个月，之后右脚无痛性肿胀，出现了营养不良性溃疡。

检查

	右眼	左眼
视力	20/80	20/80
眼压（mmHg）	38	14
巩膜/结膜	无充血	无充血
角膜	透明	透明
前房	深，安静	深，安静
虹膜	未见异常	未见异常
晶体	晶体后囊膜白色沉着（图 23.1）	晶体后囊膜白色沉着（类似图 23.1）
前玻璃体	玻璃体浑浊，像伪足一样附着在晶体后囊膜	玻璃体浑浊，像伪足一样附着在晶体后囊膜

散瞳眼底检查（见图 23.2）

玻璃体	膜样物	
视盘	杯盘比 0.7，边界清	
血管	正常	
黄斑	正常	
周边视网膜	模糊，在位	模糊，在位

需要问的问题

- 眼前有黑影飘吗？发病过程中黑影有变化吗？
- 其他家人有类似的情况吗？
- 家人有神经系统病变吗？

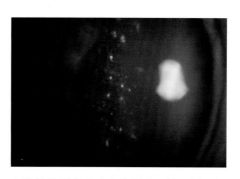

图 23.1　右眼前节照像示玻璃体浑浊"伪足样"与晶状体后囊膜相连

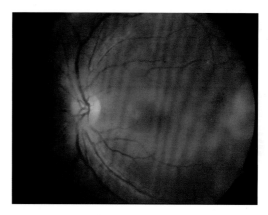

图 23.2　左眼彩色眼底照片示致密的玻璃体浑浊

- 家人有麻风病史吗？

　　患者回答黑影飘动至少持续了 3 个月，并逐渐增加。她的弟弟有类似的眼部问题，还有足下垂。弟弟曾经进行活组织病理检查，提示淀粉样变性。没有麻风接触史。

评估

- 双眼中间葡萄膜炎

鉴别诊断

- 睫状体平坦部炎

- 结节病相关中间葡萄膜炎
- 梅毒性中间葡萄膜炎
- 莱姆病相关葡萄膜炎
- 多发性硬化伴中间葡萄膜炎
- 玻璃体淀粉样变性

初步诊断

- 伴有晶状体伪足样浑浊及家族史阳性的玻璃体淀粉样变性

检查

- 血细胞计数（complete blood cound，CBC），快速血浆反应素试验（rapid plasma reagin，RPR），荧光密螺旋体抗体吸收试验（fluorescent treponemal antibody absorption，FTA-ABS），结核菌素试验（purified protein derivative，PPD），莱姆病血清学检查，血管紧张素转换酶（angiotensin-converting enzyme，ACE），溶菌酶及胸片。
- 确诊玻璃体淀粉样变性需要行玻璃体活检。

治疗

- 双眼经平坦部玻璃体切割并进行玻璃体活检。
- 局部点用噻吗心安及布林左胺滴眼液，右眼1日3次，治疗继发性开角型青光眼。
- 如果眼压控制不理想，考虑右眼行青光眼滤过手术。

随诊

患者进行了双眼经平坦部玻璃体切割术，手术顺利。术后患者症状几乎完全消失。视力提高至双眼 20/40。右眼眼压降到 19 mmHg。玻璃体活组织检查示刚果红染色阳性的不定型无细胞样物质，与淀粉样变性相符合（图 23.3）。患者后来进行了腓浅神经活组织检查，显示严重的轴突丧失及刚果红染色阳性的淀粉样沉积。其他检查结果都是阴性。

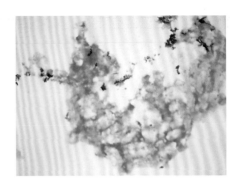

图 23.3 玻璃体活组织病理检查切片示刚果红染色的淀粉样沉积物

诊疗思路

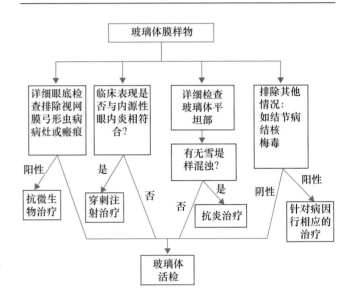

关键点

- 玻璃体淀粉样变性比较典型的临床表现是晶体的伪足样混浊，玻璃棉样玻璃体混浊及视网膜血管周围淀粉样沉积。
- 晶状体伪足样混浊表现为与晶体后囊膜相连的界限清楚的白色混浊（足板），穿过透明的玻璃体，与玻璃体中网状的灰白色混浊相连。
- 玻璃体淀粉样变性几乎都伴有甲状腺素转运蛋白（transthyrctin，TTR）的基因突变，TTR 是血浆中甲状腺素及维生素 A 的转运蛋白。
- 结膜及表层巩膜血管周围的淀粉样沉积可以造成表层巩膜静脉压的升高，加上小梁网的淀粉样沉积，从而引起继发性青光眼。
- 在家族性淀粉样多发性神经病变（familial amyloid polyneuropathy，FAP）患者中可伴有甲状腺素转运蛋白基因突变。130 位点 Va-Met 置换突变是最常见的突变方式。

- 玻璃体淀粉样变性可以是 FAP 的首发症状。
- FAP 是淀粉样变性的一种，是常染色体显性遗传，外显率不完全，表现度变异大。
- FAP 中玻璃体受累及的概率在 5.4% ～ 35%。

- 小梁网的穿刺活检也可以用来检测淀粉样沉积。
- 玻璃体切割中可以发现玻璃体类似于蜡纸样改变。
- 患者的玻璃体视网膜之间粘连较紧，因此手术的难点在于如何不造成医源性裂孔并完全清除淀粉样变性的玻璃体。

第 24 章

视网膜母细胞瘤

Mohammad Ali Sadiq ■ Swathi Kaliki ■ Aparna Ramasubramanian

胡小凤 译 胡小凤 审校

现病史

13 岁男孩，因右眼视力下降、眼痛 2 个月就诊。自述右眼曾经受过顿挫伤，并且在受伤前后出现症状。之前的 2 个月按照创伤性葡萄膜炎进行了治疗。

检查

	右眼	左眼
视力	20/30	20/20
眼压（mmHg）	30	18
巩膜 / 结膜	无充血	无充血
角膜	内皮面角膜后沉积物（图 24.1 B）	透明
前房	下方可见类似于前房积脓的白色层状沉积物（图 24.1 A）	深，安静
虹膜	未见异常	未见异常
晶体	晶体前囊白色沉积物	透明
前玻璃体	颗粒状浑浊	透明

散瞳眼底检查（见图 24.1 D）

视神经	杯盘比 0.2，色红，边界清
黄斑	正常
血管	动静脉比例及走行正常
周边	无异常

需要问的问题

- 左眼是否有症状？
- 是否有癌症家族史？
- 之前除了因创伤性葡萄膜炎用药，是否还接受过其他药物治疗？

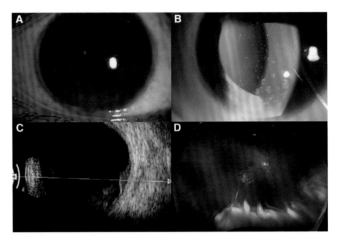

图 24.1　A. 右眼外眼照片示假性前房积脓；B. 右眼裂隙灯照片显示角膜内皮白色沉积物，类似 KP。晶体前囊也可以看到白色沉积物，与播散的肿瘤细胞表现相符；C. B 超示球内团块，有钙化斑，玻璃体的超声回声提示存在播散；D. 右眼彩色眼底照片示下方及鼻下方中周部一个实性肿块，伴有玻璃体弥漫的播散

患者和家人否认了以上所有的问题。

检查

- B 超检查本病有特征性的表现，能够帮助鉴别诊断（图 24.1 C）。

评估

- 右眼内肿物伴钙化及前节和玻璃体播散

鉴别诊断

- 视网膜母细胞瘤
- 髓上皮瘤
- 白血病或淋巴瘤
- 真菌性眼内炎或眼弓蛔虫病

初步诊断

- 右眼视网膜母细胞瘤伴前节播散

进一步检查

- 对于表现典型的有视网膜母细胞瘤眼后段表现并且伴有前节播散的患者，不需要行炎症相关的病因检查。但是，在不能确定前段表现病因的患者，仍然需要进一步检查排除可能的炎性病变。包括：
  - 荧光密螺旋体抗体吸收试验（fluorescent treponemal antibody absorption，FTA-ABS）及快速血浆反应素试验（rapid plasma reagin，RPR）排除梅毒。
  - 反射免疫印迹法行莱姆病血清学检测。
  - 结核菌素试验（purified protein derivative，PPD）和 γ- 干扰素释放试验排除结核。
  - 血管紧张素转换酶（angiotensin-converting enzyme，ACE），溶菌酶和胸片排除结节病。
- 血细胞计数（complete blood count，CBC）检查排除白血病。
- 眼前段和后段超声检查评估是否有钙化（已做）。
- 光学相干断层成像（optical coherence tomography，OCT）检查评估眼前段结构。
- 核磁共振成像评估肿瘤是否已经扩散至眼眶，视神经是否有浸润或者是否存在松果体母细胞瘤。

治疗

- 单独化疗，或者静脉化疗联合眼动脉灌注化疗，或者玻璃体内化疗。
- 确定转移的检查（可疑高危视网膜母细胞瘤）

包括腰穿、骨髓穿刺及骨骼和肝放射核素扫描。
- 基因诊断和家人基因检测判断预后和后续治疗。

随诊

患者的炎症及感染相关的检查、CBC 及磁共振成像都是阴性。患者接受了 6 轮的静脉化疗及 8 次每月 1 次的玻璃体腔马法兰注射。患者对治疗部分应答，实性肿物完全消退，玻璃体播散轻度减少，前房播散增加。右眼球摘除后植入义眼台。组织病理学检查显示睫状体根部、虹膜及前房顽固性视网膜母细胞瘤。

关键点

- 对于儿童表现不典型的葡萄膜炎应该进行仔细的眼底检查以排除肿块。
- 视网膜母细胞瘤前房播散可表现为假性葡萄膜炎、假性前房积脓及眼压升高，因此可能被误诊为前葡萄膜炎。
- 荧光血管造影可以出现肿块部位的荧光渗漏及染色。
- CT 扫描可以显示钙化灶，但是常常因为放射暴露而被漏查。
- 细针穿刺活检可增加肿瘤细胞播散的风险，但是如果其他的所有检查都不能确定诊断，可以谨慎考虑进行。
- 视网膜母细胞瘤伴前房播散提示肿瘤转移风险较高，建议尽快进行治疗。
- 治疗包括玻璃体腔注射、动脉灌注和（或）全身化疗。
- 对化疗效果不好的患者，可以选择放疗，包括放射敷贴近距离放疗或者体外放射线治疗。
- 保守治疗效果差时可以行眼球摘除，然后行组织病理学检查及明确有无转移的相关检查。

第 25 章

眼内异物和葡萄膜炎

Henry J. Kaplan
周 强 译 胡小凤 审校

现病史

54 岁男性患者，因后院大门链条锁的钥匙丢失，试图用锤子凿断链条，敲击时感到左眼剧烈疼痛。患者感觉视力仍然很好，剧烈的疼痛也很快减轻，所以他决定等到第二天再去看医生。次日醒来时左眼有轻微的不适，并注意到对光刺激敏感。

检查

	右	左
视力	20/25	20/40
眼压（mmHg）	14	12
巩膜/结膜	干净，无充血	局灶性结膜充血，9:00 位角膜缘附近有一小（2 mm）裂伤
角膜	正常	透明无裂伤，下方有少量细小的非肉芽肿性角膜后沉着物（KP）
前房	无闪辉或细胞	闪辉 1+，细胞 1+
虹膜	正常	瞳孔很小，但对光反射存在，无传入瞳孔阻滞
晶体	核硬化 1+	核硬化 1+
玻璃体腔	清亮，无玻璃体细胞	玻璃体细胞 1+
视网膜/视神经	正常	眼内异物，直径约 2 mm，位于视网膜表面视盘下方，伴有邻近出血（图 25.1）

需要问的问题

- 受伤时是否戴着眼镜或防护眼镜？
- 在事故发生前，双眼的视力如何？

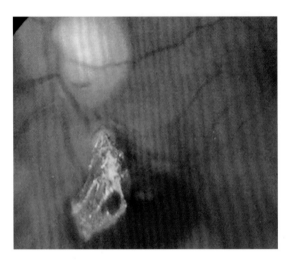

图 25.1　左眼眼内异物位于视网膜表面，视盘下方（From *Kanski's Clinical Ophthalmology*. Elsevier；2016：Fig 22.28B.）

- 以前做过眼科手术吗？
- 在就诊之前，有没有用药水或药膏点眼？
- 最后一次进食和（或）进水是什么时候？
- 对抗生素过敏吗？还有其他的过敏症吗？

患者只在看小字体时戴眼镜，事故发生时没有戴任何防护镜。受伤前的视力为双眼 20/25，无既往眼科手术病史。在就诊前，他的左眼没有用任何药水或药膏。患者在 8 小时前早 8 点进食早餐。对橡胶过敏，但对抗生素不过敏。

评估

- 左眼穿透性眼部损伤伴轻度前葡萄膜炎

鉴别诊断

- 金属眼内异物（intraocular foreign body，IOFB）
- 非金属眼内异物
- 创伤性前葡萄膜炎

■ 特发性葡萄膜炎。

初步诊断

■ 左眼金属眼内异物伴创伤性前葡萄膜炎

检查

■ B 超检查（图 25.2）
■ 眼眶计算机断层扫描（CT）（图 25.3）

处理

■ 应于左眼上放置一个保护性的刚性防护罩，无须贴眼垫，并尽快将患者带到手术室，在全身麻醉下进行手术。关闭巩膜裂伤，经扁平部玻璃体切除术，用眼内异物镊或稀土磁铁取出金属眼内异物。手术结束时，局部应用睫状肌麻痹剂、糖皮质激素和抗生素滴眼液，以及眼周注射抗生素。不需要眼内或全身的抗生素治疗，因为金属对金属的碰撞产生炙热铁异物很少伴有眼内感染并发症。
■ 安排患者第 2 天复诊。

随访

■ 复诊时左眼视力仍为 20/40，并伴有轻度前葡萄膜炎。眼底检查证实眼内异物被清除，无手术并发症。继续局部睫状肌麻痹剂、糖皮质激素和抗生素治疗。
■ 术后（postoperative day，POD）第 7 天，患者视力改善为 20/25，前葡萄膜炎消失。停用局部睫状肌麻痹剂和抗生素。局部糖皮质激素在接下来的 2 周内逐渐减少。

关键点

■ 眼内异物可造成眼球的穿通性或贯穿性损伤。穿通性损伤进入眼球并停留在眼内；贯穿性损伤进入并穿出眼球，通常在赤道部以后裂伤。
■ 眼内手术入路可以同时修复撕裂和清除眼内异物；如果有贯穿性损伤或脉络膜大出血，可以首次手术关闭入口部位，7 ～ 14 天后延期二次修复。
■ 当一个金属性眼内异物，主要是铁或铜，留在眼内时，可能会发生金属沉着症，导致眼部组织的氧化损伤。一个留存的铁性眼内异

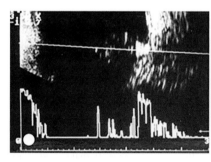
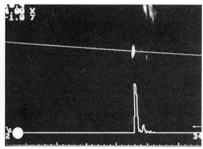

图 25.2 （左图）眼内金属异物在 B 超下显示典型的初始高尖峰，后面有重复的尖峰或混杂信号。（右图）减少 B 超增益，消除了所有较低的回声峰值，而异物回声仍然是唯一的高峰值（From Guthoff RF，Labriola LT，Stachs O. Diagnostic ophthalmic ultrasound. In S Srini Vas，ed. *Ryan's Retinal Imaging and Diagnostics*. 2013：Figure 9.32，e246.）

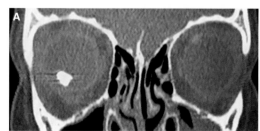
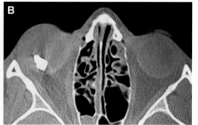

图 25.3 另一位患者的（**A**）矢状面和（**B**）冠状面扫描显示右眼眼内金属异物（From *Kanski's Clinical Ophthalmology*. Elsevier；2016：Fig 22.30B.）

物可能会导致铁质沉着症，但如果在眼内停留数月或数年，会导致异色症、周边视网膜色素上皮（retinal pigment epithelium，RPE）变性（图 25.4）、视网膜血管逐渐狭窄和进行性视力丧失。

■ 相比之下，留存的铜性眼内异物如果在穿透眼球后短期内不去除，可能会导致铜质沉着

症。可以导致急性无菌性眼内炎。如果不去除，慢性铜质沉着症病可导致凯瑟-弗莱舍环、绿色巩膜异色、向日葵状白内障和黄斑的反光沉积（图 25.5）。

■ 预后通常与损伤的严重程度和可能导致的并发症有关——例如，感染性眼内炎、视网膜脱离、出血性脉络膜脱离或增殖性玻璃体视网膜病变。

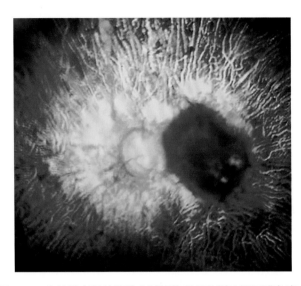

图 25.4 由长期存留的铁性金属异物引起的周边视网膜色素上皮细胞变性（From *Kanski's Clinical Ophthalmology*. Elsevier；2016：Fig 22.11C and Fig 22.11D. ）

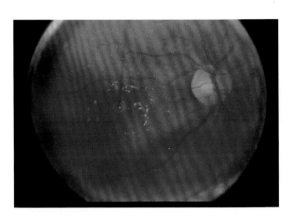

图 25.5 慢性铜质沉着症，黄斑处的金色反光点（This image was originally published in the Retina Image Bank® website. Author：David Callanan. Title：Chalcosis. Retina Image Bank. Year 2014；Image Number 15750. © The American Society of Retina Specialists. ）

第 26 章

Eales 病

Marion Ronit Munk ■ Kim Anne Strässle

周 强 译 胡小凤 审校

现病史

33 岁男性，主诉左眼视力下降 4 个月，症状开始时出现视物模糊，随后是左眼有飞蚊和不适。患者四肢有银屑病样病变，当时正在使用糖皮质激素乳膏。否认其他健康问题，也没有接受过全身性药物治疗。出生在斯里兰卡，自 2013 年以来生活在瑞士。刚从斯里兰卡度假回来。在过去的几周内，曾于两名眼科医生处就诊——一位医生为他配了一幅新眼镜，但视力没有改善；另一位医生诊断为左眼玻璃体出血。

检查

	右眼	左眼
视力	20/20	20/30
眼压（mmHg）	14	15
巩膜 / 结膜	无充血，安静	无充血，安静
角膜	上方弓形弧	上方弓形弧
前房	深，细胞 0.5 ＋	深，细胞 0.5 ＋
虹膜	正常	正常
晶体	透明	透明

玻璃体检查显示右眼玻璃体细胞 1 ＋和左眼玻璃体出血。眼底镜检查右眼显示视网膜内斑点状出血，明显的视网膜新生血管（neovascularization elsewhere，NVE）。左眼表现为玻璃体出血、视网膜内出血和 NVE（图 26.1 A 和 B、图 26.2 A 和 B，以及图 26.3 A 和 B）。

需要问的问题

■ 有过口腔溃疡、关节疼痛或血栓病史吗？

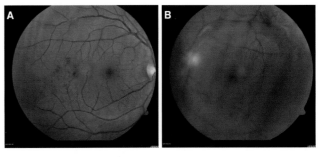

图 26.1 （A 和 B）右眼玻璃体显示玻璃体细胞 1 ＋，左眼玻璃体出血。眼底镜检查右眼显示视网膜内斑点状出血，明显的视网膜新生血管（NVE）。左眼显示玻璃体出血、视网膜内出血和 NVE

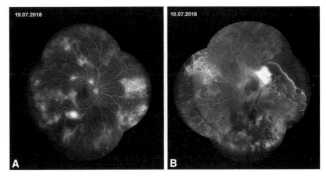

图 26.2 （A 和 B）广角荧光素血管造影证实了双眼 NVE，并显示了视网膜周围血管渗漏和无灌注。有静脉炎，左眼重于右眼，以及左眼由于血管阻塞导致的玻璃体出血

■ 家族里有眼部疾病史吗？
■ 是早产儿吗？
■ 过去有过度辐射病史吗？
■ 有糖尿病吗？
■ 是否曾被诊断为镰状细胞病或贫血？
患者否认了所有这些问题。

评估

■ 闭塞性血管炎伴新生血管和玻璃体出血，左

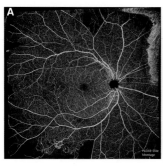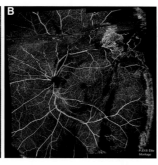

图26.3 （A和B）蒙太奇广角扫描源/光学相干断层扫描（OCT）/血管造影彩色编码视网膜照片突出了血管异常，包括视网膜内微血管异常（intraretinal microvascular anomalies，IRMAS）、血流空洞区域和视网膜新生血管。左眼图像伪影是由于玻璃体出血

眼重于右眼，病因不明

鉴别诊断

- 双眼增殖性糖尿病视网膜病变伴左眼玻璃体出血
- 视网膜血管闭塞
- 高黏度综合征
- 结节病
- 梅毒
- 结核相关性视网膜血管炎
- Eales 病
- 早产儿视网膜病变
- 家族性渗出性视网膜病变
- 白塞病

初步诊断

- 闭塞性血管炎伴新生血管和玻璃体出血，左眼重于右眼，病因不明

检查

闭塞性血管炎、新生血管和广泛的视网膜缺血需要进一步的诊断检查。必须排除糖尿病、镰状细胞病、高黏度综合征和自身免疫性疾病，如结节病和白塞病。此外，感染性疾病作为一个潜在原因，如结核病和梅毒，必须排除。

实验室和影像学检查

- 血液检测
- 荧光梅毒螺旋体抗体吸收试验（fluorescent treponemal antibody absorption，FTA-ABS）、快速血浆反应素试验（rapid plasma reagin，RPR）：阴性。
- 糖化血红蛋白：5.6%。
- 血管紧张素转换酶（Angiotensin-converting enzyme，ACE）、溶菌酶、白细胞介素-2（interleukin-2，IL-2）受体：在正常范围内。
- HLA B51：阴性。
- γ-干扰素释放（T-SPOT检查）：阳性。
- 凝固试验：在正常范围内。
- 白细胞分类计数：在正常范围内。
- 血液涂片：无异常。
- 胸部X线片：无异常。
- 痰液：分枝杆菌检测阴性。

治疗

由于缺乏任何其他潜在疾病的证据和γ-干扰素释放试验检测呈阳性，患者的诊断为Eales病。

- 右眼：全视网膜激光光凝治疗（panretinal laser photocoagulation，PRP）。
- 左眼：玻璃体视网膜手术，眼内光凝，玻璃体内注射贝伐珠单抗和曲安奈德。
- 使用抗结核药物。

随访

在随访中，患者左眼由于糖皮质激素反应出现高眼压（intraocular pressure，IOP）；眼压在药物治疗后得到了很好的控制。

第一次就诊4个月后，左眼新生血管完全消退，症状消失，双眼视力为20/20。右眼由于持续活跃的NVE，患者将接受额外的PRP。见图26.4（A和B）、图26.5（A和B）和图26.6（A和B）。

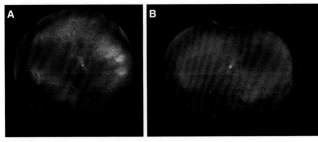

图 26.4　（A）右眼广角快速视网膜成像拼图显示屈光间质清晰、NVE 消退和周边遍布的激光点；（B）左眼广角快速视网膜成像拼图显示屈光间质清晰、NVE 消退、周边遍布的激光点以及上方血管弓的鬼影血管

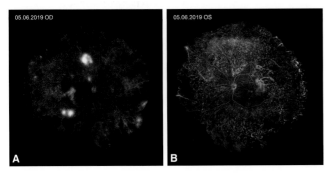

图 26.5　（A 和 B）广角荧光素血管造影，右眼尽管进行了 PRP，仍显示持续 NVE；左眼在整个眼底显示足够的 PRP，没有可见的 NVE

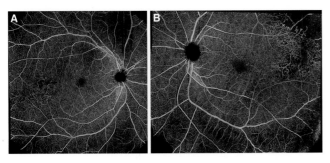

图 26.6　（A 和 B）蒙太奇广角扫描源 / 光学相干断层扫描 / 血管造影彩色编码视网膜照片突出了血管异常，包括 IRMAS 和血流空洞区域。右眼与初始检查相比，由于拍摄视野较小，未见视网膜新生血管

治疗策略

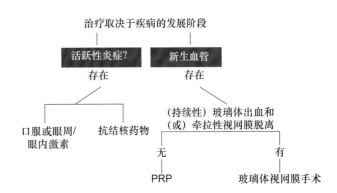

关键点

- Eales 病是一种排除性诊断，在印度大陆更常见，主要发生于年轻的健康男性。
- 其特征是视网膜静脉炎症、血管闭塞、视网膜新生血管和复发性玻璃体出血。
- 原因尚不清楚，潜在的病因似乎是多因素的，而且似乎与结核分枝杆菌有关，因为在大量患者中使用聚合酶链反应检测到其脱氧核糖核酸（DNA）。
- 必须排除所有其他可能的潜在疾病，患者的结核病检测呈阳性，才能作出诊断。
- 治疗取决于疾病的阶段，包括炎症活动期的糖皮质激素、视网膜新生血管的 PRP，以及（持续性）玻璃体出血和牵拉性视网膜脱离的玻璃体视网膜手术。
- 对抗结核治疗（antituberculosis therapy，ATT）的作用存在争议。

第 27 章

后巩膜炎

Christopher Conrady ■ Albert Vitale
周 强 译 胡小凤 审校

现病史

75 岁女性，既往有高血压、慢性肾病和左颈动脉内膜切除术的病史，表现为右眼急性视物模糊、流泪、眼痛和发红。

检查

	右眼	左眼
视力	20/25-2	20/20-2
眼压（mmHg）	14	12
巩膜/结膜	无充血，安静	无充血，安静
角膜	透明	透明
前房	深，安静	深，安静
虹膜	正常	正常
晶体	透明	透明
后节	脉络膜皱褶	正常

由于发现了脉络膜褶皱，我们进行了光学相干断层扫描（optical coherence tomography，OCT）和超声检查（图 27.1 和图 27.2）。

需要问的问题

- 有眼部疼痛吗？是否与眼球运动有关？
- 是否有相关的系统性风湿性疾病、自身免疫性疾病或全身性血管炎或有此类疾病的家族史？

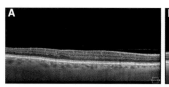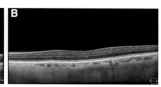

图 27.1 光学相干断层扫描（OCT）。（A）右眼深度 OCT 增强显示黄斑结构正常，但脉络膜明显增厚；（B）左眼深度 OCT 增强显示黄斑结构正常，脉络膜正常

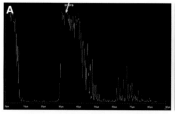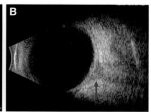

图 27.2 超声。（A）A 扫描发现巩膜增厚（黄色箭头），而（B）B 扫描超声扫描右眼发现 Tenon's 囊下液体伴 "T 征"（红色箭头）。左眼无明显异常（图像未显示）

- 有鼻窦的问题吗？包括鼻出血？
- 是否有性传播疾病的病史或接触过其他传染病?
- 有眼部或全身性肿瘤疾病的病史吗？

患者对眼痛的回答是肯定的，无论有无眼球运动都痛。其他问题的回答是否。

评估

- 单侧后巩膜炎（右眼）

系统疾病的关联

- 类风湿关节炎
- 肉芽肿性多血管炎
- 结节性多动脉炎
- 强直性脊柱炎
- 银屑病
- 系统性红斑狼疮
- 结节病
- 结核病
- 梅毒

鉴别诊断

- 脉络膜肿瘤（黑色素瘤、血管瘤、转移瘤）

- 眼眶肿瘤［免疫球蛋白 G（immunoglobulinG，IgG）-4 相关疾病］
- 环状睫状肌脉络膜脱离
- 渗出性视网膜脱离
  - 脉络膜新生血管（choroidal neovascularzation，CNVM）
  - 中心性浆液性脉络膜视网膜病变（central serous chorioretinopathy，CSCR）
  - 原田病（Vogt-Koyanagi-Harada，VKH）（双侧后巩膜炎）
- 葡萄膜渗漏综合征

初步诊断

- 右眼特发性后巩膜炎

检查

- 对有典型表现的患者，如本例女患者，应进行系统性风湿病、自身免疫和非感染性疾病的检查，以确定可能影响全身健康、发病率和死亡率的潜在可治疗疾病，并在应用全身糖皮质激素或免疫调节治疗（immunomodulatory therapy，IMT）之前排除感染性疾病。
- 对于大多数情况，检查：
  - 荧光梅毒螺旋体抗体吸收试验（flurorescent treponemal antibody absorption，FTA-ABS）、快速血浆反应素试验（rapid plasma reagin，RPR）
  - 结核菌素试验（purified protein derivative，PPD）或 γ- 干扰素释放试验
  - 类风湿因子，抗环瓜氨酸肽抗体
  - 胞质过氧化物抗体（cytoplasmic antineutrophil cytoplasmic antibodies，cANCA）、核周抗中性粒细胞细胞质抗体（perinuclear antineutrophil cytoplasmic antibodies，pANCA）和髓过氧化物酶（myeloperoxidase，MPO）/ 蛋白酶 3（proteinase-3，PR-3）抗体
  - 抗核抗体（antinuclear antibodies，ANA）
  - 血管紧张素转换酶（angiotensin-converting enzyme，ACE）、溶菌酶和胸部 X 线检查
  - HLA-B27
  - 全血细胞计数（complete blood count，CBC）、全代谢组（complete metabolic panel，CMP）
- 应定期询问患者相关症状的发展，如关节疼痛、鼻窦问题 / 鼻出血、呼吸短促和皮疹。

治疗

- 感染相关实验室检测结果回报后，即开始口服泼尼松递减治疗（60 mg，持续 2 周，然后是 50 mg、40 mg、35 mg、30 mg、25 mg、20 mg、15 mg、10 mg 和 5 mg，各持续 1 周）。
- 随访 1 个月，重复行超声检查。
- 如果在检查中发现相关的系统性自身免疫性疾病，转诊风湿病科。

随访

　　1 个月后进行随访。患者的症状几乎完全缓解。双眼视力为 20/25（图 27.3）。

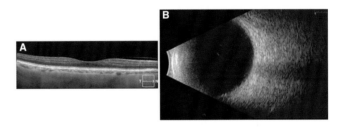

图 27.3 （A）右眼 OCT 明确脉络膜厚度消退；（B）B 超显示右眼 Tenon's 囊下液完全吸收。左眼无明显异常（图像未显示）

治疗策略

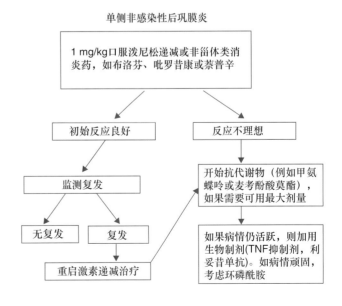

单侧非感染性后巩膜炎

1 mg/kg口服泼尼松递减或非甾体类消炎药，如布洛芬、吡罗昔康或萘普辛

初始反应良好 → 监测复发 → 无复发 / 复发 → 重启激素递减治疗

反应不理想 → 开始抗代谢物（例如甲氨蝶呤或麦考酚酸莫酯），如果需要可用最大剂量 → 如果病情仍活跃，则加用生物制剂(TNF抑制剂，利妥昔单抗)。如病情顽固，考虑环磷酰胺

关键点

- 后巩膜炎占所有巩膜炎病例的 10%，女性的发病率是男性的两倍。

- 虽然特发性后巩膜炎总体上更常见，但系统性疾病关联更有可能发生在 50 岁以上的患者中。

- 中度至重度疼痛是其表现的标志，可伴有眼眶体征，包括眼外肌运动障碍和眼球突出。

- 早期诊断和治疗可控制后巩膜炎症，阻止视力下降。

- 如果疾病复发或口服糖皮质激素难以控制，开始实施保留皮质类固醇的免疫调节治疗，首先使用抗代谢物如甲氨蝶呤或霉酚酸酯（CellCept），然后根据需要进一步使用生物制剂如英夫利昔单抗、阿达木单抗或利妥昔单抗。对顽固性的病例，应考虑细胞毒性药物，如环磷酰胺。

- 后巩膜炎可孤立发生，但常伴有前巩膜炎。也可观察到前葡萄膜炎、视盘肿胀 / 充血和视网膜下液。

- 考虑到潜在的系统性风湿病、自身免疫性疾病和感染性疾病可能严重影响患者的发病率和死亡率，故应始终被排除和治疗。

诊断的关键影像学方式

- B 型超声：巩膜增厚，结节状态，由于在 Tenon's 囊下 / 后巩膜外间隙以及视神经周围扩张的液体积聚所导致的病理性 T 征。

- 增强深度 OCT：脉络膜厚度增加，视网膜下液体。

- 荧光素和吲哚菁绿血管造影：可用于区分后巩膜炎和表现为视网膜下液体或神经上皮脱离的疾病（CSCR、CNV、VKH）。

第 28 章

多灶性脉络膜炎伴全葡萄膜炎

Harpal S. Sandhu
周 强 译 胡小凤 审校

现病史

　　25 岁女性，既往无病史，长期近视史，首次就诊，主诉右眼视物扭曲。第一次注意到视物有点模糊是在一个月前，同时有比以前更多的漂浮物。患者起初认为这些症状不重要、会消失，但 2 周后右眼视野中出现旁中心区的灰色暗区，因此去眼科诊所就诊。

检查

	右眼	左眼
视力	20/40	20/20
眼压（mmHg）	18	19
巩膜／结膜	白色，安静	白色，安静
角膜	清亮	清亮
前房	白细胞 2 ＋，闪辉 1 ＋	深，安静
虹膜	无异常	无异常
晶体	透明	透明
前玻璃体	白细胞 2 ＋	清亮

散瞳眼底检查（见图 28.1）

视神经	杯盘比 0.1，视乳头周围萎缩
黄斑	漆样裂纹
血管	管径走行正常
周边	未见异常

需要问的问题

- 是否注意到左眼有问题？
- 最近有什么疾病或住院治疗过吗？

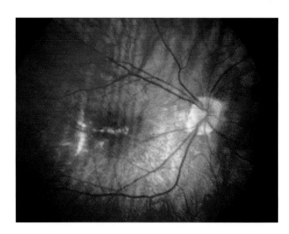

图 28.1 右眼彩色眼底照片显示漆裂纹及小片黄斑下出血。无周边病变（Modified from Schroeder K，Meyer-ter-Vehn T，Fassnacht-Riederle H，Guthoff R. Course of disease in multifocal choroiditis lacking sufficient immunosuppression：A case report. *J Med Case Rep* 2016；10：298.）

- 身体其他部位是否存在或有过其他症状，如关节疼痛、新的皮疹、呼吸问题、排便问题、或口腔或生殖器溃疡？
- 最近有蜱叮咬吗？
- 曾经出国旅行过吗？
- 有眼外伤或眼部手术吗？
- 有注射毒品药物吗？
- 会采取安全性交措施吗？
- 眼镜处方是什么？

　　患者对前七个问题的回答是否。她在性交过程中总是使用屏障保护措施。眼镜处方是：右眼－9.00 s ＋ 0.75 c×180°，左眼－8.50 s ＋ 0.50 c×145°。

　　采用荧光素血管造影（fluorescein angiography，FA）和光学相干断层扫描（optical coherence tomography，OCT）进一步调查视物变形和视网膜下出血的原因（图 28.2）。

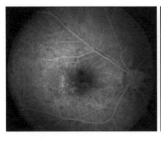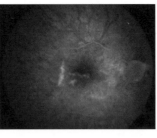

图 28.2　右眼荧光素血管造影显示漆裂纹早期高荧光，眼底镜下无可见病变区域（左图，早期像），有多个低荧光点，提示隐匿性脉络膜炎。晚期像（右图），早期分散的高荧光区域的大小和强度增加，提示脉络膜新生血管。右眼 OCT（未显示）证实存在薄层视网膜下液体。（Modified from Schroeder K，Meyer-ter-Vehn T，Fassnacht-Riederle H，Guthoff R. Course of disease in multifocal choroiditis lacking sufficient immunosuppression：A case report. *J Med Case Rep* 2016；10：298.）

评估

- 造影确诊右眼为全葡萄膜炎伴隐匿性多灶性脉络膜炎（panuveitis with occult multifocal choroiditis，MFCPU）
- 右眼脉络膜新生血管
- 双眼高度近视，伴继发性漆裂纹

鉴别诊断

- 特发性
- 结节病
- 梅毒
- 不太可能发生：结核、非典型分枝杆菌、亚急性真菌感染

初步诊断

- 非感染性 MFCPU，但在开始治疗前应排除感染性原因
- 患者没有常见的多灶性脉络膜炎感染原因的危险因素，也没有免疫抑制。年轻、女性和近视屈光都是特发性 MFCPU 的典型特征。

检查

- 如前所述，已经行 FA 和 OCT 检查。
- 吲哚菁绿（indocyanine green，ICG）造影（未检查）是识别脉络膜炎症区域更好的检查。

- 检测荧光梅毒螺旋体抗体吸收试验（fluerescent treponemal antibody absorption，FTA-ABS）、快速血浆反应素试验（rapid plasma reagin，RPR）、QuantiFERON 或结核菌素试验（purified protein derivative，PPD）、血管紧张素转换酶（angiotensin-converting enzyme，ACE）、溶菌酶和胸部 X 线片。

治疗

- 感染相关实验室检查结果为阴性后，开始每天口服泼尼松，起始剂量 60 mg。
- 右眼 1% 醋酸泼尼松龙每日 4 次点眼，1% 环戊酸酯每日 2 次点眼。
- 目前暂不进行抗血管内皮生长因子（vascular endothelial growth factor，VEGF）治疗，因为新的炎性脉络膜新生血管（choroidal neovascularization，CNV）通常对抗炎治疗有反应。
- 2 周内随访。

随访

为进一步确诊，对患者进行了必要的化检，结果均为阴性。但患者未在 2 周内如期返回诊所，也没有重新安排复诊时间。

8 个月后患者返回，主诉右眼视力严重丧失。她承认，从未按照规定开始使用泼尼松，只是间断使用滴眼液。现在她非常担心自己的视力（图 28.3 和图 28.4）。

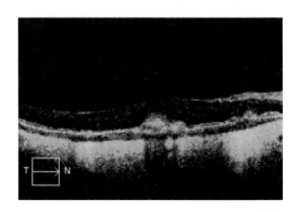

图 28.3　右眼 OCT 显示高反射性中心凹下物质，可能为活动性炎症性病变，也可能为脉络膜新生血管（Modified from Schroeder K，Meyer-ter-Vehn T，Fassnacht-Riederle H，Guthoff R. Course of disease in multifocal choroiditis lacking sufficient immunosuppression：A case report. *J Med Case Rep* 2016；10：298.）

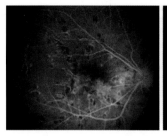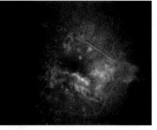

图 28.4　FA 早期（右图）和晚期（左图）显示出更多的病变，大多数病变早期荧光遮蔽，但有一些由于视网膜色素上皮（retinal pigment epithelium，RPE）窗样缺损，导致早期高荧光。在黄斑鼻侧有几处病变晚期着染（Modified from Schroeder K，Meyer-ter-Vehn T，Fassnacht-Riederle H，Guthoff R. Course of disease in multifocal choroiditis lacking sufficient immunosuppression：A case report. *J Med Case Rep* 2016；10：298.）

检查

	右眼	左眼
视力	20/200	20/29
眼压（mmHg）	14	18
巩膜 / 结膜	白色，安静	白色，安静
角膜	透明	透明
前房	白细胞 2 +，闪辉 1 +	白细胞 1 +，闪辉 1 +
虹膜	后粘连	无异常
晶体	后囊下浑浊性白内障 1 +	透明
前玻璃体	白细胞 2 +	白细胞 1 +

散瞳眼底检查（图 28.5）

视神经	杯盘比 0.1，视乳头周围萎缩
黄斑	漆裂纹，多处萎缩斑
血管	管径及走行正常
周边	整个眼底有散布凿除状斑点

评估

- 双眼 MFCPU，进行性加重
- 双眼高度近视

治疗

- 泼尼松每日口服，起始剂量 60 mg。双眼 1% 醋酸泼尼松龙每日 4 次点眼，1% 环戊酸酯每日 2 次点眼。

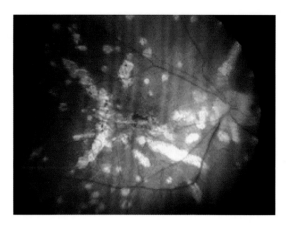

图 28.5　右眼的彩色眼底照片显示，在整个黄斑中，有多个不同大小、形态和色素沉着程度的萎缩斑点（Modified from Schroeder K，Meyer-ter-Vehn T，Fassnacht-Riederle H，Guthoff R. Course of disease in multifocal choroiditis lacking sufficient immunosuppression：A case report. *J Med Case Rep* 2016；10：298.）

随访

患者的前房和玻璃体炎症消退，视力改善到右眼 20/100，左眼 20/25。随着泼尼松的剂量在 7 个月内逐渐减少至停用，加入霉酚酸酯 1000 mg 口服，1 日 2 次和阿达木单抗 40 mg 每 2 周皮下注射，疾病保持静止（图 28.6）。重新活跃的 CNV 需要用玻璃体内注射贝伐珠单抗 1.25 mg/0.05 ml 进行多次治疗，开始治疗 6 个月后变得不活跃。

关键点

- MFCPU 是一种病因不明的炎症性疾病，其特

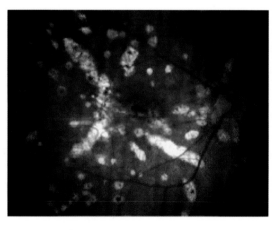

图 28.6　右眼彩色眼底照片显示后极没有新病变。唯一的变化是不同程度的色素沉着（Modified from Schroeder K，Meyer-ter-Vehn T，Fassnacht-Riederle H，Guthoff R. Course of disease in multifocal choroiditis lacking sufficient immunosuppression：A case report. *J Med Case Rep* 2016；10：298.）

征是整个眼底有不同大小的多个视网膜脉络膜病变，最终可达数百个。

- 活动期的脉络膜视网膜病变呈灰黄色，并在非活动时出现凿除样改变，伴不同程度的色素沉着。有时视网膜下纤维化会在病变部位发展或将两个病变桥接。

- 点状内层脉络膜病（punctate inner choroidopathy，PIC）、病理性近视和拟眼部组织胞浆菌病综合征（presumed ocular histoplasmosis syndrome，POHS）的脉络膜瘢痕有时可能类似于 MFCPU。然而，后者因为活跃的前房或玻璃体炎症，或它们的并发症，很容易与这三种情况区分开。

- PIC、MFCPU 和视网膜下纤维化伴葡萄膜炎综合征具有多种重叠特征，可能代表一种不同严重程度的单一疾病。

- 多种传染性疾病可表现为 MFCPU，包括非典型分枝杆菌（图 28.7）以及内源性细菌性和真菌性眼内炎。详细询问病史，以辨别感染的危险因素（见前文"需要问的问题"）至关重要。

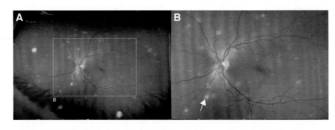

图 28.7　1 例心胸外科手术患者，继发于播散性嵌合分枝杆菌的感染性多灶性脉络膜炎。注意左图遍布眼底的深部的、活跃的、多灶性的、炎症性病变（**A**）。右图（**B**）是后极点的放大图像（From Zweifel SA，Mihic-Probst D，Curcio CA et al. Clinical and histopathologic ocular findings in disseminated Mycobacterium chimaera infection after cardiothoracic surgery. *Ophthalmology* 2017；124［2］：178-188.）

- CNV 是该病常见的并发症，约有 40% 的病例出现，是导致视力丧失的主要原因。

- 治疗的目的是控制炎症和治疗 CNV。局部和全身应用糖皮质激素是主要治疗方法，并且经常需要全身的免疫调节治疗。过去使用光动力疗法治疗 CNV 这一并发症，现在抗 VEGF 疗法是对继发于 MFCPU 的 CNV 的首选治疗。

第 29 章

常见变异型免疫缺陷病伴发的肉芽肿性全葡萄膜炎

Henry J. Kaplan
周　强　译　胡小凤　审校

儿童皮肤结节、肉芽肿性葡萄膜炎和少关节炎

现病史

　　5 岁女孩在过去 4 个月出现左眼红肿和视物模糊。患者 4 岁时就有肺炎病史，需要住院治疗。不久后出现右膝和左指间关节肿胀疼痛。在过去的 6 个月中，患者右手、臀部和双脚有红斑，块状和鳞状皮损（图 29.1）。

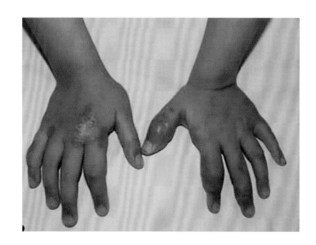

图 29.1　双手皮肤红斑，块状和鳞状病变（From Artac H，Bozkurt B，Talim B，Reisli I Sarcoid-like granulomas in common variable immunodeficiency. *Rheumatol Int*. 2009；30：109112.）

检查		
	右眼	左眼
视力	20/20	20/40
眼压（mmHg）	12	10
巩膜 / 结膜	正常	无睫状充血
角膜	正常	角膜内皮下半部的弥漫性羊脂状角膜后沉着物（KP）
前房	正常	闪辉 2 ＋，细胞 2 ＋
虹膜	正常	瞳孔边缘有一个 Koeppe 结节（图 29.2）
晶体	透明	透明
玻璃体	正常	玻璃体炎 2 ＋
视网膜 / 视神经	正常	轻度血管周围炎一直延伸到周边

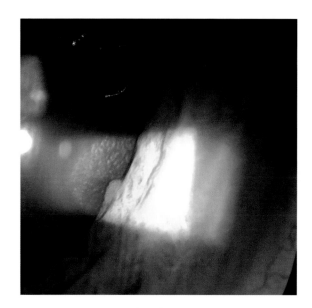

图 29.2　瞳孔边缘的 Koeppe 结节

需要问的问题

- 当患有肺炎时，有无评估潜在的全身性疾病？
- 除了肺部，还有其他感染吗？
- 是否接受过眼科医生的检查，发现前葡萄膜

炎与少关节炎相关的症状，即幼年特发性关节炎（juvenile idiopathic arthritis，JIA）？

- 颈部、上胸或腹股沟有肿大的淋巴结吗？

患者因肺炎住院期间，发现有低丙种球蛋白血症，血液中的 B 淋巴细胞减少。此外，既往接种的破伤风和白喉疫苗被确定为无保护性。从那时起，患者反复出现中耳炎，需要使用全身和局部抗生素治疗。眼科医生在过去 6 个月内为她做过检查，双眼均未见眼内炎症。母亲注意到她的颈部和腹股沟有一些肿大的淋巴结。

评估

- 左眼肉芽肿性全葡萄膜炎，与多器官受累相关（肺、耳、皮肤和淋巴结）

鉴别诊断

- 系统性免疫缺陷功能障碍
- 结节病
- 伪装综合征（白血病、淋巴瘤）
- 感染性肉芽肿性葡萄膜炎（结核病 [tuberculosis，TB]、梅毒、疱疹病毒、莱姆病、伯氏菌病、布鲁氏菌病）
- JIA 和葡萄膜炎

初步诊断

- 左眼肉芽肿性全葡萄膜炎，伴继发于系统性免疫缺陷障碍 [常见变异型免疫缺陷病（common variable immunodeficiency，CVID）] 的多器官受累（肺、耳、皮肤、淋巴结）

检查

- 实验室评价：
  - 低丙种球蛋白血症（IgG、IgA、IgM、IgE）
  - 全血细胞计数（complete blood count，CBC）、红细胞沉降率（erythrocyte sedimentation rate，ESR）、抗核抗体（antinuclear antibodies，ANA）、抗中性粒细胞抗体（antineutrophil cytoplasmic antibodies，

ANCA）、类风湿因子、抗链溶血素 O（antistreptolysin O，ASO）
  - 淋巴细胞谱
    - CD20 计数减少；或者，淋巴细胞谱正常。
- 胸部计算机断层扫描（computed tomography，CT）：无淋巴结病变或结节状不透明影的迹象。
- 皮肤病变活检：被组织细胞和白细胞包围的、伴有纤维蛋白样胶原变性的非干酪样肉芽肿。

治疗

- 葡萄膜炎治疗局部使用糖皮质激素（例如，1% 醋酸泼尼松龙悬液点眼，左眼，每 4～6 小时 1 次）和睫状肌麻痹剂（0.5% 盐酸环戊通，1 滴点眼，左眼，每日 2 次）。
- 静脉注射免疫球蛋白、布洛芬和预防性抗生素治疗 CVID 的症状。
- 咨询以下专科：皮肤科、风湿病科和感染科。
- 出院后 1 周随访。

关键点

- CVID 是一种以不同程度的低丙种球蛋白血症为特征的综合征。自身免疫反应是一种常见的结节样病变，影响许多不同的器官系统（皮肤、肠、淋巴结、肺、肝、肾、骨髓和中枢神经系统）。
- JIA 是儿童前葡萄膜炎最常见的原因，但很少与全葡萄膜炎相关。小儿全葡萄膜炎的鉴别诊断包括白塞病、原田小柳综合征、莱姆病、猫抓病、伪装综合征（白血病、淋巴瘤、视网膜母细胞瘤）、结节病、Jabs/Blau 综合征、肾小管间质性肾炎和葡萄膜炎（tubulointerstitial nephritis and uveitis，TINU）。
- 儿童是一组具有挑战性的患者群体，因为很难引出病史，导致诊断和治疗的延误，发现时往往已经发生组织结构损伤。因此，常需要早期进行积极的医治。
- 最常见于儿童和与眼病相关的内源性综合征包括 JIA、川崎综合征、Jabs/Blau 综合征和 TINU。
- 儿童葡萄膜炎通常是慢性的或复发的，难以

控制。儿童人群使用糖皮质激素可能造成生长迟缓和弱视的易感性，导致对其治疗的复杂性。尽管儿童葡萄膜炎的发生率较低，但视力丧失的比率比成人要高。

■ JIA 相关葡萄膜炎占儿童葡萄膜炎的 47%，中间葡萄膜炎和全葡萄膜炎各占约 20%。根据解剖分类的儿童葡萄膜炎最常见的原因是 JIA（前葡萄膜炎）、扁平部睫状体炎（中间葡萄膜炎）和弓形虫视网膜脉络膜炎（后葡萄膜炎）。

第 30 章

结节病

Henry J. Kaplan
周　强　译　胡小凤　审校

现病史

　　34 岁的非洲裔美国女性，主诉双眼视力下降 1 年，既往无眼病病史。否认眼部发红、疼痛或畏光，但有口干和上四层楼梯时轻微呼吸困难。除此之外既往史无异常。

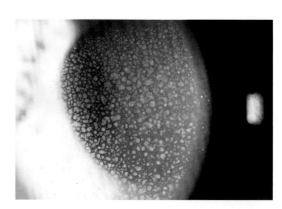

图 30.1　羊脂状角膜后沉着物（KP）弥散分布于角膜内皮细胞上

检查		
	右眼	左眼
视力	20/60	20/40
眼压（mmHg）	12	10
巩膜 / 结膜	无充血。下穹窿内的孤立性结节性肉芽肿	无充血
角膜	多灶性角膜后沉着物（multifocal keratic precipitates，MFKP）（图 30.1），并伴有下部角膜基质炎	弥漫性 MFKP 伴轻度角膜基质炎
前房	闪辉 2＋，细胞 3＋	闪辉 2＋，细胞 2＋
虹膜	360° 间断后粘连，4 点到 7 点前粘连	3 点到 7 点半后粘连
晶体	后囊下浑浊 3＋	后囊下浑浊 1＋
玻璃体腔	玻璃体炎 3＋，伴串珠样改变	雪球样浑浊 2＋
视网膜 / 视神经	视乳头肉芽肿（图 30.2），视网膜静脉周围炎和蜡滴样改变（图 30.3）	轻度视乳头水肿，伴静脉周围炎

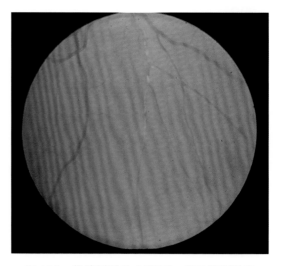

图 30.2　静脉周围炎（蜡滴），无动脉周围炎

需要问的问题

- 视力突然有变化，还是逐渐发展（不知不觉）？
- 首先注意到的是视力的变化，还是口干 / 呼吸困难？

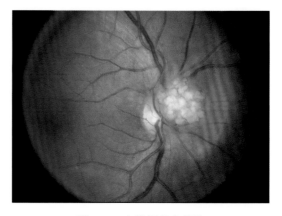

图 30.3　右眼视盘肉芽肿

- 颜面部有任何斑片样的皮肤损伤吗?
- 是否注意到行走、肌肉无力、感觉异常或其他中枢神经系统（central nervous system，CNS）疾病的任何问题?
- 颈部、上胸或腹股沟有肿大的淋巴结吗?

近一年来，患者双眼视力逐渐恶化。起初是视力（visual acuity，VA）的变化，直到最近才出现其他不适。双眼睑上都有斑片状的皮损。步态有点不稳，但除此之外，患者没有注意到在肌无力、感觉异常或任何其他神经系统问题方面有什么变化。颈部、上胸或腹股沟无肿大的淋巴结。

评估

- 双眼肉芽肿性全葡萄膜炎，伴有继发性并发症，包括结膜肉芽肿、后囊下白内障（posterior subcapsular cataract，PSC）、玻璃体炎、血管周围炎和视神经肉芽肿，右眼较重

鉴别诊断

- 眼部结节病
- 其他原因的肉芽肿性葡萄膜炎［结核病（tuberculosis，TB）、梅毒、疱疹病毒、原田小柳综合征、白血病、淋巴瘤、霍奇金病、布鲁菌病］
- 转移性癌

初步诊断

- 双眼部结节病（右眼较重）

检查

- 右眼结膜肉芽肿活检。
- 组织学检查显示为非干酪样肉芽肿。
- 肺影像学检查［X 线检查如果阴性，行计算机断层扫描（computed tomography，CT）］
  - 90% 或以上的系统性结节病患者有胸部疾病，所以除非组织学活检可以确诊，否则这是最有用的检测方法。
  - 胸片显示双侧肺门淋巴结病变。

治疗

- 晨起时口服泼尼松（0.75 mg/kg）以及每 4 小时双眼局部使用糖皮质激素（如 1% 醋酸泼尼松龙悬液）。糖皮质激素是眼部和全身性疾病的主要治疗方法。
- 局部 0.5% 盐酸环戊酸盐 1 滴点眼，双眼，每日 2 次至每日 4 次。
- 2 周后随访。

随访

患者 2 周后返回。视力仅略有变化（右眼 20/50，左眼 20/30）；然而，羊脂（mutton fat，MF）状 KP 开始消退，视网膜血管周围炎明显减少，双眼视神经肉芽肿无变化。

- 开始缓慢减少口服泼尼松，减少局部醋酸泼尼松龙用量至每日 4 次，并停用局部睫状肌麻痹剂。
- 预约 2 周后复诊。

关键点

- 结节病是一种多系统炎症性疾病，其特征是受累组织中的非干酪样肉芽肿，主要表现为双侧肺门淋巴结病和（或）肺实质疾病。
- 没有其他器官受累，很难诊断眼部结节病。前房穿刺取房水检测到多核巨细胞可强烈提示诊断。
- 同样，血清血管紧张素转换酶、溶菌酶、高钙血症 / 高钙尿和镓 -67 扫描不能诊断，但是有用的辅助检测。
- 眼部受累很常见，仅次于肺部疾病，可能在系统性疾病发病前一年以上出现。
- 眼部疾病发病隐匿，是肉芽肿性全葡萄膜炎的常见表现。
- 糖皮质激素是主要的治疗方法，可以局部、球周、玻璃体内或全身使用，以解决眼内炎症的并发症。
- 慢性眼部炎症可导致眼前段（虹膜前 / 后粘连、小梁网炎、PSC）、玻璃体（玻璃体炎、串珠样变）和眼后段（黄斑囊样水肿、血管周围炎、蜡滴样变、脉络膜和视神经肉芽肿浸润）等并发症。

第 31 章

点状内层脉络膜病变

Henry J. Kaplan
周 强 译 胡小凤 审校

现病史

　　39 岁女性，既往无明显病史，首次就诊于眼科诊所，主诉右眼中心视物模糊，闪光感和中心盲点持续 1 周。

检查

	右眼	左眼
视力	20/60	20/20
眼压（mmHg）	11	10
巩膜 / 结膜	正常	正常
角膜	透明	透明
前房	无细胞或闪辉	无细胞或闪辉
虹膜	正常	正常
晶体	轻度核硬化	轻度核硬化
玻璃体腔	无细胞	无细胞
视网膜 / 视神经	视神经正常。在拱环内和黄斑旁有几处点状脉络膜视网膜病变（图 31.1）	视神经正常。在拱环内没有点状脉络膜视网膜病变

需要问的问题

- 最近有任何感染或全身性疾病吗？
- 任何一只眼以前有过这样的情况吗？
- 做过近视矫正手术吗？
- 左眼是否有视物变形？

　　患者最近没有呼吸道感染或全身性疾病，也不记得任何一只眼有过这样的事。没有戴眼镜，因为双眼中度近视（－4.00），曾经行激光原位角膜磨削（laser in situ keratomileusis，LASIK）手术。双眼无视物扭曲或变形。

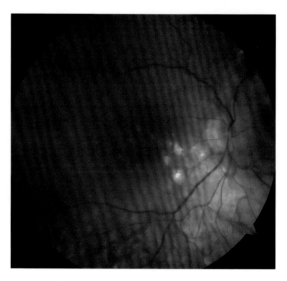

图 31.1　右眼拱环内和黄斑旁区的一些点状的脉络膜视网膜病变

评估

- 右眼多灶性点状脉络膜视网膜病变，可疑局灶性脉络膜视网膜炎

鉴别诊断

- 点状内层脉络膜病变（punctate inner choroidopathy，PIC）
- 多灶性脉络膜炎伴全葡萄膜炎（multifocal choroiditis with panuveitis，MFCPU）
- 多灶性脉络膜炎伴视网膜下纤维化（MFC- 视网膜下纤维化）
- 多发性一过性白点综合征（multiple evanescent white dot syndrome，MEWDS）
- 结节病

初步诊断

- 双眼 PIC，伴有右眼局灶性脉络膜视网膜炎

检查

- PIC 的诊断包括，血管拱环内斑点状脉络膜视网膜瘢痕，≤ {1/4} 视盘直径大小，没有玻璃体炎或前房炎症。应进行频域光学相干断层扫描（spectral domain optical coherence tomography，SD-OCT）和荧光素血管造影（fluorescein angiography，FA）等检查以排除黄斑区存在脉络膜新生血管（choroidal neovascularization，CNV）复合物，并确定右眼脉络膜视网膜炎的存在。眼底自发荧光（fundus autofluorescence，FAF）也有助于记录疾病的进展，因为低荧光点是 RPE 死亡或缺失的指标，而高荧光点是脂褐素增加的指标。
- FAF（图 31.2）
- SD-OCT（图 31.3）
- FA/ 吲哚菁绿造影（indocyanine green，ICG）（图 31.4 A 和 B）

治疗

- 没有提供立即的治疗，因为大多数 PIC 和无 CNV 的患者在未干预的情况下，有良好的视

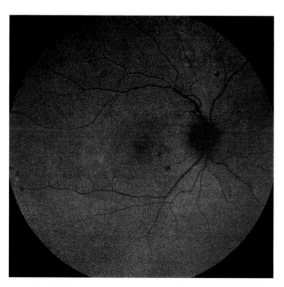

图 31.2 PIC 患者的眼底自发荧光显示多个低自发荧光病变（非活动性疾病）

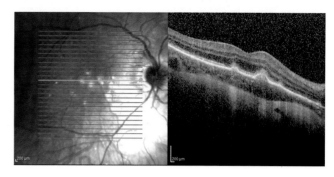

图 31.3 SD-OCT 显示 3 期病变在 RPE 下形成视网膜脉络膜驼峰，中等反射突破视网膜外层

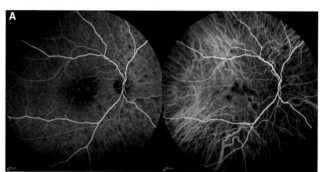

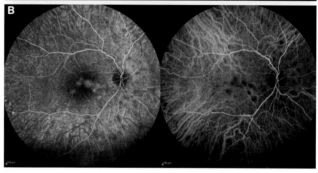

图 31.4 A 和 B. 动静脉期（上）和晚期（下）的 FA/ICG 显示，FA 高荧光病变，ICG 低荧光病变

力结局。然而，如果视力仍然下降，CNV 缺失，可以考虑注射糖皮质激素的试验治疗。

随访

患者在 2 周后复诊，之后每月就诊，视力迅速改善到 20/25，并督促患者每周用 Amsler 网格表检查眼睛。6 个月后，患者主诉右眼视力下降和视物变形。左眼仍然没有任何症状。

随访检查

右眼的视力下降到 20/60，Amsler 网格表视物变

形。左眼视力仍维持 20/20。右眼有一个污秽灰色黄斑下膜，伴视网膜下出血；左眼检查无变化。

后续评估

患者出现右眼 CNV 膜，导致视力下降、视物变形和眼底表现。约 40% 的 PIC 会出现这种并发症，这也是让患者用 Amsler 网格表每周进行眼睛检查的原因。

初步诊断 2

- 右眼 CNV，继发于 PIC

治疗

- PIC 以及大多数类型葡萄膜炎中的 CNV，可以通过玻璃体内注射抗血管内皮生长因子（vascular endothelial growth factor，VEGF）药物成功治疗，如贝伐单抗。

患者每 4～6 周随访一次，如果新生血管未消退或复发，则重复注射。

随访

患者在玻璃体内注射抗 VEGF 后 2 周复诊，右眼视力改善到 20/30，视物变形消失。

关键点

- PIC 是一种多灶性脉络膜视网膜炎，通常局限在血管拱环内，与玻璃体炎或前房炎症无关。有一些专家认为，PIC、MFCPU 和全葡萄膜炎伴视网膜下纤维化是同一疾病过程的不同表现。然而，由于这三种疾病的病因尚不清楚，在确定病因之前，似乎更可取的做法是按照最初的描述来定性它们的特征
- 虽然大多数 PIC 患者表现为单侧视力问题，但在血管拱环内发现另一只眼的典型局灶性视网膜脉络膜瘢痕并不少见，尽管患者没有注意到任何症状。
- 急性后部多灶性鳞状色素上皮病变（acute posterior multifocal placoid pigment epitheliopathy，APMPPE）和 MEWDS 经常与病毒前驱症状或系统性疾病相关，而 PIC 则不是。
- 多数患者为女性、白种人和中度近视（平均 −4 D）。然而，造成这种三联征的原因尚不清楚。
- PIC 中的 CNV 发生在视网膜色素上皮（retinal pigment epithelium，RPE）的前面，因此在抗 VEGF 药物治疗出现之前，手术切除黄斑内的新生血管有良好的预后。相比之下，在年龄相关性黄斑变性的膜在 RPE 下方，以及可能在其上方，预后有限。
- 无 CNV 的旁中央凹 PIC 病变的活动性炎症可引起视力下降，需要使用皮质类固醇进行抗炎干预。

第32章

急性后极部多灶性鳞状色素上皮病变

Henry J. Kaplan

周 强 译 胡小凤 审校

现病史

21岁男性大学生，于今年5月参加期末考试时注意到双眼视力突然下降。以前从未有过视觉问题，最近刚完成了医学院入学考试（Medical College Admission Test，MCAT）的学习，想知道他的症状是否是压力造成的结果。患者是大学篮球队的队员。

检查

	右眼	左眼
视力	20/80	20/100
眼压（mmHg）	10	11
巩膜/结膜	干净，无充血	干净，无充血
角膜	透明	透明
前房	无细胞或闪辉	无细胞或闪辉
虹膜	正常	正常
晶体	透明	透明
玻璃体腔	无玻璃体细胞	无玻璃体细胞
视网膜/视神经	后极有多发性淡黄色、扁平、奶油样鳞状病变（图32.1）。视神经正常	视网膜病变与右眼相似

需要问的问题

- 双眼有过疼痛、发红或飞蚊的症状吗？
- 在过去6～8周有过什么疾病吗？
- 在患流感时是否有过短暂的听力损失？

患者否认双眼有疼痛、发红或飞蚊的历史。然而，4周前，他得了流感，但已经显著改善。有过假性脑膜炎（颈部僵硬），轻微的听力障碍，并在生病时偶尔头痛。然而，这些症状几乎已经完全消失了。

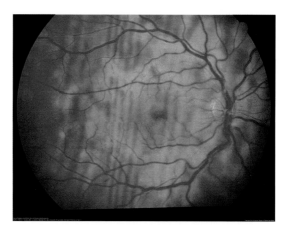

图32.1 右眼后极部多发性黄色奶油样鳞状扁平病变（This image was originally published in the Retina Image Bank website. Authors：Henry J Kaplan，Niloofar Piri. Title：Acute Posterior Multifocal Placoid Pigment Epitheliopathy. Retina Image Bank. Year；2013. Image Number.4995 © the American Society of Retina Specialists.）

评估

- 双眼伴有中央视力丧失白点综合征

鉴别诊断

- 急性后极部多灶性鳞状色素上皮病变（acute posterior multifocal placoid pigment epitheliopathy，APMPPE）
- 匐行性脉络膜视网膜炎
- 持续性鳞状脉络膜视网膜炎
- 持续性鳞状黄斑病
- 脉络膜血管炎（狼疮、结节性多动脉炎）

初步诊断

- 双眼APMPPE

检查

- 诊断是基于视网膜病变的表现和病程。只有存在中枢神经系统（central nervous system，CNS）受累的迹象时才会进行实验室检测。
- 荧光素血管造影（fluorescein angiography，FA）：鳞状病变早期为高荧光，晚期为着染（图 32.2）。
- 谱域光学相干断层扫描（spectral domain optical coherence tomography，SD-OCT）：视网膜外层椭圆体带的破坏，鳞状病变处表现为高反射性（图 32.3）。
- 光学相干断层扫描血管造影（optical coherence tomography angiography，OCTA）：与临床病变相对应的斑片状脉络膜毛细血管缺血的区域（图 32.4）。

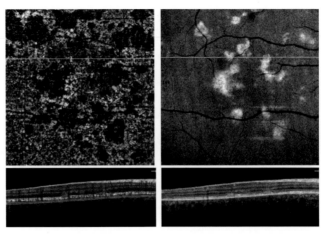

图 32.4 OCTA 脉络膜毛细血管断层显示 FFA 视网膜病变对应区域血流减少（Image credit：Michael A Klufas，Nopasak Phasukkijwatana，Nicholas A Lafe，et al. Optical Coherence Tomography Angiography Reveals Choriocapillaris Flow Reduction in Placoid Chorioretinitis. *Ophthalmol Retina*. 2017；1：77-91.）

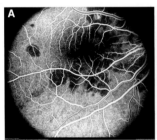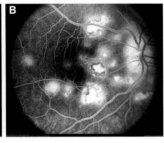

图 32.2 （**A**）眼底荧光素血管造影（FFA）动静脉期早期显示多处低荧光鳞状斑片区域；（**B**）晚期血管造影显示高荧光病变（These images were originally published in the Retina Image Bank website. Authors：Henry J Kaplan，Niloofar Piri. Title：Acute Posterior Multifocal Placoid Pigment Epitheliopathy，Fluorescein angiography. Retina Image Bank. Year；2013. Image Number.4994，5012 © the American Society of Retina Specialists.）

治疗

- APMPPE 通常是自限性和非复发性的，所以一般不提供治疗方法。然而，如果患者视力严重受损，则试验性口服泼尼松是一个合理的选择。
- 患者于 2～6 周内复诊，以确保视力不会进一步恶化。如果 6 周后视力恶化或没有改善，考虑口服泼尼松是合理的。

随访

2 周后视力逐渐改善，现在右眼为 20/30，左眼为 20/40。在随后的 6 周内，一些新的鳞状病变发生，但其他病变消退，病灶中心色素脱失，周围色素沉着。所有病变都在赤道部以后。

关键点

- 病毒前驱症状可能与 APMPEE 的发展有关，但不是必要的前驱症状。脑血管炎与 APMPEE 相关，当有中枢神经系统持续受累的迹象时，应着重考虑腰椎穿刺的神经系统评估［即脑脊液（cerebrospinal fluid，CSF）淋巴细胞异常增多］。
- 好发于健康年轻人，男性和女性均等，20～40

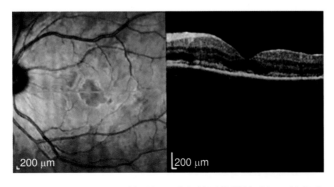

图 32.3 SD-OCT 显示外层视网膜的椭圆体带被破坏，鳞状病变出现高反射性

岁是发病高峰。主要见于白种人，但可以出现在有色种族群体中。

- 视力预后一般良好（20/25 ～ 20/40），尽管黄斑中心受累通常会导致患者出现额外的主诉。复发并不常见。

- 大多数病例为双侧，但也有单侧病例。患者可能会主诉闪光感，以及中央或旁中心的暗点。

- APMPPE 的发病机制尚不清楚，因此其特征是一种自身免疫性疾病。一些系统性疾病与该疾病相关，包括结节性红斑、结节病、结核、莱姆病和腮腺炎。

第 33 章

多发性一过性白点综合征

Henry J. Kaplan

陈 莉 译 胡小凤 审校

现病史

25 岁女性患者，4 周前曾有过一次流感样发病。48 小时前，左眼突然出现无痛性视力下降，无眼红及畏光，颞侧视野中有一个小的黑点和闪光感。在视力下降前一晚，参加了一个聚会，并第一次吸食了可卡因。

检查

	右眼	左眼
视力	20/20	20/80
眼压（mmHg）	11	10
巩膜 / 结膜	无异常	无异常
角膜	清亮	清亮
前房	浮游细胞（－），闪辉（－）	浮游细胞（－），闪辉（－）
虹膜	正常	正常
晶状体	透明	透明
玻璃体腔	清	少量玻璃体细胞
视网膜 / 视神经	正常	视网膜深层可见小白点（图 33.1 A），视网膜充血，轻度视乳头充血，黄斑中心凹颗粒感（图 33.1 B）

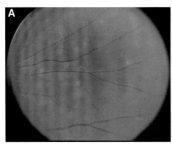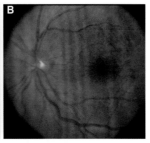

图 33.1 （A）左眼黄斑旁颞侧视网膜可见白点；（B）左眼黄斑中央凹颗粒状改变、视网膜血管充血、轻度视盘水肿

需要问的问题

- 之前是否曾出现过任何一只眼突然视力下降？
- 流感是否已经痊愈，是否还有不适、嗜睡或疲劳？
- 是否曾经有血液或骨髓疾病？
- 是否正在接受可能影响其他器官的系统性疾病的治疗？

除了第二个问题"流感是否痊愈"，患者仍然有轻微的不适，对其余问题患者的回答都是否定的。

评估

- 左眼白点综合征

鉴别诊断

- 多发性一过性白点综合征（multiple evanescent white dot syndrome，MEWDS）
- 点状内层脉络膜病变（punctate inner choroidopathy，PIC）
- 多灶性脉络膜炎（multifocal choroiditis，MFC）
- 淋巴瘤或其他骨髓疾病
- 结节病
- 感染性视网膜炎
- 继发于吸食可卡因的中央 / 分支视网膜动脉阻塞

初步诊断

- 左眼 MEWDS 伴轻度视乳头水肿

检查

白点综合征通常根据典型的眼底表现就可以诊

断。虽然鉴别诊断提示了其他可能的病因，但实验室检查通常局限于眼功能和影像学检查。吸食可卡因可导致单侧视网膜中央 / 分支动脉阻塞，可导致严重的视力丧失，但本例患者的眼底表现与此诊断不符。

- Humphrey 视野（Humphrey visual field，HVF）：左眼生理盲点扩大；右眼正常。
- 荧光血管造影（fluorescein angiography，FA）：左眼晚期视网膜点状着染，呈环形（图 33.2）。
- 吲哚菁绿脉络膜血管造影（indocyanine green chorioangiography，ICGA）：多发性明显的点状脉络膜无灌注灶。
- 频域光学计算机断层成像（spectral domain optical computed tomography，SD-OCT）：左眼黄斑部椭圆体带中断，较多的点状高反射灶（图 33.3）。

治疗

- MEWDS 是一种自限性疾病，因此不需要治疗。如果视力持续降低或恶化，应考虑进行实验室检查，进一步诊断评估。
- 要求患者 1 个月后复诊。

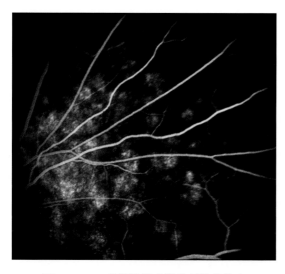

图 33.2 FA 动静脉期晚期花环状高荧光

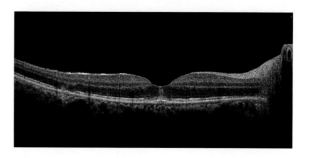

图 33.3 SD-OCT 显示椭圆体带的破坏和与视网膜深部白点所对应的高反射碎片（From Vânia Lages, Alessandro Mantovani, Marina Papadia, Carl P Herbort MEWDS is a true primary choriocapillaritis and basic mechanisms do not seem to differ from other choriocapillaritis entities. *J Curr Ophthalmol*. 2018；30：281-286.）

随访

- 1 个月后，患者的视力逐渐恢复到 20/30。视网膜上的白点已经褪去，视盘水肿消退。
- 患者仍然有颞侧暗点和闪光感，但没有增加。

关键点

- MEWDS 的主要特征是年轻女性多见，通常单侧出现，可能有病毒感染前驱症状。可以观察到前房炎症，但往往比较轻微。约 50% 的病例有玻璃体炎表现。
- 除非患者在疾病的急性期就诊，否则视网膜上的白点很快会消失，因此称为"一过性"。该病很少复发，也很少累及另一只眼（即双侧病变）。
- 即使复发，视觉预后也很好。除非出现脉络膜新生血管，但该种情况很少见。
- 如果病程发展异常，应考虑进行有针对性的检查，以排除可治疗的感染或炎性疾病，如梅毒、结核病和结节病。
- MEWDS 伴急性带状隐匿性外层视网膜病变（acute zonal occult outer retinopathy，AZOOR）以及疫苗接种的关联非常少见。

第 34 章

匐行性脉络膜炎

Henry J. Kaplan

陈 莉 译 胡小凤 审校

现病史

　　68 岁男性患者，左眼无痛性视力下降 2 周，并有一个旁中心暗点，当他用猎枪狩猎时，发现右眼没有中心视力。患者否认双眼畏光、幻视或飞蚊症。

检查

	右眼	左眼
视力	5/400	20/40
眼压（mmHg）	11	11
巩膜 / 结膜	无充血	无充血
角膜	清	清
前房	浮游细胞（－），闪辉（－）	浮游细胞（－），闪辉（－）
虹膜	正常	正常
晶状体	透明	透明
玻璃体腔	清亮，无浮游细胞	清亮，无浮游细胞
视网膜 / 视神经	从视盘延伸至视网膜中周部的匐行性脉络膜视网膜瘢痕（图 34.1）	侵入到黄斑区并沿着颞上血管弓延伸的脉络膜视网膜瘢痕。内缘可见奶油状视网膜下病变（图 34.2）

需要问的问题

- 最近几年是否检查过视力？
- 健康状况如何？是否患有全身性疾病？
- 是否接受过手术治疗或者急诊眼外伤处理？
- 是否去过有真菌疾病流行史的地区旅行？

　　过去的几年，患者没有检查过视力，直到最近才发现视力有问题。否认有全身性或自身免疫性疾病史，否认双眼手术治疗史或者急诊眼外伤史。大部分时间居住在俄亥俄谷，偶尔去美国西南部旅行。

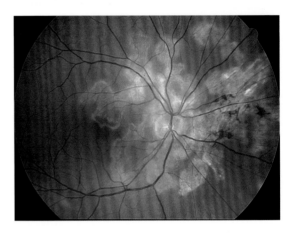

图 34.1　灰白色的匐行性深层脉络膜视网膜瘢痕，从视神经呈离心方向延伸至黄斑中心凹。鼻侧视网膜色素上皮明显增生（This image was originally published in the Retina Image Bank website. Authors Henry J Kaplan，Niloofar Piri. Title. Serpiginous choroiditis. Retina Image Bank. Year；2013 Image Number. 4883 © the American Society of Retina Specialists.）

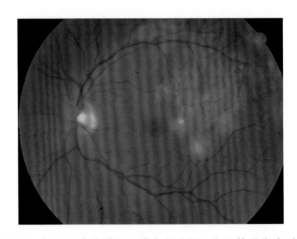

图 34.2　匐行性脉络膜视网膜病变从颞上方血管弓发病延伸至黄斑区，并在黄斑颞侧边缘处出现黄白色视网膜下病变，提示活动性疾病

评估

- 右眼陈旧性脉络膜视网膜炎，左眼急性活动性脉络膜视网膜炎（病因待查）

鉴别诊断

- 急性后极部多灶性鳞状色素上皮病变（acute posterior multifocal placoid pigment epitheliopathy，APMPPE）
- 顽固性鳞状脉络膜视网膜炎
- 持续性鳞状黄斑病变
- 感染性视网膜炎（结核、视网膜外层弓形虫感染、梅毒引起的视网膜炎）
- 拟眼组织胞浆菌病综合征（presumed ocular histoplasmosis syndrome，POHS）
- 多灶性脉络膜炎（multifocal choroiditis，MFC）
- 结节性脉络膜炎

初步诊断

- 双眼匍行性脉络膜炎（右眼陈旧性，左眼活动性）
  - 一种累及双眼不对称发展的疾病，影响 20～70 岁的健康人群，表现为单侧视力丧失和特征性的沿视乳头周围蛇形蔓延的脉络膜视网膜病变。诊断依据典型的临床表现和病史。

检查

- 实验室结果：性病实验室 / 快速血浆反应素试验（venereal disease research laboratory/rapid plasma reagin，VDRL/RPR）、荧光密螺旋体抗体吸收试验（fluorescent treponemal antibody absorption，FTA-ABS）、γ-干扰素释放试验、胸片均正常。
- 荧光素眼底血管造影（fundus fluorescein angiography，FFA）（图 34.3）可以识别急性病变的

活动边缘，并排除活动性病变边缘附近的脉络膜新生血管（choroidal neovascularization，CNV）。
- 其他检查对于确诊不是必需的，但对于观察本病视网膜和脉络膜的解剖状态是有用的［例如，频域光学相干断层扫描（spectral domain optical coherence tomography，SD-OCT）、光学相干断层扫描血管成像（optical coherence tomography angiogram，OCTA）、吲哚菁绿脉络膜血管造影（indocyanine green chorioangiography，ICGA）、眼底自发荧光（fundus auto-fluorescence，FAF）］。

治疗

- 目前主要的治疗方法是三联免疫调节疗法（immunomodulatory therapy，IMT），在疾病急性期最常用强的松、环孢素和硫唑嘌呤。急性期完全缓解后，应继续使用一种免疫抑制药物（如硫唑嘌呤、甲氨蝶呤或霉酚酸酯）进行长期治疗，以防止疾病复发。如果无结核暴露史、结核血液检测阴性、患者拒绝传统免疫抑制药物，可考虑使用肿瘤坏死因子-α（tumor necrosis factor-α，TNF-α）抑制剂。
- 治疗后，2 周复查，之后每个月随诊一次，逐渐减少和停用全身强的松和环孢霉素，维持长期免疫抑制剂治疗方案。

随访

在长期维持 IMT 治疗的第 2 周，左眼急性脉络膜视网膜炎开始消退；3 个月时，病变活动性完全消退。

初次就诊 2 年后，患者左眼视力突然改变。风湿科调整了患者的长期维持 IMT 治疗方案，停用硫唑嘌呤，改为甲氨蝶呤。

初步诊断

左眼复发性匍行性脉络膜炎——排除 CNV

检查

- FFA：为了明确左眼脉络膜炎病变的范围，排

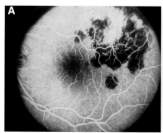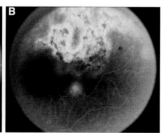

图 34.3　同一眼的荧光素血管造影动静脉早期（A）和晚期（B）显示：病灶早期低荧光，晚期逐渐增强的高荧光，病变边缘边界不清楚（渗漏），提示疾病处于活动期

除 CNV。FFA 结果显示中心凹下 CNV，并且脉络膜视网膜炎范围进一步扩大。

治疗

- 患者接受玻璃体内注射抗血管内皮生长因子（vascular endothelial growth factor，VEGF）药物消退 CNV，并重新开始最初的长期 IMT 治疗方案。
- 1 个月后随访，之后每月进行随访。

随访

- 1 个月后，患者 CNV 消退，并维持长期 IMT 治疗。如果 CNV 复发，将再次进行玻璃体内抗 VEGF 治疗。

关键点

- 匐行性脉络膜病变（serpiginous choroidopathy，SC）是一种罕见的、慢性、进行性、不对称的双眼炎症性疾病，累及视网膜色素上皮（retinal pigment epithelium，RPE）、脉络膜毛细血管和脉络膜。特征表现包括不规则的、灰白色或黄色的视网膜下浸润，通常起源于视盘，呈蛇形蔓延。偶尔可见孤立的病变开始于视网膜的其他部位。
- 由于病变是无痛的，且很少出现前房或玻璃体腔炎症，患者通常只在第二只眼受累并且首发病眼病变晚期时才会就诊。
- 如果在失去中心视力之前，启动 IMT 三联疗

法，然后维持长期的 IMT 治疗方案，可以有非常好的视力预后，并有效抑制疾病的复发。

- 结核性 SC 类似特发性 SC，局限于黄斑，但常伴发玻璃体炎症，且多灶性视网膜病变通常位于远周部。需要结核病感染的诊断证据，并应采取抗结核治疗。
- 持续鳞状黄斑病变是一种影响老年人的双眼对称性疾病。与 SC 相比，患者出现双眼视力下降，并出现闪光感。累及中央凹的白色、斑块样视网膜病变（图 34.4）类似于黄斑 SC，与视盘不相邻。虽然视力降低，但中心视力最初可以保留，由于 CNV 复发，视力预后差。IMT 对疾病预后的影响尚不清楚。
- 在鉴别诊断中也应考虑顽固性鳞状脉络膜视网膜炎和 APMPPE。

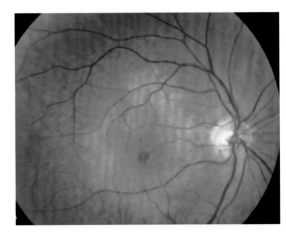

图 34.4 持续性鳞状黄斑病变患者眼底照片显示，后极部白色的深层斑块样病变。左眼也有类似的病变（From Pamela R Golchet, Lee M Jampol, David Wilson, Lawrence A Yannuzzi, Michael Ober, Edward Stroh Persistent placoid maculopathy: a new clinical entity. *Ophthalmology*. 2007；114［8］：1530-1540.）

第 35 章

顽固性鳞状脉络膜视网膜炎

Henry J. Kaplan

陈 莉 译 胡小凤 审校

现病史

62 岁男性患者，一周前用左眼通过枪托瞄准时发现射击瞄准很困难。随后几天，左眼前出现漂浮物和旁中央暗点。之后，他一直观察自己的视力，并注意到右眼也发生了类似的变化。否认全身性病史，健康状况良好。

检查

	右眼	左眼
视力	20/23	20/84
眼压（mmHg）	10	11
巩膜/结膜	无充血	无充血
角膜	少量非肉芽肿性角膜后沉着物（KP）	少量非肉芽肿性 KP
前房	浮游细胞 1＋，轻度闪辉	浮游细胞 1＋，轻度闪辉
虹膜	正常	正常
晶状体	透明	透明
玻璃体腔	少量玻璃体细胞	少量玻璃体细胞
视网膜/视神经	同左眼大致相同	外层视网膜呈乳白色病变，＜1/2 视盘大小，延伸至周边，＞50 个病灶（图 35.1）

需要问的问题

■ 以前是否曾出现任何一只眼视力下降？
■ 是否有流感样病变，伴不适、嗜睡或疲劳？
■ 是否曾患血液或骨髓疾病？
■ 是否有影响其他器官的系统性疾病？

患者否认既往有急性视力下降以及其他潜在疾病。最近患者完善了年度检查，健康状况良好，全血细胞计数（complete blood count，CBC）和尿液分析正常。

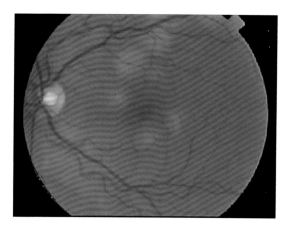

图 35.1 左眼后极部可见位于外层视网膜＜ 1/2 视盘大小的乳白色斑点（Image credit：Mirza RG，Jampol LM. Relentless placoid chorioretinitis. *Int Ophthalmol Clin*. 2012；52（4）：237-242.）

评估

■ 双眼白点综合征，病变分布于整个视网膜。在随后的几周内，一些病灶扩大，另一些消退（图 35.2）。

鉴别诊断

■ 急性后部多灶性鳞状色素上皮病变（acute posterior multifocal placoid epitheliopathy，APMPPE）

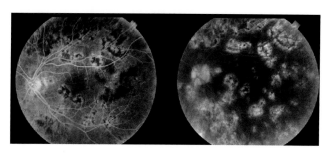

图 35.2 荧光素血管造影（FA）早期显示进展性乳白色斑点呈低荧光，特别是在病变中心；晚期可见病灶着染呈高荧光（Image credit：Mirza RG，Jampol LM. Relentless placoid chorioretinitis. *Int Ophthalmol Clin*. 2012；52（4）：237-242.）

- 匐行性脉络膜视网膜炎（serpiginous choroiditis，SC）
- 持续性鳞状黄斑病变（persistent placoid maculopathy，PPM）
- 多灶性脉络膜炎（multifocal choroiditis，MFC；特发性，血液病，梅毒，结节病，结核病）

初步诊断

- 双眼顽固性鳞状色素上皮病变

检查

- 诊断依据临床眼底表现和病程。如果同时有系统性疾病的体征或症状，才需要进行实验室检查以排除引起 MFC 的全身疾病。在结核病流行地区排除结核病，应该进行 PPD 及 γ-干扰素释放试验。
- 荧光素眼底血管造影（fundus fluorescein angiography，FFA）显示病变早期低荧光和晚期病灶荧光着染（图 35.2）。
- 频域光学相干断层扫描（spectral domain optical coherence tomography，SD-OCT）：急性病变显示椭圆体带和视网膜色素上皮（retinal pigment epithelium，RPE）破坏，伴视网膜外层高反射信号（图 35.3）。
- 光学相干断层扫描血管成像（optical coherence tomography angiogram，OCTA）：与急性视网膜病变相关的脉络膜内层缺血的多灶性病变区域（图 35.4）。

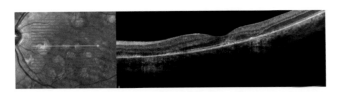

图 35.3　SD-OCT 显示中央凹下椭圆体带不规则破坏，视网膜外层出现高反射灶与活动性的病变相关。鼻侧外层视网膜结构缺失与陈旧性萎缩病变有关（Image credit：Michael A Klufas，Nopasak Phasukkijwatana，Nicholas A Iafe，Pradeep S Prasad，Aniruddha Agarwal，Vishali Gupta，Waseem Ansari，Francesco Pichi，Sunil Srivastava，K Bailey Freund，SriniVas R Sadda，David Sarraf. Optical Coherence Tomography Angiography Reveals Choriocapillaris Flow Reduction in Placoid Chorioretinitis. *Ophthalmol Retina*. 2017.）

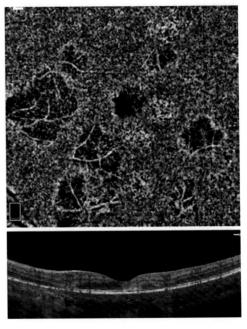

图 35.4　OCTA 显示脉络膜毛细血管层活动性病变处血流减少（Image credit：Michael A Klufas，Nopasak Phasukkijwatana，Nicholas A Iafe，Pradeep S Prasad，Aniruddha Agarwal，Vishali Gupta，Waseem Ansari，Francesco Pichi，Sunil Srivastava，K Bailey Freund，SriniVas R Sadda，David Sarraf. Optical Coherence Tomography Angiography Reveals Choriocapillaris Flow Reduction in Placoid Chorioretinitis. *Ophthalmol Retina*. 2017.）

治疗

- 使用全身糖皮质激素和免疫抑制剂的免疫调节治疗（immunomodulatory therapy，IMT）有助于预防视网膜病变的进展和反复发作。然而，全身糖皮质激素和免疫抑制药物的逐渐减量过程中会引起疾病的复发。最近使用抗肿瘤坏死因子 - α 单克隆抗体阿达木单抗（修美乐）的结果表明，它可能比传统 IMT 更有效。该疾病的预后，尤其是中心视力（visual acuity，VA）保留，取决于病变的位置，视力结果可能是较好的。
- 患者开始服用泼尼松（0.75 mg/kg）和硫唑嘌呤（1～2 mg/kg），并要求在随后的 2 个月内每 2 周复诊 1 次。

随访

- 泼尼松在 2 周时逐渐减少用量，并在硫唑嘌呤维持的同时慢慢停用。如果有复发迹象，可加用阿达木单抗（修美乐）。

- 因为该疾病容易复发，要求患者每 3 个月复诊 1 次，并继续监测 IMT 治疗（图 35.5）。

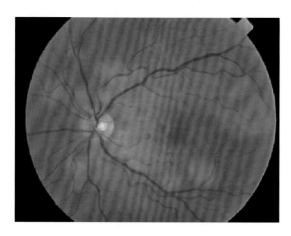

图 35.5 几周后，左眼视网膜外层出现乳白色斑点，病灶逐渐增大，并延伸至赤道和周边。请注意脉络膜视网膜萎缩灶的进展，伴色素增生（Image credit：Mirza RG，Jampol LM. Relentless placoid chorioretinits. *Int Ophthalmol Clin.* 2012；52［4］：237-242.）

关键点

- 急性双侧视网膜病变是该病与匐行性脉络膜炎鉴别的特征之一。
- 随着时间的推移、视网膜病变的形态以及疾病的持续进展，可以与 APMPPE 进行鉴别。
- 在结核病的流行地区或单侧病变病例中，进行诊断性检测以排除结核病是非常重要的。
- 在发病后 24 个月内，常常会出现视网膜新病变的进展，以及病变平静期后的再次复发。然而，该病视力预后通常比匐行性脉络膜炎要好。
- PPM 是外层脉络膜视网膜炎的一种，类似于黄斑部匐行性脉络膜视网膜炎，以及顽固性鳞状脉络膜视网膜炎。PPM 中的白色斑块状病变呈拼图状，双眼对称，随着时间的推移可能继发脉络膜新生血管。如果不出现脉络膜新生血管，仍然可以保持较好的中心视力。

第 36 章

葡萄膜炎伴视网膜下纤维化综合征

Henry J. Kaplan

陈 莉 译 胡小凤 审校

现病史

女性，33 岁，因近半年视力渐下降来眼科就诊，既往无其他病史。最早发现左眼对光线轻度敏感，然后视物模糊，右眼没有类似的症状。由于视力越来越差，患者就诊于眼科。患者因近视从小戴眼镜。

检查

	右眼	左眼
视力	20/20	20/400
眼压（mmHg）	13	10
巩膜 / 结膜	正常	表层巩膜充血伴轻度结膜充血
角膜	正常	少量非肉芽肿性 KP
前房	正常	浮游细胞＋，闪辉＋
虹膜	正常	无后粘连
晶状体	透明	透明
玻璃体腔	正常	可见玻璃体细胞＋
视网膜 / 视神经		多发性大小 50 ～ 250 μm、圆形、分散的、黄色、边界不清的病变（图 36.1）

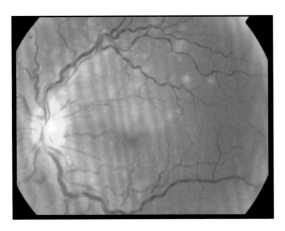

图 36.1 眼底照片显示左眼后极多发性、黄白色、边界不清的小病灶

需要问的问题

- 是否有其他眼部不适或症状吗？
- 近视程度如何？
- 在过去的一年中，是否有过病毒感染性疾病？

患者确实发现左眼有多个暗点，偶尔会出现闪光感和黑影，右眼没有问题。近视一直没有进展，双眼大约－4.00 D 近视。近一年没有重大疾病，包括病毒感染。

评估

- 左眼白点综合征（white dot syndrome，WDS），伴轻度全葡萄膜炎和多灶性脉络膜炎（multifocal choroiditis，MFC）

鉴别诊断

- 多灶性脉络膜炎伴全葡萄膜炎（multifocal choroiditis with panuveitis，MFC-PU）
- 急性后极部多灶性鳞状色素上皮病变（acute posterior multifocal placoid pigment epitheliopathy，APMPPE）
- 结节病
- 点状外层视网膜弓形体病
- 感染性视网膜炎（结核性、梅毒）
- 拟眼组织胞浆菌病（presumed ocular histoplasmosis syndrome，POHS）
- 点状内层视网膜病变（punctate inner choroidopathy，PIC）
- 鸟枪弹样脉络膜视网膜病变

初步诊断

- 左眼 MFC-PU

检查

- 单眼 MFC-PU 需要与多种疾病进行鉴别诊断，要进行常规实验室检查以排除感染和结节病。通过眼底外观和自然病史可以区分该病和 WDS 谱系疾病。
- 荧光素眼底血管造影（fundus fluorescein angiography，FFA）（图 36.2A）。
- 吲哚菁绿脉络膜血管造影（indocyanine green chorioangiography，ICGA）（图 36.2B）。

治疗

- 前葡萄膜炎可以局部使用 1% 醋酸泼尼松龙眼水，每日 4 次；1% 环喷托酯滴眼液每日 2 次。
- 常规实验室检查正常。
- 2 周后随访观察。

随诊

2 周后患者来复诊，感觉光敏感度有所改善，但症状和视力没有改善。

检查

检查中唯一的变化是左眼结膜充血、表层巩膜外炎、前房闪辉和浮游细胞消失，角膜后沉着物（keratic precipitates，KP）减少。左眼视力（visual acuity，VA）未见改善，后节检查未见改变。

初步诊断 2

- MFC-PU 伴持续性后节炎症

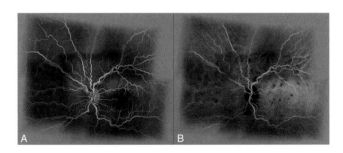

图 36.2 （A）左眼荧光素血管造影晚期显示深层的针尖样高荧光病灶；（B）左眼 ICGA 显示与临床病变相对应的多个低荧光病变

治疗

局部醋酸泼尼松龙点眼改为 2 次 / 日，停用环喷托酯。患者开始口服泼尼松 0.75 mg/kg，2 周后复诊。泼尼松 0.75 ～ 1.0 mg/（kg·d），口服 2 周，这是很好的抗炎治疗方法。一般来说，如果在这种情况下治疗效果欠佳，需要考虑两种可能性：一是感染原因，二是难治性的严重炎症 / 自身免疫疾病。

- 2 周后随访观察。

随访 #2

2 周后患者复诊，症状无任何变化。而且许多急性病灶已经扩大和融合。随后患者继续使用泼尼松，并联合使用霉酚酸酯（CellCept）进行免疫调节治疗（immunomodulatory therapy，IMT），每 2 ～ 4 周随访一次。因为黄斑中心凹下出现了视网膜下瘢痕，因此患者的视力应该不会有改善。预计在后续的几个月病灶会融合形成不规则的星形区域，伴视网膜下纤维化（图 36.3）。

确定诊断

- 左眼葡萄膜炎伴视网膜下纤维化（uveitis with subretinal fibrosis，USF）

关键点

- USF 是一种罕见的临床病变，表现为独特的

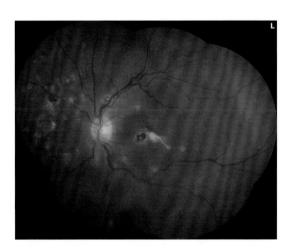

图 36.3 同一患者 6 个月后的左眼彩色眼底照片，显示后极部视网膜下星形纤维化，造成低视力。与中心部类似，眼底周边部的病灶也可以见到纤维化改变

多灶性后葡萄膜炎，并进展为视网膜下纤维化。常见于近视的健康年轻女性，可发生急性或缓慢进行性视力丧失。这种疾病也被称为弥漫性视网膜下纤维化（diffuse subretinal fibrosis，DSF）综合征。

- 虽然疾病最初可能累及单眼，但随着时间的推移，经常变成双侧的，并保持不对称。

- 在发展为视网膜下纤维化之前，急性期病变会扩大和融合，伴有视网膜下液。纤维化的形成可能需要数月至数年的时间，最终形成向外延伸的放射状纤维化条带。

- USF 的鉴别诊断很多，包括许多自身免疫性或感染性疾病。因此，对于难以治疗的患者，必须仔细检查，排除潜在的感染。

- 尽管使用泼尼松和 IMT 治疗（抗代谢物、T 细胞抑制剂、烷化剂和生物制剂）达数月之久，但是该病通常难以治疗，黄斑内的纤维化病变可以继发视网膜下的脉络膜新生血管（choroidal neovascularization，CNV）。

- 因此，这类患者的视力预后较差，需要密切随访，当发现新生成的 CNV 时，及时使用抗血管内皮生长因子药物进行治疗。

第 37 章

鸟枪弹样视网膜脉络膜病变

Bahram Bodaghi ■ Sara Touhami ■ Dinu Stanescu ■ Adelaide Toutee

陈 莉 译 胡小凤 审校

现病史

男性，53 岁，白种人，因双眼长期出现漂浮物伴视物模糊转诊至三级葡萄膜炎专科就诊。1 年多前，患者第一次发现眼前黑影，未担心，直到转诊前 3 周，他发现视力开始下降，伴有视物扭曲。既往史：儿童时期行扁桃腺切除术（图 37.1～图 37.3）。

检查

	右眼	左眼
视力	20/200	20/200
眼压（mmHg）	11	12
巩膜 / 结膜	正常	正常
角膜	正常	正常
前房	深，正常	深，正常
虹膜	正常	无后粘连
晶状体	浑浊	浑浊
前玻璃体	玻璃体炎 1＋	玻璃体炎 1＋

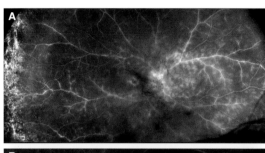

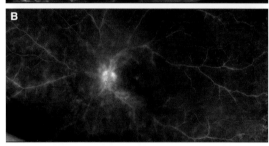

图 37.2 （A 和 B）荧光素血管造影（右眼和左眼）显示轻度乳头炎、静脉周围炎和弥漫性毛细血管病变引起的黄斑水肿，右眼重于左眼。在这个阶段没有发现黄斑萎缩或视盘损伤

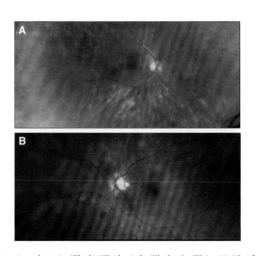

图 37.1 （A 和 B）眼底照片（右眼和左眼）显示后极可见椭圆形、白色、奶油状的脉络膜视网膜点状病灶（小于 1/2～3/4 视盘直径），特别是右眼视盘的鼻下方。玻璃体炎轻度影响眼底影像

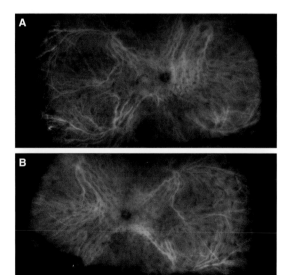

图 37.3 （A 和 B）吲哚菁绿血管造影（右眼和左眼）显示血管造影中期圆形的黑色低荧光，可能存在与白色病灶对应的肉芽肿性病变。与眼底照片或 FFA 相比，ICGA 显示的病变更多、范围更大

需要问的问题

- 有过眼红和眼痛吗?

患者回答没有。

- 在夜里驾车或在昏暗的灯光下进行活动时有困难吗?

患者回答是的。

- 是否有过自发闪光感?

患者回答是的。

评估

双侧玻璃体炎,视网膜脉络膜炎,静脉周围炎伴双侧黄斑水肿

鉴别诊断

- 结节病相关性后葡萄膜炎
- 梅毒性葡萄膜炎
- 多灶性脉络膜炎
- 结核相关性后葡萄膜炎
- 可能性较小:急性后极部多灶性鳞状色素上皮病(acute posterior multifocal placoid pigment epitheliopathy,APMPPE)、匍行性脉络膜炎、原发性眼内淋巴瘤、小柳原田病和交感性眼炎晚期

初步诊断

- 鸟枪弹样视网膜脉络膜病变(birdshot retinochoroidopathy,BRC):双眼自身免疫性后葡萄膜炎,属于白点综合征的疾病谱系
- 眼前段很少受到影响,因此没有疼痛或眼红
- 飞蚊症与玻璃炎有关,由于该病慢性隐匿起病,准确发病时间往往难以评估。
- BRC 中不出现雪球样和雪堤样混浊
- 由于这种自身免疫性疾病常以侵犯视网膜(+脉络膜,± 视神经)为靶目标,因此常伴有闪光感、夜盲症、畏光和色觉异常。

检查

- 当双眼眼底出现典型的"鸟枪弹样"白点时,

BRC 的诊断是明确的,特别在中年的白种人(女性多于男性)中出现双眼轻度至中度玻璃体炎和静脉周围炎时。

- 病史通常是不显著的。
- HLA-A29 阳性具有重要意义。
- 荧光素眼底血管造影(fundus fluorescein angiography,FFA)和吲哚菁绿脉络膜血管造影(indocyanine green chorioangiography,ICGA)对确诊、排除鉴别诊断和评估随访很重要。
- FFA 不显示炎性点状改变,但有以下表现:
  - 视乳头炎
  - 毛细血管病变,弥漫性或局限于黄斑区〔在这种情况下,通常伴有黄斑囊样水肿(cystoid macular edema,CME)〕
  - 静脉周围炎
  - 视网膜色素上皮的非特异性改变
- ICGA 能更好显示鸟枪弹样点状病变
  - 早期到中期可见低荧光的圆形病变(黑点)(通常比眼底镜或无赤光眼底照片上看到的更多)。
  - 晚期病变保持低荧光(萎缩)或变成等荧光(活动期)。
  - ICGA 显示后极脉络膜血管炎,在血管造影的中晚期,脉络膜血管呈模糊的高荧光状。
- 光学相干断层扫描可以帮助确诊视力下降的原因,常见于
  - CME
  - 视网膜前膜
  - 疾病晚期阶段黄斑萎缩
  - 其他:
    - 脉络膜肉芽肿
    - 脉络膜增厚(活动性)或病变晚期变薄
  - 尽管在这些病例中很少出现脉络膜新生血管,但光学相干断层成像血管造影(optical coherence tomography angiogram,OCTA)检查有助于诊断。
- 视野检查可显示中央或周围暗点,提示黄斑或视神经受累。
- 电生理学对随访具有重要价值,可以表现如下:
  - 多聚焦视网膜电图(electroretinogram,ERG)可以显示 N1 和 P1 波振幅的降低和潜伏期的延长。

- 明视闪烁反应（30 Hz）潜伏期延长。
- 全视野 ERG 在疾病后期可能变成负波。
- 眼电图可以显示异常的 Arden 比。
- 所有病例应该检查：
  - 荧光密螺旋体抗体吸收试验（fluorescent treponemal antibody absorption，FTA-ABS）和（或）梅毒螺旋体血凝试验（treponema pallidum hemagglutination assay，TPHA）——性病研究实验室试验（venerealdiseasesresearchlatoratory，TPHA-VDRL）
  - γ-干扰素释放试验和（或）结核菌素试验（puprfied protein derivative，PPD）
  - 血管紧张素转换酶（angiotensin-converting enzyme，ACE），溶菌酶和胸片
- 对可疑病例，特别是当白点难以观察到时，应排除眼内淋巴瘤的诊断。
- 如果怀疑眼内淋巴瘤，应行前房穿刺，测量 IL 6/10 比值，和头部磁共振成像（至少）以排除淋巴瘤这一危及生命的疾病，二者有同样的易发人群。

治疗

- BRC 是一种隐匿起病的自身免疫性疾病，可缓慢发展为视网膜萎缩和失明。
- 口服糖皮质激素常常是必要的，开始剂量为 1 mg/（kg·d），逐渐减量。严重病例可使用甲基强的松龙冲击治疗。
- 全身免疫抑制治疗/生物制剂治疗通常至少持续 2 年。
- 如果在全身应用糖皮质激素/免疫抑制治疗中出现单眼或双眼炎症发作，可以使用局部糖皮质激素辅助治疗：
  - Tenon's 囊下注射曲安奈德。
  - 玻璃体腔注射地塞米松。
- 对于单侧发作的患者，尤其是预防复发时，推荐使用玻璃体腔注射氟轻松。
- 对于继发脉络膜新生血管的少见情况，推荐使用抗血管内皮生长因子（vascular endothelial growth factor，VEGF）治疗。
- 如有视网膜前膜，建议行玻璃体切除术。

随访

在本例中，糖皮质激素和常规免疫抑制剂都无法控制黄斑水肿和脉络膜毛细血管病变，需要升级使用生物制剂，以快速解决黄斑水肿，提高视力。

治疗策略

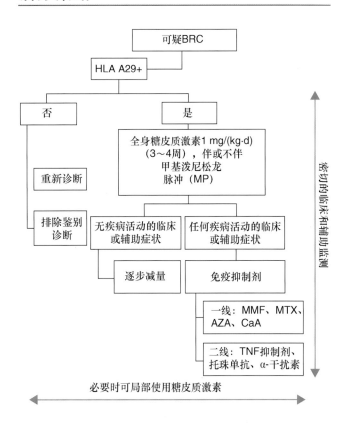

必要时可局部使用糖皮质激素

关键点

- BRC 是一种自身免疫性后葡萄膜炎，高发人群是中年、白种人，男女都可受累。
- 玻璃炎和静脉周围炎是常见的表现。
- 由于玻璃炎、黄斑水肿或视网膜前膜，视力可呈急性/亚急性下降。
- 长期保存视功能是可以实现的。
- 由于视网膜萎缩或视神经受累可导致慢性视力下降。
- 在缺乏治疗和密切监测的情况下，疾病可进展为视网膜萎缩和失明。
- 频域光学相干层析成像（spectral domain-optical coherence tomography，SD-OCT）有助于 CME

的诊断、观察治疗反应。

- BRC 的监测不应仅仅依靠临床诊断和 OCT，还应根据其他检查，如 ERG 明视闪烁反应（30 Hz）潜伏期、视野和血管造影（图 37.4）。
- 最初的治疗主要是全身使用糖皮质激素，然后逐渐减量。

- 在疾病过程中，可以全身使用免疫抑制剂（或生物制剂）。
- 对于单眼反复炎症发作或在全身治疗不耐受的情况下，可局部使用糖皮质激素。

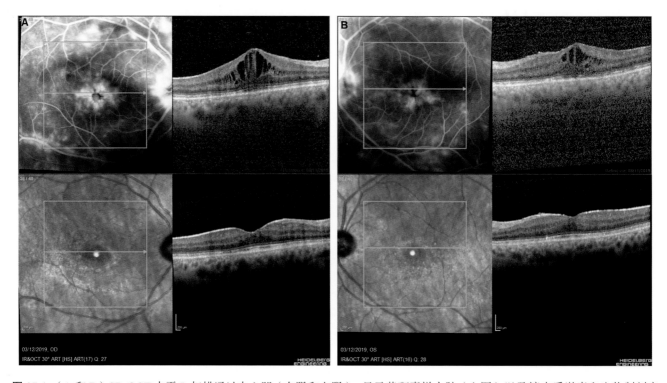

图 37.4 （**A** 和 **B**）SD-OCT 水平 B 扫描通过中心凹（右眼和左眼），显示黄斑囊样水肿（上图）以及糖皮质激素和生物制剂启动后水肿消退

第 38 章

自身免疫性视网膜病变

Weilin Chan ■ Lucia Sobrin
陈 莉 译 胡小凤 审校

现病史

63 岁女性患者，双眼出现小的闪光点，影响视力。闪光有不同的颜色，尤其在明亮的光线下看东西特别困难。

检查

	右眼	左眼
视力	20/25	20/25
眼压（mmHg）	19	19
巩膜 / 结膜	正常	正常
角膜	正常	正常
前房	正常	正常
虹膜	正常	正常
晶状体	晶状体核硬度 1＋	晶状体核硬度 1＋
玻璃体腔	正常	正常
散瞳眼底检查	图 38.1A	图 38.1B

除了轻微的血管变细，眼底检查无明显异常。进行黄斑的自发荧光（图 38.2）和光学相干断层扫描（optical coherence tomography，OCT）检查（未显示）。OCT 检查双眼大致正常。

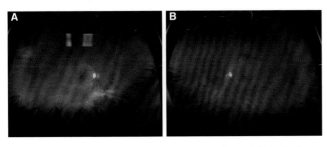

图 38.1 右眼（**A**）和左眼（**B**）眼底照片，屈光间质清晰，血管轻度变细

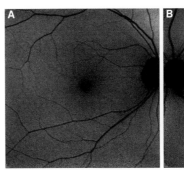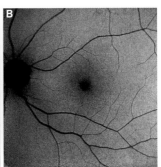

图 38.2 右眼（**A**）和左眼（**B**）的自发荧光照片

需要问的问题

- 你或家人是否有癌症史？
- 是否有视网膜疾病的家族史？
- 是否有肝病史？
- 是否做过减肥手术？
- 目前在服用什么药物吗？

患者目前正在服用左旋甲状腺素治疗甲状腺功能减退症，西替利嗪治疗季节性过敏。她的母亲有乳腺癌病史，父亲有胃癌病史。其他问题的回答都是否定的。

评估

- 双眼隐匿性视网膜病变

鉴别诊断

- 药物引起的视网膜中毒
- 维生素 A 缺乏
- 自身免疫性视网膜病变（autoimmune retinopathy，AIR）
  - 非副肿瘤 AIR

105

- 癌症相关的视网膜病变
- 遗传性视网膜变性
- 急性区域性隐蔽性外层视网膜病变（AZOOR）

检查

- 视野检查（图 38.3）
- 多焦视网膜电图（multifocal electroretinogram, mfERG）（图 38.4）
- 全视网膜电图（ERG, electroretinogram）——双眼所有波振幅显著降低

初步诊断

- AIR 对比癌症相关视网膜病变

检查

- 在不明原因视网膜病变患者中，如果多焦视网膜电图（electroretinogram，ERG）检查异常，抗视网膜抗体检查有助于确定 AIR 的诊断。对抗视网膜抗体必须在综合所有临床资料的前提下谨慎解释，单独的抗视网膜抗体阳性结果不能确定诊断。Westernblot 显示本例患者抗 29 kDa 和 92 kDa 蛋白的抗视网膜抗体阳性，免疫组化显示光感受器细胞层和外核层中度染色阳性。
- 在 AIR 患者中，必须进行恶性肿瘤的排查，因为一小部分 AIR 患者是对癌症的副肿瘤反应。检查应由初级保健医生和（或）医学肿瘤学家指导。

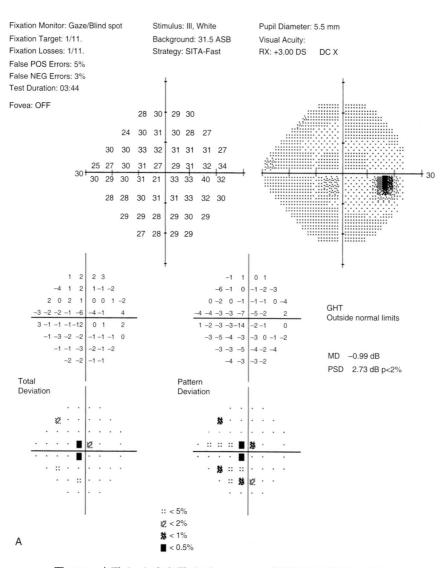

图 38.3　右眼（A）和左眼（B）Humphery 视野显示双眼中央暗点

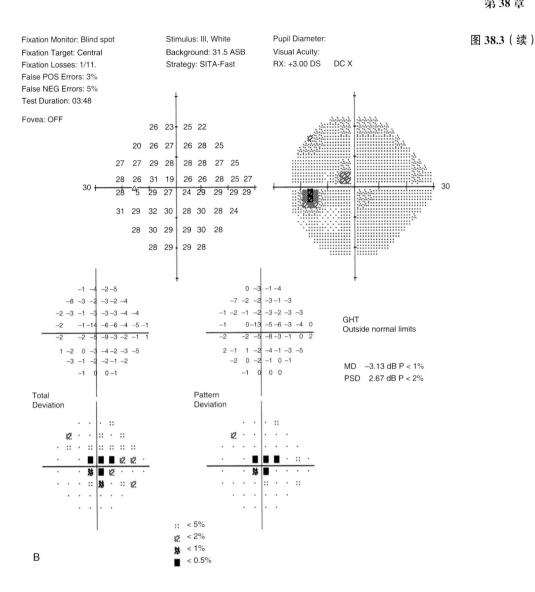

Fixation Monitor: Blind spot
Fixation Target: Central
Fixation Losses: 1/11.
False POS Errors: 3%
False NEG Errors: 5%
Test Duration: 03:48

Fovea: OFF

Stimulus: III, White
Background: 31.5 ASB
Strategy: SITA-Fast

Pupil Diameter:
Visual Acuity:
RX: +3.00 DS   DC X

图 38.3（续）

GHT
Outside normal limits

MD   −3.13 dB P < 1%
PSD   2.67 dB P < 2%

Total
Deviation

Pattern
Deviation

:: < 5%
< 2%
< 1%
■ < 0.5%

B

- 此患者盆腔超声检查、结肠镜检查、腹部超声检查以及胸部、腹部和骨盆的 CT 扫描均未发现任何癌症。
- 遗传性视网膜变性疾病专家查看了该患者的资料，认为不太可能是遗传性视网膜变性，因为该患者发病较晚，视力保持良好，OCT 上没有结构异常（未显示）。因此不建议进行基因检测。

治疗

最初，该患者行眼周糖皮质激素注射和口服甲氨蝶呤治疗，但无任何效果。此后，接受利妥昔单抗联合环磷酰胺治疗 1 年，之后每月静脉注射免疫球蛋白。

随访

静脉注射免疫球蛋白后 1 年，右眼视力为 20/32，左眼为 20/25。视野及 ERG 保持稳定。

诊断思维

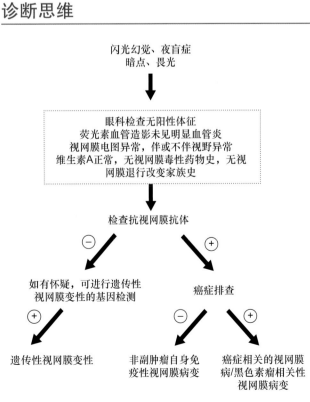

闪光幻觉、夜盲症
暗点、畏光

↓

眼科检查无阳性体征
荧光素血管造影未见明显血管炎
视网膜电图异常，伴或不伴视野异常
维生素A正常，无视网膜毒性药物史，无视网膜退行改变家族史

↓

检查抗视网膜抗体

（−）   （＋）

如有怀疑，可进行遗传性
视网膜变性的基因检测   癌症排查

（＋）   （−）   （＋）

遗传性视网膜变性   非副肿瘤自身免疫性视网膜病变   癌症相关的视网膜病/黑色素瘤相关性视网膜病变

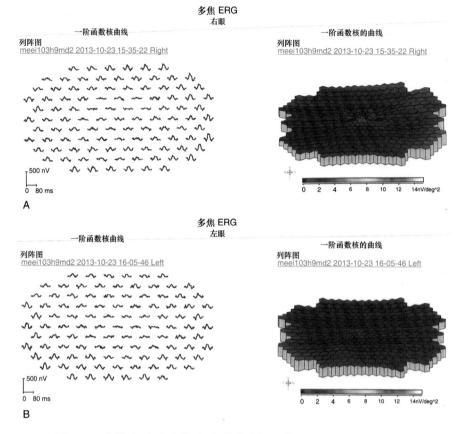

图 38.4　右眼（**A**）和左眼（**B**）的多焦视网膜电图显示反应明显降低

关键点

- 抗视网膜抗体可出现于正常人群中，可用于疑似 AIR 患者的鉴别诊断。
- 抗锥细胞和抗烯醇化酶抗体是最具致病性的抗视网膜抗体，但不是诊断 AIR 的完全特异抗体。
- 在诊断 AIR 之前，必须排除遗传性视网膜变性、药物毒性、维生素 A 缺乏和隐匿性后葡萄膜炎。

- 在 AIR 中检测抗原时，主要有两种检测方法。免疫印迹可以提供抗体大小的信息，但具体抗原的鉴定需要额外的检测。免疫组化能显示视网膜的哪一层是抗体的靶目标，有助于识别特定抗原。
- 免疫调节治疗可用于保持功能。虽然只有病例系列报道参考初始治疗选择，但新的证据表明，利妥昔单抗和静脉注射免疫球蛋白对 AIR 有效。

第 39 章

黑色素瘤相关性视网膜病变

Tomas S. Aleman

陈 莉 译 胡小凤 审校

现病史

30 岁男性患者，因左眼视物扭曲来眼科就诊。既往有黑色素瘤病史。患者发现左眼仿佛是透过一个彩色波纹和白点的屏幕看东西，尤其在黑暗的环境中视物困难。起初，这些症状是间歇性的，发病一周内这些症状持续存在。

检查

	右眼	左眼
视力	20/25 +	20/20
眼压（mmHg）	14	14
巩膜 / 结膜	正常	正常
角膜	正常	正常
前房	深，正常	深，正常
虹膜	正常	正常
晶状体	透明	透明
前玻璃体	浮游细胞 2 +	浮游细胞 2 +
散瞳眼底检查	图 39.1	图 39.1

考虑患者眼底正常，但有夜盲症病史，进行了视网膜电图（electroretinogram，ERG）检查（图 39.2）。

需要问的问题

- 是否是新出现的症状？
- 是否有眼部或视力问题的家族史？
- 既往是否身体健康？

患者确定是急性发作，无视网膜变性的家族史。一个半月前，曾出现左颈部淋巴结增大。细针抽吸活组织检查结果为黑色素瘤阳性，原发部位不明。在眼科就诊前一个月，患者左侧颈后三角区淋巴结肿大，随后行左侧颈部根治性清扫及腮腺切除术。12 个淋巴结中有 3 个出现转移性黑色素瘤。在出现视觉症状时，全身治疗尚未开始。无其他并发疾病，也没有自身免疫性疾病史。

评估

急性内层视网膜通道功能障碍，伴有轻度后葡萄膜炎

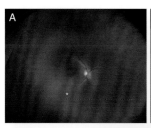
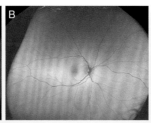
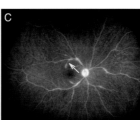
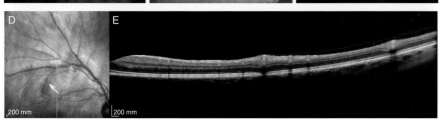

图 39.1 （A）右眼超广角眼底照片，屈光间质清晰，视网膜血管正常，下方可见一个小的扁平的脉络膜痣（星号）；（B）正常短波长自发荧光成像；（C）眼底荧光血管造影 7 分钟显示血管壁轻度染色 / 血管弓内轻度荧光渗漏（箭头）；（D）近红外反射显示，沿着 FA 上异常血管的低反射（箭头）；（E）SD-OCT 显示从中心凹中向上延长 9 mm 接近中周部范围正常。左、右眼大致相同

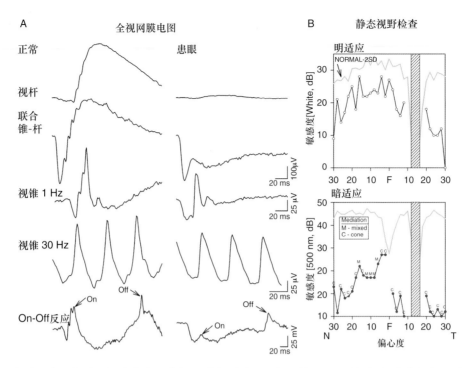

图 39.2 （**A**）与正常对照者互相对比的患者右眼全视网膜电图（ERG）。暗视 ERG（视杆细胞介导的反应）明显异常，最大反应 ERG 呈负波型（a 波比 b 波大得多），明视 ERG（视锥细胞介导的反应）呈异常波形，长时 on-off 反应的 on 通路信号减弱；（**B**）分别用白光明适应（上图）和蓝光暗适应（500 nm）进行自动静态视野检测，测量患者水平光敏度，与正常范围（灰线＝平均－2 SD）进行比较。暗适应视野用双色（500 nm 和 650 nm）刺激评估光感受器功能，见上方暗适应光敏度分析图（M＝混合视杆和视锥功能；C＝视锥功能）。在暗适应视杆介导的敏感性分析图中的间隙对应于中心注视点的无视杆区域。斜线阴影条形区域：盲点。可见主要为杆状细胞介导的光敏度急剧下降。大部分的视敏度来自视锥细胞。左、右眼的功能图大致相同

鉴别诊断

- 非副肿瘤性自身免疫性视网膜病变（non-paraneoplastic autoimmune retinopathy，npAIR）
- 癌症相关性视网膜病变（cancer-associated retinopathy，CAR）
- 黑色素瘤相关性视网膜病变（melanoma-associated retinopathy，MAR）
- 转移性黑色素瘤
- 先天性静止性夜盲症
- 少见疾病：梅毒、莱姆病相关、结核和多发性硬化（multiple sclerosis，MS）相关的中间部葡萄膜炎

初步诊断

- MAR

检查

- 对于具有典型 MAR 症状的患者，如该患者，最好先进行自身免疫检查，并完善必要的感染性葡萄膜炎实验室检查。虽然该病的临床表现（除了炎症体征）与某些形式的先天性静止性夜盲症难以区分，但对于急性起病的病例不需要进行基因检测。玻璃体炎和血管炎在 MAR 中是不典型的，但以前有相关报道。
- 典型病例应该进行视网膜自身免疫分析检测。在人类视网膜感光细胞免疫组化染色中，MAR 患者免疫组化表现中度阳性。并且 21 kDa、34 kDa 和 60 kDa 的自身抗体也呈阳性。

治疗

- 目前还没有针对 MAR 的有效治疗方法。
- 由肿瘤科进行肿瘤的手术、化疗、放疗或免

疫治疗。

- 在出现视觉症状后，对这位患者的恶性肿瘤进行了伊匹单抗（ipilimumab）治疗。
- 全身性糖皮质激素需要延后使用，仅开始局部使用糖皮质激素滴眼液点眼。
- 1 个月时复诊，然后延长到每年 2 次，或如果症状复发再复查。

随访

患者的症状几乎完全消失，双眼视力保持在 20/20。玻璃体细胞和视网膜血管炎均有改善。ERG 和视野均无明显改善，但也不需要进一步治疗。

关键点

- 急性起病的视觉症状，体征轻微，就像本例

患者，应怀疑是否有自身免疫性视网膜病变。

- 进行视网膜的相关检查，包括荧光素血管造影、闪光 ERG 及多焦 ERG 检查。
- 如果既往没有癌症病史，应进行全面筛查，并进行定期监测。
- 有些患者只需要监测，不需要治疗。
- 更严重的疾病需要免疫抑制治疗。
- 如果怀疑有转移性疾病或淋巴瘤，则需要进行玻璃体切除获取玻璃体标本。
- 在本病例中，对原发肿瘤的治疗是主要的治疗方法。
- 对于 MAR 本身，目前已经尝试了各种全身免疫调节疗法，包括糖皮质激素、血浆置换和静脉注射免疫球蛋白。
- 可以尝试 Tenon's 囊下曲安奈德 40 mg 进行局部治疗。

第 40 章

出血性阻塞性视网膜血管炎

Dean Eliott ■ Kareem Moussa

陈 莉 译 胡小凤 审校

现病史

　　男性，70 岁，有高血压、高脂血症和肺气肿病史，因左眼视力突然下降来找验光师就诊。2 周前左眼进行常规白内障手术，术后第 1 天裸眼视力 20/20。在晚餐时大约 10 分钟内，突然出现左眼视力下降。验光师怀疑视网膜中央静脉阻塞，然后将患者转诊视网膜专科作进一步评估。

检查

	右眼	左眼
视力	20/20	手动
眼压（mmHg）	12	13
巩膜 / 结膜	安静，无充血	安静，无充血
角膜	正常	正常
前房	深，安静	深，安静
虹膜	无异常	无异常
晶状体	后房型人工晶体位置正常	后房型人工晶体位置正常
前玻璃体	透明	透明
散瞳眼底检查	正常	见图 40.1A

需要问的问题

- 是否有眼疼？
- 白内障手术时，是否接受过眼内抗生素治疗？

患者回答没有眼痛。查阅病例记录显示，常规白内障手术结束时前房内注射万古霉素 1 mg/0.1 ml。

评估

- 左眼术后出血性阻塞性视网膜血管炎（hemorrhagic occlusive retinal vasculitis，HORV）

鉴别诊断

- 万古霉素相关的 HORV
- 少见的疾病：术后感染性眼内炎，视网膜中央静脉阻塞，梅毒、结核病或结节病相关性葡萄膜炎，抗中性粒细胞胞浆抗体（antineutrophil cytoplasmic antibodies，ANCA）相关血管炎

初步诊断

- 万古霉素相关 HORV

检查

- 荧光血管造影检查以确认闭塞性视网膜血管炎（图 40.1B）。
- 光学相干断层扫描（optical coherence tomography，OCT）显示黄斑水肿和不同程度的内层视网膜高反射信号（图 40.2）。
- 排除梅毒和肺结核的检查
    - 荧光密螺旋体抗体吸收试验（fluorescent treponemal antibody absorption，FTA-ABS）、快速血浆反应素试验（rapid plasma regain，RPR）

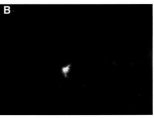

图 40.1（A）左眼广角彩色眼底照片显示清晰的屈光介质、小动脉变细以及弥漫性视网膜出血；（B）左眼晚期荧光素血管造影显示视盘染色、闭塞性视网膜血管炎和视网膜致密出血引起的荧光遮蔽

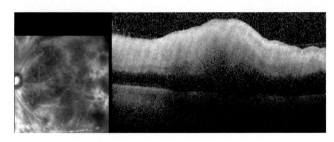

图 40.2　左眼 SD-OCT 显示视网膜增厚和高反射，与视网膜内致密出血、黄斑水肿和视网膜内部缺血表现一致

- 定量 FERON 或结核菌素试验（purified protein derivative，PPD）
- 检查 ANCA 以排除 ANCA 相关血管炎，并检查胸片以评估是否有结节病。

治疗

- 玻璃体腔注射贝伐单抗。
- 4 周时随访。

随访

患者的视力没有改变，依然是手动。散瞳后眼底检查也无明显改善。OCT 显示持续性视网膜增厚和高反射。FTA-ABS、RPR、QuantiFERON Gold、ANCA 均为阴性。

患者每 4 ～ 6 周接受玻璃体腔注射贝伐单抗，黄斑水肿和视网膜出血逐渐改善。9 个月后，视网膜出血已经消退，可以进行全视网膜光凝（panretinal photocoagulation，PRP）。

2 年后，患者视力仍然是手动（图 40.3）。

关键点

- 在白内障手术后前房内注射万古霉素发生 HORV 是一种罕见的情况。
- HORV 发病是亚急性的，通常在第 1 ～ 14 天

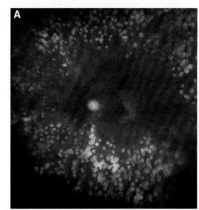

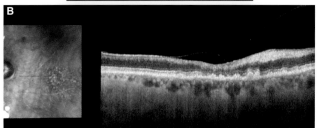

图 40.3　（A）左眼眼底照片显示屈光介质清晰，视神经苍白，小动脉硬化，视网膜前膜，视网膜出血消退，大量 PRP 瘢痕；（B）左眼 OCT 显示视网膜前膜，黄斑水肿消退，内层视网膜变薄，视网膜色素上皮下玻璃膜疣样改变

出现无痛性视力丧失。前房和玻璃体可发生轻至中度炎症，其主要特征包括闭塞性视网膜血管炎和弥漫性视网膜出血。

- 荧光血管造影对于确诊闭塞性视网膜血管炎室是必需的。OCT 常显示黄斑水肿和视网膜内高反射，与内层视网膜缺血一致。
- 眼部术后出现眼部炎症时，即使没有疼痛，也应考虑感染性眼内炎。但是，如果没有严重的眼内炎症细胞，则更有可能诊断为 HORV。
- 对黄斑水肿可以考虑玻璃体腔内注射抗血管内皮生长因子，局部和全身皮质类固醇激素也可以作为辅助治疗。
- 新生血管性青光眼是 HORV 一种常见并发症，抗 VEGF 注射和（或）PRP 可以预防新生血管性青光眼的发生。

第 41 章

梅毒性后部鳞状脉络膜视网膜炎

Ashleigh L. Levison ■ Eduardo Uchiyama ■ Bobeck S. Modjtahedi
佘重阳 译 胡小凤 审校

现病史

62 岁高加索男性患者，左眼无痛性视力丧失 3 天。

既往病史

因感染人类免疫缺陷病毒（human immunodeficiency virus，HIV），行抗反转录病毒药物治疗。

眼部检查

检查		
	右眼	左眼
视力	20/20	数指
眼压（mmHg）	12	13
瞳孔	5 mm → 3 mm，无 APD	5 mm → 3 mm，无 APD
外眼	正常	正常
眼睑 / 睫毛	正常	
结膜 / 巩膜	无充血	无充血
角膜	清	清
前房	深，无炎症反应	深，无炎症反应
虹膜	圆，对光反射存在，无萎缩，无损伤	圆，对光反射存在，无萎缩，无损伤
晶体	轻度核硬化	轻度核硬化
玻璃体	无玻璃体细胞 / 浑浊	无玻璃体细胞 / 浑浊
散瞳眼底检查	见图 41.1 A	见图 41.1 B 和 C

由于右眼视盘水肿和左眼脉络膜损伤，患者进行了荧光造影和光学相关断层扫描检测（图 41.2 和图 41.3）。

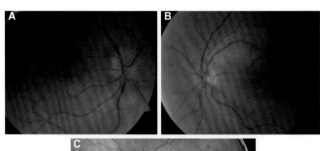

图 41.1 （A）右眼彩色眼底照片显示轻度视盘水肿；（B）正常彩色眼底照片；（C）广角照片显示后极部大片脉络膜视网膜炎

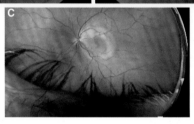

图 41.2 （A）右眼荧光造影显示视盘渗漏；（B）左眼中晚期荧光素血管造影（fluorescein angiography，FA）显示轻度视盘渗漏和黄斑渗漏

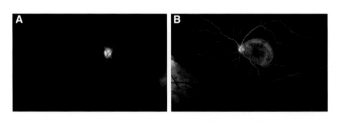

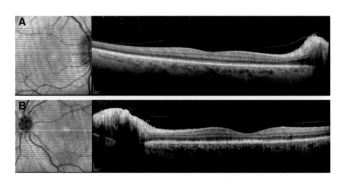

图 41.3 （A）右眼光学相干断层扫描（OCT）显示鼻侧、视神经周围增厚；（B）左眼 OCT 显示视网膜外层和视网膜色素上皮损伤，呈斑片状外观

需要问的问题

- 之前有发生过眼红、飞蚊或者视力丧失吗？
- 是否有口腔或生殖器溃疡、关节痛、皮疹、胃肠道不适或者性传播疾病？
- 是否有违禁药品使用，包括静脉用药？
- 是否曾接触过结核病患者或结核病高危人群？

评估

- 右眼视盘水肿，左眼脉络膜视网膜炎

鉴别诊断

- 梅毒
- 结节病
- 结核病
- 内源性感染性脉络膜视网膜炎
- 弓形虫病（主要为无陈旧脉络膜视网膜瘢痕的弓形虫病）
- 不太可能是：病毒性视网膜炎（进行性外层视网膜坏死）

检查

- HIV 患者的脉络膜视网膜炎主要考虑为感染性，从鉴别诊断中的梅毒开始，还包括弓形虫和病毒病原体。也需要考虑内源性眼内炎，尤其是有近期住院或静脉药物使用等危险因素的患者。
- 梅毒螺旋体（梅毒）筛查系列检测［螺旋体抗体检测，如果结果阳性则进行快速血浆反应素试验（rapid plasma regain，RPR）］。
- 干扰素释放试验（方便时首选）或结核菌素试验（purified protein derivative，PPD）。
- 胸部影像（胸部 X 射线或螺旋胸部计算机断层扫描加增强）、血管紧张素转化酶（angiotensin-converting enzyme，ACE）和溶菌酶治疗结节病。

治疗

- 密切观察，等待检查结果。

随访

患者几天后复诊。结果回报梅毒免疫球蛋白 G（immunoglobulin G，IgG）0.8，RPR 为 1∶512。

诊断

- 右眼梅毒性视乳头炎
  左眼急性梅毒性后部鳞状脉络膜视网膜炎

治疗

- 感染性疾病会诊并开始静脉注射青霉素。
- 腰椎穿刺（lumbar puncture，LP）并在开始抗生素治疗后计划开始皮质类固醇治疗。

进一步随访

开始使用青霉素静脉注射后第一天，患者发生视力恶化。右眼出现脉络膜视网膜炎，视力下降到 20/40。每天 40 mg 泼尼松治疗，逐渐减量。最终随访时视力提高至左眼 20/40，脉络膜视网膜炎缓解。右眼视力恢复到 20/20。

眼部梅毒的诊断策略

- 梅毒是重要的公共卫生挑战之一，也是一种再次出现的流行性疾病。疾病控制和预防中心推荐眼科医生应该熟悉一系列梅毒检测。该检测建议与过去遵循的建议不同（参见眼梅毒诊断策略）。
- 存在活动性梅毒时 RPR 可能为阴性。
  - 即使未经治疗的早期感染，RPR 仍可能为阴性。
  - 前带现象，高 RPR 滴度的假阴性反应。
  - HIV 阳性患者可能有延迟的血清阳性，并且很少有螺旋体和非螺旋体检测的假阴性。
- 螺旋体检查［荧光密螺旋体抗体吸收试验（fluorescent treponemal antibody absorption，FTA-ABS）、梅毒螺旋体明胶颗粒凝集试验（treponema pallidum particle agglutination，TP-PA）、梅毒 IgG 或梅毒螺旋体抗体］应用于筛查眼部炎症患者的梅毒。

■ 为方便起见，可同时进行螺旋体和非螺旋体检测。

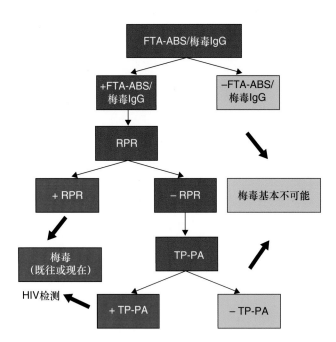

■ 在通过血清学确诊后，作者建议进行 HIV 检测（如果患病情况未知）并与传染病专家合作进行 LP 以获取基线脑脊液（cerebrospinal fluid，CSF）性病研究实验室（Venereal Disease Research Laboratory，VDRL）检测和细胞计数。如果 CSF 结果正常，以后就不需要重复 LP。如果 CSF 结果异常，应在治疗后数月复查 LP 以评估疗效。

■ 考虑取眼内液样本进行聚合酶链反应（polymerase chain reaction，PCR）检测人单纯疱疹病毒（human simplex virus，HSV）、水痘带状疱疹病毒（varicella zoster virus，VZV）、巨细胞病毒（cytomegalovirus，CMV）和弓形虫病（优先排序基于每种疾病的临床表现）。前房样本通常是足够的，但对于弓形虫病来说偏少。

■ 目前的建议是无论 CSF 结果如何，都使用神经梅毒方案治疗眼梅毒（即每 4 小时静脉注射 3 百万～ 4 百万单位，持续 14 天）。

■ 开始使用青霉素后，必要时可加服泼尼松以控制赫氏反应并改善眼内炎症。

第 42 章

梅毒性葡萄膜炎和外层视网膜病变

Henry J. Kaplan

佘重阳 译 胡小凤 审校

现病史

28 岁高加索男性患者，主诉 2 周前开始双眼轻度眼红、飞蚊症、畏光和视物模糊。既往在矫正轻度近视后，视力（visual acuity，VA）很好。他提到在过去 2 个月中，体重下降 20 磅，精神萎靡和虚弱。

检查

	右眼	左眼
视力	20/40	20/30
眼压（mmHg）	9	8
	下眼睑紫红色皮损（图 42.1）。轻度睫状充血	无眼睑皮肤损伤。轻度睫状充血
角膜	Arlts 三角分布的非肉芽肿性角膜后沉着物（keratic precipitate，KP）	Arlts 三角分布的非肉芽肿性 KP
前房	房水闪辉 1+、浮游细胞 1+	房水闪辉 1+、浮游细胞 1+
虹膜	无后粘连。阿罗瞳孔	无后粘连。阿罗瞳孔
晶体	透明	透明
玻璃体腔	玻璃体细胞 1+	玻璃体细胞 1+
视网膜/视神经	整个后极部及周边视网膜散在小白点（＜1/4 视盘直径）（图 42.1 A 和 B）	整个后极部及周边视网膜散在小白点（＜1/4 视盘直径）。视盘水肿

需要问的问题

- 是否曾被诊断有性传播疾病（sexually transmitted disease，STD）？
- 是否使用过静脉注射药物或者与高风险伴侣发生过性关系？
- 是否曾有皮肤损伤？
- 是否做过艾滋病相关检查（acquired immuno-deficiency virus，AIDS）？

患者回答没有，未诊断过 STD，否认静脉使用药物，但与其他男性有性关系。最近患者注意到左下眼睑内有结膜下出血，且已经超过 2 个月（图 42.2 A），受左手皮疹困扰已 3 个多月（图 42.2 B）。

评估

- 双眼非肉芽肿性（nongranulomatous，NG）全葡萄膜炎伴脉络膜视网膜炎，伴右下睑（right lower lid，RLL）Kaposi 肉瘤
- 精神萎靡和体重减轻，可能继发于人类免疫缺陷病毒（human immunodeficiency virus，HIV）感染

鉴别诊断

- 梅毒
- 病毒性视网膜炎［单纯疱疹病毒（herpes simplex

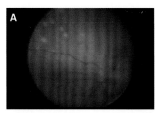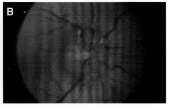

图 42.1 （**A**）整个外层视网膜的弥漫、边界清楚的白点；（**B**）右眼视盘水肿伴血管管周浸润和充血

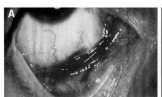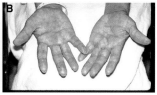

图 42.2 （**A**）左下方穹隆部结膜下出血，可疑 Kaposi 肉瘤；（**B**）双手掌慢性皮疹

virus，HSV）、巨细胞病毒（cytomegalovirus，CMV）或水痘带状疱疹病毒（varicella zoster virus，VZV）］

- 结核病
- 原发性眼内淋巴瘤或骨髓疾病
- 结节病
- 白点综合征［急性后极部多灶性鳞状色素上皮病变（acute posterior multifocal placoid pigment epitheliopathy，APMPPE）］
- 急性区域性隐匿性外层视网膜病变（acute zonal occult outer retinopathy，AZOOR）——参见"关键点"

初步诊断

- 双眼感染性全葡萄膜炎及脉络膜视网膜炎，可能继发于 AIDS

检查

见图 42.3 和图 42.4

全身检查

- 全血细胞分析——白细胞减少症，CD4＋T 细胞计数＝120（正常＝500～1500）。
- HIV 血清学检查（＋）。
- 梅毒螺旋体检测——性病研究实验室试验（Venereal Disease Research Laboratory，VDRL）（＋）、荧光密螺旋体抗体吸收试验（fluorescent treponemal antibody absorption，FTA-ABS）（＋）。

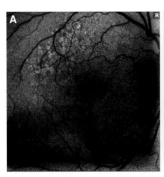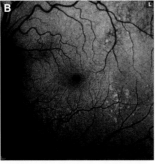

图 42.3 眼底自发荧光（fundus autofluorescence，FAF）图像显示双眼后极部外层视网膜多个高荧光点，并且右眼有少数中心凹周围低荧光灶

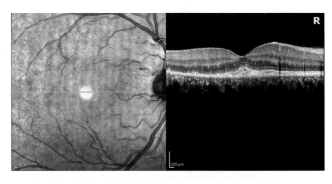

图 42.4 谱域光学相干断层扫描（spectral domain optical coherence tomography，SD-OCT）图像显示，右眼外层视网膜不规则，颞侧椭圆体带间歇中断，以及中心凹下积存的高反射颗粒

- 腰椎穿刺——VDRL（＋）。

治疗

- 局部皮质类固醇和睫状肌麻痹剂用于控制轻度前房葡萄膜炎并缓解症状。
- 出现急性梅毒性脉络膜视网膜炎提示神经梅毒，脑脊液（cerebrospinal fluid，CSF）VDRL 检测阳性可明确。因此已经开始使用青霉素 G 治疗，疗程 10～14 天。
- 患者拟定 2 周后复诊并转诊到 AIDS 诊所。

随访

- 回访时，前房（anterior chamber，AC）炎症已缓解，并且脉络膜视网膜炎得到改善。右眼视力从 20/40 提高到 20/30，左眼视力从 20/30 提高到 20/25。
- 停用局部环喷脱脂。局部醋酸泼尼松龙逐渐减量。
- 患者定于在 1 个月后复诊。

关键点

- 青霉素是梅毒的首选治疗方法，因此，对青霉素过敏者，尽管可以使用替代抗生素治疗（例如强力霉素或四环素），但有充分依据可以进行脱敏治疗，在所有此类病例中，需要进行传染病咨询。玻璃体内注射治疗已有报道，但很少使用。皮质类固醇可用于辅助治疗，但通常不需要，因为本病对抗生素治疗反应很好。

初期治疗失败或有三期疾病证据时，例如眼部并发症，需要进一步评估 CSF。

- 二期或三期梅毒的眼部病变临床表现多样，包括虹膜炎、脉络膜视网膜炎、玻璃体炎和全葡萄膜炎。最常见的梅毒性葡萄膜炎的形式是前葡萄膜炎（虹膜炎、虹膜睫状体炎），可能表现为肉芽肿性或非肉芽肿性炎症。

- 二期梅毒可以表现为手掌或脚底的慢性皮疹。三期梅毒可以表现为阿罗瞳孔，即光近反射分离（即瞳孔对光反射减弱，但近点调节反射灵敏）。

- CD4（＋）T 细胞计数＜ 200 个细胞 /mm^3 提示诊断为 AIDS，计数小于 50 常与 CMV 视网膜炎相关。在 HIV 患者中，可以观察到黄色或灰色的视乳头旁鳞状损伤，称为梅毒性后部鳞状脉络膜视网膜炎。

- 皮肤 Kaposi 肉瘤可能是 AIDS 的一个表现。

- AZOOR 影响 20 ～ 40 岁的年轻成人。其特征是外层视网膜病变，在光学相干断层扫描（optical coherence tomography，OCT）和视网膜电图上都有表现，眼底检查通常没有明显的病变。患者主诉畏光、炫光和致密暗点，可以单侧也可以是双侧发病。进展为视网膜血管狭窄和视网膜色素上皮（retinal pigment epithelium，RPE）脱色素相对应的视野缺损区域常与视盘相连。在正常与异常视网膜间有明显的划界。

第 43 章

结核性葡萄膜炎

Henry J. Kaplan

佘重阳　译　胡小凤　审校

现病史

25 岁男性患者，2 周前注意到左眼视物模糊，伴咳嗽、咳痰。最近纳差，近 2 个月体重下降 20 磅。

检查

	右眼	左眼
视力	20/25	20/100
眼压（mmHg）	11	7
结膜 / 巩膜	在正常范围内	无充血
角膜	清	角膜内皮上多灶角膜后沉着物
前房	在正常范围内	房水闪辉 3 ＋，浮游细胞 3 ＋
虹膜	在正常范围内	间断性后粘连，瞳孔缘 Koeppe 虹膜结节（图 43.1）
晶体	透明	透明
玻璃体腔	透明	玻璃体细胞 2 ＋
视网膜 / 视神经		后极部脉络膜肿物（图 43.2），伴视网膜血管炎和血管周白鞘。视盘颞侧轻度水肿

需要问的问题

- 既往有无任一只眼的视物模糊？
- 为什么越来越瘦？食欲好吗？
- 是否曾被诊断患有系统性疾病？
- 正在服用什么药？
- 是否接触过患接触性传染病的患者？

患者之前无视物模糊，但是食欲不佳，患者将

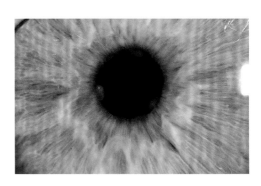

图 43.1　瞳孔缘的 Koeppe 结节（Courtesy of Emmet Cunnigham，MD，PhD.）

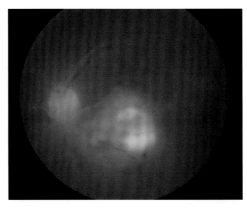

图 43.2　左眼后极部脉络膜结核瘤，与血管周围白鞘相关（This image was originally published in Retina Image Bank website. Author：Theodore Lenge. Title：TB granuloma. Retina Image Bank. Year 2017；Image Number 27463. © the American Society of Retina Specialists.）

此归结于最近的胸部感染。患者为同性恋，2 年前被诊断为人类免疫缺陷病毒（human immunodeficiency virus，HIV）阳性。最近正在接受高效抗反转录病毒疗法（highly active antiretroviral therapy，HAART），大约 1 个月前拜访了一位最近被诊断患有肺炎的朋友。

评估

- 可能与肺部感染相关的左眼感染性葡萄膜炎 / 脉络膜炎 / 周围血管炎

鉴别诊断

- 结核病（tuberculosis，TB）
- 布鲁菌病
- 梅毒
- 结节病
- Vogt 小柳原田综合征
- 骨髓发育不良（白血病、淋巴瘤、霍奇金病）
- 转移癌

初步诊断

- 左眼肉芽肿性结核性葡萄膜炎伴脉络膜结核

检查

- HIV 阳性的男性继发多种病原体感染的风险增加。肺炎病史强烈提示 TB。尽管卡氏肺孢子虫肺炎（pneumocystis carinii pneumonia，PCP）是未进行预防性治疗的获得性免疫缺陷综合征（acquired immunodeficiency syndrome，AIDS）患者的常见并发症，但此疾病通常无眼内炎症或伴轻度眼内炎症。
- 实验室评估：
  - 干扰素释放试验：阳性。
  - 荧光密螺旋体抗体吸收试验（fluorescent treponemal antibody absorption，FTA-ABS）和快速血浆反应素试验（rapid plasma reagin，RPR）：均为阴性。
- 胸部计算机断层扫描（computed tomography，CT）：明确诊断双侧肺炎，伴左上肺叶空腔。
- 痰聚合酶链反应（polymerase chain reaction，PCR）检测：TB 阳性。

治疗

- 患者已经确诊肺 TB，左眼也疑诊为脉络膜结核瘤，因此开始了抗 TB 治疗。对于左眼肉芽肿性前葡萄膜炎，局部使用 1% 醋酸泼尼松龙每 4 小时 1 次和 1% 环喷妥酯每日 3 次进行治疗；对于左眼后葡萄膜炎，给予眼周醋酸曲安奈德 40 mg Tenon 囊下注射。
- 进行传染病咨询以确定适当的 TB 治疗方案和肺炎随诊。
- 2 周后随访。

随访

复诊时，视力无变化。前房炎症正在消退，因此局部泼尼松龙逐渐减量并停用环喷妥酯。开始抗 TB 四联用药方案：异烟肼、利福平、吡嗪酰胺和乙胺丁醇。一旦知道 TB 分离株对药物完全敏感，将停用乙胺丁醇。口服泼尼松 0.75 mg/kg 以预防后部视网膜损伤和视网膜下纤维化的进展。2 ～ 4 周后，以免疫调节治疗（immunomodulatory therapy，IMT）替代泼尼松，以避免大剂量全身皮质类固醇维持治疗带来的相关并发症。

关键点

- 自 20 世纪初期以来，结核分枝杆菌导致的葡萄膜炎一直在减少。在 1944 年约翰霍普金斯大学的 Wood 系列报道中，超过一半的葡萄膜炎患者被认为是由结核分枝杆菌引起的。
- 尽管结核分枝杆菌可以造成眼内各结构的感染性炎症，但葡萄膜炎是最常见的眼部表现。一般认为是通过血行播散从远处的感染病灶（例如肺）扩散到眼的。
- TB 感染的已知风险因素包括与感染者密切接触、HIV 感染和其他形式的免疫功能低下。TB 在世界许多地区流行，应将来自这些国家的人视为高感染风险者。2017 年，八个国家（印度、中国、印度尼西亚、菲律宾、巴基斯坦、尼日利亚、孟加拉国和南非）占结核病新增病例的 2/3。
- TB 引起的脉络膜炎可能表现为匐行性脉络膜炎，因此在没有抗 TB 药物的情况下，使用糖皮质激素和（或）IMT 治疗可能会加剧该疾病。
- 炎症性视网膜静脉周围炎导致的缺血、新生血管形成和视网膜牵拉膜称为 Eales 病，认为与 TB 感染有关。

- 推测 TB 导致的眼部表现可能由急性感染（例如肺 TB）引起或者未累及肺部的潜伏感染引起。

- 结核分枝杆菌纯化蛋白衍生物（purified protein derivative，PPD）的结核菌素皮肤试验和干扰素释放试验是两种最重要的诊断试验。

- 当前的抗 TB 药物对大多数分枝杆菌菌株有效；因此，如果 TB 得到及时诊断和治疗，大多数情况下可以治愈。

第 44 章

弥漫性单侧亚急性视神经视网膜炎

Henry J. Kaplan

佘重阳 译 胡小凤 审校

现病史

56 岁男性患者，右眼出现中心旁暗点和飞蚊症约 4 周，无眼痛。首次注意到黑点是在密歇根州打猎单眼瞄准时。患者一直身体健康，喜欢户外打猎、钓鱼和游泳。他不记得今年秋天在狩猎鹿时曾被昆虫或蜱虫叮咬。

检查		
	右眼	左眼
视力	20/60	20/20
眼压（mmHg）	10	9
巩膜 / 结膜	清，无充血	清，无充血
角膜	清	清
前房	无浮游细胞或房水闪辉	无浮游细胞或房水闪辉
虹膜	无相对瞳孔传导阻滞	正常
晶体	透明	透明
玻璃体腔	玻璃体炎 2 ＋	清
视网膜 / 视神经	黄斑内白色蠕虫（图 44.1）	正常

需要问的问题

- 过去 3 个月内，是否在树林里打猎或者在河里游泳？
- 是否吃过猎来的动物？
- 过去是否吃过鞑靼牛排或者其他生肉？
- 是否与女性或者男性发生过未经保护的性行为？
- 在过去 6 个月中，是否曾去热带地区旅行？

在过去 3 个月的秋季鹿季期，患者一直在密歇根州打猎，并在安阿伯市的鹿扑杀计划中成功捕杀了一只白尾鹿。患者通常不吃野味，但和几个朋友在当天结束时一起进行了野餐。没有与任何性别的人发生无保护的性行为，也从未去过热带地区。

评估

- 右眼后葡萄膜炎伴脉络膜视网膜炎

鉴别诊断

- 感染性脉络膜视网膜炎（线虫、寄生虫）
- 不太可能是：梅毒、结节病

初步诊断

- 右眼弥漫性单侧亚急性视神经视网膜炎（diffuse unilateral subacute neuroretinitis，DUSN）

检查

- 实验室检查：全血细胞计数（complete blood count，CBC）正常伴轻度嗜酸性粒细胞增多。
- 视野：右眼旁中心暗点。
- 荧光素血管造影（fluorescein angiography，FA）：右眼视网膜色素上皮（retinal pigment epithelium，RPE）弥漫性变性和视乳头周围毛细血管荧光渗漏。

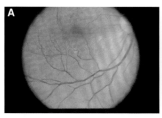
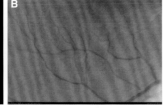

图 44.1 （A 图）右眼血管弓内，视网膜下白色活线虫，随时间迁移可看到虫体移行（B 图）

治疗

- 对活蠕虫进行激光光凝，该蠕虫开始会移动，但随后被激光点包围并直接被光凝。
- 预约 1 周内复诊。

随诊

在第 1 周复诊时，右眼临床检查没有改变，但眼内炎症没有增加。

1 个月时，视力改善至 20/40，轻度的玻璃体炎症消退。

关键点

- 早期：轻度视神经水肿、轻度玻璃体炎、视盘水肿和成簇的黄-灰-白病灶（图 44.2）。晚期：视神经萎缩、视网膜小动脉狭窄、内界膜反射增加、视网膜下隧道，弥漫性 RPE 变性和传入性瞳孔障碍（图 44.3）。
- 与 DUSN 相关的最常见线虫是浣熊贝利斯蛔

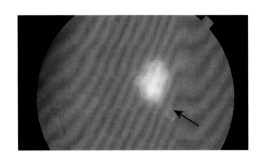

图 44.2　活的白色线虫（黑色箭头）与 DUSN 早期炎症反应相关，和模糊的视网膜下轨迹

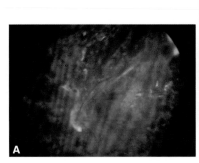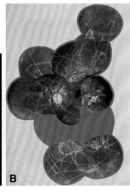

图 44.3　伴有杀灭综合征的终末期 DUSN

虫（浣熊和臭鼬的寄生虫，常见于美国中西部）、犬钩虫（一种在美国东南部和巴西发现的狗钩虫）、棘颚口线虫（发现于印度的生或未煮熟的鱼和肉）、粪类圆线虫和马来丝虫。

- 线虫卵在从狗或浣熊等携带者身上脱落后被摄入。线虫也可能在数月内侵入皮肤并经血行迁移并在眼底停留数年。
- 眼底的局灶脉络膜视网膜白点可能是机体对蠕虫分泌物的免疫反应。
- 视网膜电图（electroretinography，ERG）：虽然 a、b 波的比率在早期阶段可能是正常的，但 b 波波幅根据视网膜受累程度出现降低，内层视网膜比外层视网膜受到的影响更深。
- 吲哚菁绿脉络膜血管造影（indocyanine green chorioangiography，ICGA）：低荧光点（黑点）对应于脉络膜浸润和炎症。
- 当单独的激光治疗不能杀死蠕虫时，抗蠕虫治疗（例如阿苯达唑）可能是有效的辅助治疗。口服皮质类固醇将有助于减少眼的炎症反应。

第 45 章

渗出性视网膜脱离

Harpal S. Sandhu

佘重阳　译　胡小凤　审校

现病史

42 岁男性患者，既往无明显眼病史或药物使用史，主诉右眼视力进行性下降约 2 个月。患者自述右眼只能看到下方一小片区域。否认左眼异常。

检查

	右眼	左眼
视力	数指 3 英尺	20/20
眼压（mmHg）	8	15
眼睑和睫毛	正常	正常
巩膜 / 结膜	无充血	无充血
角膜	透明	透明
前房	浮游细胞 3 ＋、房水闪辉 2 ＋	深且安静
虹膜	几乎 360° 粘连，小瞳孔	平坦
晶体	透明	透明
前玻璃体	浑浊，分级不清	清
散瞳眼底检查	窥不入	正常

由于看不到眼底，行 B 超扫描检查（图 45.1）。

需要问的问题

- 有任何眼病史吗？
- 是否曾经做过任一只眼的手术或者任一只眼受过外伤？
- 最近有没有出国旅行？
- 是否是安全性行为？
- 最近是否开始服用任何新药或在过去几个月内生病？
- 是否有任何关节痛、背痛、新的皮疹、排便问题或者口腔或生殖器溃疡？

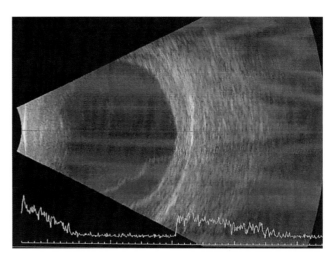

图 45.1　右眼 B 扫描显示下方视网膜脱离延伸至视神经和弥漫性脉络膜增厚

患者否认任何眼部病史、眼科手术或外伤史。他重申自己很健康，没有服用任何新药。腰痛已有 2 年，但因为在仓库工作，所以一直将此归咎于劳动。

评估

- 右眼全葡萄膜炎
- 右眼视网膜脱离，可能为渗出性

鉴别诊断

- 结节病
- 特发性
- HLA-B27 相关葡萄膜炎
- 梅毒
- 不太可能是：其他感染性病因导致的伴浆液性脱离的全葡萄膜炎，例如肺结核和弓形体病，或原发性或继发性眼内淋巴瘤

初步诊断

- 非感染性全葡萄膜炎，但在使用强化皮质类固醇激素治疗前需要排除感染性病因

检查

- B 超（如前所述）
- 检查 HLA-B27，血管紧张素转换酶（angiotensin-converting enzyme，ACE），溶菌酶，胸片，荧光密螺旋体抗体吸收试验（fluorescent treponemal antibody absorption，FTA-ABS），快速血浆反应素试验（rapid plasma regain，RPR），结核菌素试验（purified protein derivative，PPD），γ-干扰素释放试验以及弓形虫血清学检测

治疗

- 开始使用 1% 醋酸泼尼松龙右眼每 2 小时 1 次和 1% 环喷妥酯右眼每日 3 次。
- 等待测试结果。
- 1 周后随访。

随访

1 周后患者复诊。自觉视力可能轻微好转，但没有感觉到持续的改变。HLA-B27 阳性，除此之外所有检查阴性。

检查	右眼	左眼
视力	数指 3 英尺	20/20
眼压（mmHg）	10	15
眼睑和睫毛	正常	
巩膜 / 结膜	白且安静	
角膜	清	
前房	浮游细胞 1＋，房水闪辉 2＋	
虹膜	几乎 360° 粘连	
晶体	清	
前玻璃体	浑浊	
散瞳眼底检查	不可窥入	

治疗

- 开始每日口服泼尼松 60 mg。
- 继续局部应用皮质类固醇激素和睫状肌麻痹剂。

随访 #2

每日口服泼尼松 60 mg 两周后，视力提高至 20/400，眼压已经增加至 12 mmHg，前房（anterior chamber，AC）炎症已消退。然而，视网膜脱离无改变。

治疗

- 增加泼尼松至每日口服 100 mg，2 周。
- 逐渐减量局部糖皮质激素。

随访 #3

现在距离患者首次就诊已经过去 2 个月。第一周后视力改善进入平台期，视力始终在 20/200～20/400 的范围。在停止口服泼尼松后，Tenon's 囊下注射曲安奈德无任何改善。甲强龙 1000 mg 静脉注射 3 天，视网膜脱离变化很小。今天右眼视力 20/300、眼压 20 mmHg，眼部检查和 B 超无变化。视网膜脱离没有向上方发展。

治疗

- 患者最初使用糖皮质激素后有所改善，但即使使用强化的全身和局部激素治疗，改善也趋于平稳。任何其他药物治疗都不太可能有效。视网膜脱离可能是孔源性的，但是在这种情况下，视网膜脱离的程度会逐渐加重并且视力会恶化，但事实并非如此。
- 进行玻璃体切除术，内部引流视网膜下液。

随访 #4

手术很顺利。术中未发现视网膜破裂。引流出的视网膜下液黏度很高，视网膜平复良好。术后 3 个月，上方视野部分改善，视力提高至 20/100，黄斑及下方周边有大量色素性改变。

重点

- 虽然 HLA-B27 常常与急性前葡萄膜炎相关，但也可能出现多种临床表现，包括慢性前葡萄膜炎和中间葡萄膜炎、全葡萄膜炎和浆液性 / 渗出性视网膜脱离。

- 药物治疗是炎症渗出性视网膜脱离的一线治疗方法。对难治性病例也可以考虑手术治疗方法。

- Vogt 小柳原田病、交感性眼炎和后巩膜炎是渗出性视网膜脱离的主要原因。前两者的独特之处在于都是双眼发病，其中后者以疼痛为突出特征，因此在本病例中基本可以排除。

- 在初次就诊时，应进行全面的巩膜顶压检查，以确保没有视网膜破裂，并确认视网膜脱离是浆液性 / 渗出性的。在这类病例中，小瞳孔和（或）介质混浊影响了眼底检查，B 超检查中患者仰卧位与直立位相比有液体移动，强烈提示渗出性视网膜脱离。

- 与孔源性视网膜脱离（持续数月的累及黄斑的视网膜脱离会导致很差的视力预后）不同，累及黄斑的渗出性视网膜脱离往往预后更好。

第 46 章

内源性眼内炎

Harpal S. Sandhu ■ Aristomenis Thanos

佘重阳 译 胡小凤 审校

现病史

冠心病监护室就一名 46 岁男性住院患者进行会诊，患者主诉右眼视力下降。病程迁延长期住院。2 周前出现 ST 段抬高型心肌梗死并发心源性休克。他接受了急诊左前降支冠状动脉支架置入术。服用多种血管加压药，并放置了一个主动脉球囊泵。在此次病程早期，他曾使用机械通气，但几天前拔管。一周前因呼吸机相关性肺炎发热并接受治疗。

患者注意到大约 3、4 天前右眼前有漂浮斑点。上述症状逐渐加重，目前右眼视物模糊。否认左眼有疼痛或任何问题。患者过去唯一的眼病史是轻度近视。

需要问的问题

- 有哪些关于患者感染的临床数据（例如，细菌培养和药物敏感结果）？
- 曾经服用或正在服用哪些抗菌药物？
- 病情是否有所改善？

以下信息来自对患者病历的复习以及与重症监护病房（intensive care unit，ICU）医疗团队的讨论。该患者患有呼吸机相关性肺炎，目前正在康复中。血培养均为阴性。1,3-β-D- 葡聚糖阳性。患者没有再发热，血流动力学稳定并且需氧量减少。他上周开始使用广谱抗菌药物，具体有万古霉素、哌拉西林-他唑巴坦和伏立康唑。

检查

	右眼	左眼
视力	J12	J3
	（20/125 距离相当）	
	（20/30 距离相当）	
眼压（mmHg）	14	15

手电检查

	右眼	左眼
眼睑和睫毛	正常	正常
巩膜 / 结膜	无充血	无充血
角膜	清	清
前房	深，安静	深，安静
虹膜	平坦	平坦
晶体	清	清

散瞳眼底检查（见图 46.1）

视神经	粉色，边缘锐利，杯盘比 0.3
黄斑	多个白色棉绒状脉络膜视网膜病灶
血管	正常管径和走形
周边	一些散在的白色棉绒状脉络膜视网膜病灶

评估

- 右眼脉络膜视网膜炎伴玻璃体炎，左眼多灶

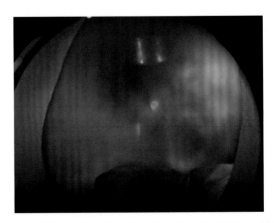

图 46.1 右眼彩色广角眼底照片显示屈光介质混浊，符合弥漫性玻璃体炎表现，鼻侧玻璃体尤其浑浊。在致密浑浊后鼻上方眼底可见一明亮的黄白色病变。注意：下方不透明区是照相伪像（拉开下眼睑的戴手套的手指）

性脉络膜视网膜炎

- 患者处于全身中毒状态，体内置入多个硬性材料，并且近期有一种未知微生物感染，因此用广谱抗微生物剂治疗，包括抗真菌剂。1-3-β-D-葡聚糖检测为阳性，这是真菌感染的非特异性标志物。考虑到病史，检查结果与双眼内源性感染性脉络膜视网膜炎一致。特别是白色绒毛样病灶提示念珠菌感染。右眼有玻璃体炎，但是没有严重前房炎症（一般来说，床旁手电筒检查只能检测到严重的炎症），意味着患者为右眼眼内炎早期。

鉴别诊断

- 右眼真菌性内源性眼内炎和左眼脉络膜视网膜炎
- 右眼细菌性内源性眼内炎和左眼脉络膜视网膜炎

治疗

- 如果可行，取玻璃体并送检：革兰染色、培养和聚合酶链式反应（polymerase chain reaction，PCR）。
- 右眼玻璃体腔注射广谱抗菌药物：万古霉素 1 mg/0.1 ml，头孢他啶 2.25/0.1 ml，伏立康唑 100 μg/0.1 ml。
- 向 ICU 团队建议先继续使用现在所用的抗菌药物，并可能进行抗真菌治疗，至少持续 6 周。

随访

患者第 2 天复诊，然后在接下来的 6 周内多次就诊。右眼玻璃体混浊逐渐清亮，左眼眼底病变逐渐消退。玻璃体标本未能做 PCR，培养物没有任何微生物生长。由于没有微生物生长，所有三种抗菌药物都继续使用 6 周：万古霉素和头孢他啶通过外周的中心静脉导管给药，口服伏立康唑。在取玻璃体和注药后 8 周复诊。

检查

	右眼	左眼
视力	20/25	20/20
眼压（mmHg）	16	15
眼睑和睫毛	正常	正常
巩膜 / 结膜	无充血	无充血
角膜	清	清
前房	深，安静	深，安静
虹膜	平坦	平坦
晶体	清	清

散瞳眼底检查（图 46.2）

视神经	粉红色，边缘锐利，杯盘比 0.3
黄斑	多个陈旧病灶表现为色素脱失的萎缩斑
血管	正常管径和走形
周边	少许色素脱失的萎缩斑

关键点

- 内源性传染性脉络膜视网膜炎是众所周知的真菌败血症并发症。因此，美国传染病学会（Infectious Diseases Society of America，IDSA）建议即使没有症状，也要对所有真菌感染患者进行散瞳检查。

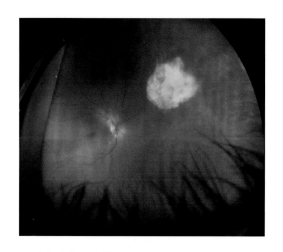

图 46.2　广角彩色眼底像示屈光介质清晰，黄斑、视神经和血管正常，鼻上方大片视网膜和视网膜色素上皮（retinal pigment epithelium，RPE）萎缩。像这样的大片萎缩性病变可能表明视网膜下脓肿已消退

- 仅存在脉络膜视网膜炎，最初可以通过全身给药治疗并密切随访。治疗应持续至少6周，直至所有病变完全消退。

- 没有阳性培养结果的病例在治疗上有挑战。尽管本患者眼部检查提示真菌起源，但细菌播散虽不常见，也可表现为非特异性脉络膜视网膜炎。因此，最安全的治疗方案是广泛覆盖革兰氏阳性菌、革兰氏阴性菌和真菌，就像医疗团队最初的治疗方案。即使没有明确的培养证据，查看住院患者在病程中使用的所有抗生素以更好地了解之前的医疗团队怀疑的微生物是有帮助的。如果当眼内液培养或PCR呈阳性时，可以缩小用药范围。

- 在脉络膜视网膜病变附近出现轻度局部玻璃体炎并不少见。在这种情况下，患者没有明显的眼内炎，一线治疗也可以是全身治疗。然而，非常密切的随访是必要的，一旦进展，可以考虑玻璃体内注射抗菌药物。

- 细菌和真菌都会引起视网膜下脓肿。诺卡菌和曲霉属是报道引起视网膜下脓肿的最常见微生物之一。念珠菌表现不同，更常见的是较小的、多灶性、白色棉绒样病变（图46.3）。

- 在一些有视网膜下脓肿的病例中，可以考虑进行玻璃体视网膜手术联合玻璃体内抗生素注射。然而，增殖性玻璃体视网膜病变的发

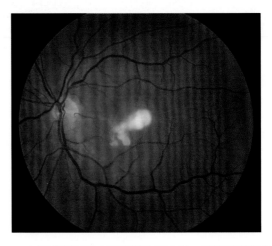

图46.3　左眼黄斑的彩色眼底照片显示了一例静脉用药者典型的念珠菌脉络膜视网膜炎，不伴眼内炎。在视网膜水平的黄斑中央处有明亮的、棉绒样、黄白色的病灶，紧邻它可见更模糊、更深的病灶。Endogenous Endophthalmitis：Bacterial and Fungal，Ajay E. Kuriyan，Stephen G. Schwartz，Janet L. Davis and Harry W. Flynn，Ryan's Retina，90，1700-1708，6th edition，Elsevier. Fig 90.3.（Case courtesy of Jeffrey K. Moore，MD.）

生率很高，尤其在行眼内引流脓肿的手术后。

- 虽然大多数内源性眼内炎病例发生在住院患者中，但不需卧床的门诊患者也可能出现这种疾病。尤其在易感人群，包括静脉用药者、全肠外营养患者和其他体内留置材料的患者。

- 长期服用三唑类抗真菌药的患者必须定期检查肝功能。

第 47 章

急性视网膜坏死综合征

Eduardo Uchiyama ■ Bobeck S. Modjtahedi
佘重阳　译　胡小凤　审校

现病史

　　38 岁的海地黑种人男性患者，主诉右眼视力下降和飞蚊症 2 周。2 周前患者在切割木材时有异物感。患者接受了院外医生的评估，开始使用二氟泼尼酯滴眼液，但没有改善。

检查

	右眼	左眼
视力	20/200 ＋ 1 裸眼小孔视力无提高	20/20 裸眼
眼压（mmHg）	17	13
瞳孔	7 mm → 5 mm，传入性瞳孔传导障碍＋	7 mm → 4 mm
外眼	正常	正常
眼睑 / 睫毛	正常	
结膜 / 巩膜	无充血，眼睑外翻，无异物	无充血
角膜	肉芽肿性角膜后沉着物	清
前房	浮游细胞 3 ＋，伴纤维蛋白渗出	深，安静
虹膜	后粘连，无萎缩，无损伤	圆，反射存在，无萎缩，无损伤
晶体	晶体前表面色素	清
玻璃体	玻璃体浑浊 2 ＋	无玻璃体细胞或浑浊
散瞳眼底检查	图 47.1 A 和 B	图 47.2

需要问的问题

- 之前是否有过眼红、飞蚊症或视力丧失的前驱症状？
- 是否有口腔或生殖器溃疡、关节痛、皮疹、胃肠道不适或性传播疾病史？

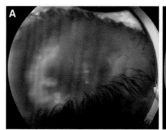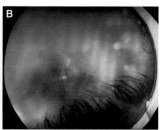

图 47.1 （A 和 B）右眼的彩色广角眼底照片显示继发于玻璃体炎的后段浑浊。周边视网膜显示视网膜炎融合区

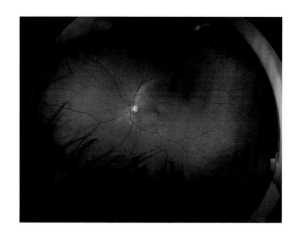

图 47.2 　左眼在正常范围内

- 是否有非法药物使用史，包括静脉毒品使用？
- 是否接触过结核病或结核病高危人群？
患者对所有这些问题都回答"否"。

评估

- 右眼全葡萄膜炎伴周围视网膜炎

鉴别诊断

- 急性视网膜坏死（坏死性疱疹性视网膜炎）
- 外伤后眼内炎

- 结节性葡萄膜炎
- 梅毒性葡萄膜炎
- 弓形虫病
- 白塞病
- 不太可能是：结核性葡萄膜炎

初步诊断

- 急性视网膜坏死

检查

对于全葡萄膜炎的患者，检查如下：
- 梅毒螺旋体（梅毒）系列筛查［密螺旋体抗体检测，如果阳性则进行快速血浆反应素试验（rapid plasma regain，RPR）］。
- γ-干扰素释放试验（首选，方便）或结核菌素试验（purified protein derivative，PPD）。
- 胸部影像学检查［胸部X线或胸部计算机断层扫描（computed tomography，CT）加增强］、血管紧张素转化酶（angiotensin-converting enzyme，ACE）和溶菌酶也可用于评估结节病。
- 对于并发视网膜炎的患者，送眼内液样本进行聚合酶链反应（polymerase chain reaction，PCR）检测单纯疱疹病毒（herpes simplex virus，HSV）、水痘带状疱疹病毒（varicella zoster virus，VZV）、巨细胞病毒（cytomegalovirus，CMV）和弓形虫病（检测优先顺序基于对疾病的临床疑诊）。除弓形虫病外，前房（anterior chamber，AC）穿刺取得的房水标本进行检测通常是足够的。

治疗

- AC房水送检PCR以检测病毒性脱氧核糖核酸（deoxyribonucleic acid，DNA）（HSV、VZV和CMV）。
- 口服伐昔洛韦1000 mg，两片，1日3次（替代：静脉注射阿昔洛韦10～15 mg/kg，每8小时1次，5～10天，之后过渡到口服治疗，例如阿昔洛韦800 mg，每日5次）。
- 玻璃体内注射膦甲酸1.2～2.4 mg/0.1 ml（替代：更昔洛韦400 μg～4 mg/0.1 ml）。
- 右眼0.05%二氟泼尼酯点眼，1日4次。

- 右眼1%阿托品点眼，1日2次。

随访

VZV的PCR检测呈阳性。所有其他测试均为阴性。患者出现较大的视网膜裂孔，并发生了视网膜脱离。他接受了巩膜扣带和经睫状体平坦部玻璃体切除术，并植入硅油。视网膜炎消退，患者开始口服泼尼松60 mg，最终在接下来的6周内逐渐减至10 mg。伐昔洛韦在2周后减至1000 mg每日3次，然后保持该剂量3个月。为了预防复发，患者维持每天用药1000 mg，并每6个月检查1次肌酐。在最后一次随访中，患者的视力为20/100，存在1级核硬化性白内障（图47.3）。

关键点

- 急性视网膜坏死是一种进展迅速、具有潜在破坏性的传染性全葡萄膜炎，伴有需要积极治疗的视网膜炎，如本例所示。可能由HSV-1、HSV-2和VZV引起。
- 除了早先建议的帮助确诊的检查外，其他检查应根据特定的临床表现（例如，如果有局灶性视网膜炎和陈旧性瘢痕，则检查弓形虫病）或病史（例如，最近住院的患者或静脉药物使用患者考虑眼内炎）制订。
- 口服阿司匹林已被用于预防血管阻塞，这是急性视网膜坏死的一种并发症，但是否有效尚不清楚。
- 视网膜脱离是急性视网膜坏死的另一个严重并发症，而且它相当常见。

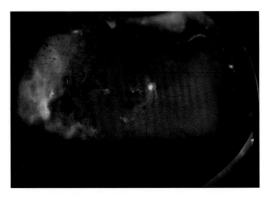

图47.3　右眼彩色广角眼底照片显示视网膜360°在位。颞侧周边坏死的视网膜由巩膜扣带很好地支撑

- 在坏死的视网膜周围进行激光光凝预防视网膜脱离是有争议的。虽然它可能会围挡坏死视网膜，但激光治疗本身会在脆弱组织中产生视网膜裂孔和脱离。
- 6 个月后可考虑取出硅油，但患者仍有较高的因为小的视网膜裂孔而发生再次视网膜脱离的风险。如果硅油不会引起任何并发症（例如，青光眼或因硅油入前房造成角膜失代偿），则它可以长期地留存在眼中。
- 对使用之前的治疗方案疗效不佳的难治性患者，可以尝试静脉注射膦甲酸和静脉注射西多福韦。后一种药物有显著风险，包括低眼压和肾毒性。
- 许多专家建议终身抗病毒治疗以保护对侧眼睛。

第 48 章

进行性外层视网膜坏死

Henry J. Kaplan

佘重阳 译 胡小凤 审校

现病史

患者 24 岁，爵士音乐家，约 3 个月前感觉到双眼视力不佳。因最近工作时间不规律和睡眠不足，感觉身体不适。无视力异常史，儿童时期左眼曾被击伤，并进行皮肤伤口缝合。尽管食欲正常，但近期体重有所下降。患者承认静脉使用毒品史。

检查

	右眼	左眼
视力	20/60	20/400
眼压（mmHg）	12	11
巩膜 / 结膜	清，无充血	清，无充血
角膜	清	清
前房	无浮游细胞或房水闪辉	无浮游细胞或房水闪辉
虹膜	正常～无后粘连	正常～无后粘连
晶体	清	清
玻璃体腔	微量玻璃体细胞	微量玻璃体细胞
视网膜 / 视神经	多灶视网膜白色病变 / 外层视网膜坏死（图 48.1）	多灶视网膜白色病变 / 外层视网膜坏死，RPE 斑点状改变，视神经苍白（图 48.2）

需要问的问题

- 近一个月视力有变化吗？
- 最近是否因为全身不适就诊？
- 因为在爵士乐俱乐部工作，是否曾吸毒或与女性和（或）男性进行无保护的性行为？
- 任一只眼是否有发红、疼痛、畏光或飞蚊症？

患者报告说，他在 3 个月前开始注意到视力的

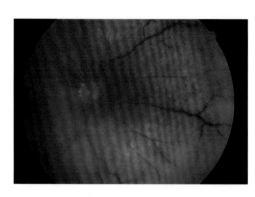

图 48.1 右眼外层视网膜的弥散性多灶性视网膜变白 / 坏死，具有轻微的视网膜血管炎（泥裂外观，保留视网膜血管结构）

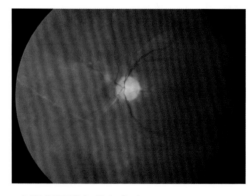

图 48.2 左眼视网膜色素上皮（retinal pigment epithelium，RPE）的色素团块堆积、视网膜下纤维化条索和视神经萎缩

变化，但直到最近才变得严重，以至于阅读乐谱困难。已预约 2 周内去看家庭医生，但直到现在才开始就医。有时，会静脉注射海洛因，并确实与几名女服务员和女调酒师有无保护的性行为。患者自述除了视物模糊，双眼感觉很好，特别是左眼。双眼都没有疼痛、发红、畏光或飞蚊症。

评估

- 双眼弥漫性视网膜炎，左眼视神经萎缩，可

能与获得性免疫缺陷综合征（acquired immunodeficiency syndrome，AIDS）相关

鉴别诊断

- 巨细胞病毒（cytomegalovirus，CMV）视网膜炎
- 梅毒性视网膜炎
- 眼部淋巴瘤或其他骨髓疾病
- 结节病

初步诊断

- 进行性外层视网膜坏死（progressive outer retinal necrosis，PORN），伴有与 AIDS 相关的左眼球后视神经萎缩

检查

- 全血细胞计数（complete blood count，CBC）：显著淋巴细胞减少，CD4$^+$T 细胞计数 = 46/μl。
- 人类免疫缺陷病毒（human immunodeficiency virus，HIV）血液检测：HIV 抗原（p24）和抗体＋。
- 玻璃体聚合酶链反应（polymerase chain reaction，PCR）检测：水痘带状疱疹病毒（varicella zoster virus，VZV）＋。
- 玻璃体的 Goldmann Witmer 系数（Goldmann Witmer coefficient，GWC）：抗 VZV 免疫球蛋白 G（immunoglobulin G，IgG）1 : 32。

治疗

- 立即开始静脉注射抗病毒治疗［例如，阿昔洛韦和（或）膦甲酸和更昔洛韦］联合玻璃体内（intravitreal injection，IVIT）抗病毒药物注射。
- 为治疗 HIV 感染和 AIDS，请传染病科会诊。
- 患者住院 48 小时后门诊继续治疗。

随访

- 计划每周进行抗病毒药物 IVIT 注射。不幸的是，联合 IVIT 和口服抗病毒药物并没有阻止疾病的进展。视力下降至右眼光感（light perception，LP）和左眼无光感（no light perception，NLP）。

关键点

- VZV 是疱疹病毒家族的成员，包括单纯疱疹病毒 1（herpes simplex virus 1，HSV-1）和 2（HSV-2）。初次感染后，这些病毒潜伏并存在于感觉神经节中，例如三叉神经节。
- 幼儿期感染表现为水痘。潜伏后，复发性疾病可表现为皮肤带状疱疹或眼部带状疱疹。
- PORN 是一种严重的、快速进展的外层视网膜炎，通常对药物治疗无效。联合全身和 IVIT 使用抗病毒药物有时可以阻止疾病进展。然而，由于融合性视网膜坏死和球后视神经损伤，视力预后仍然很差。
- PORN 的眼内炎症相对较轻，因为大多数患者伴有进展期 AIDS，CD4$^+$T 细胞计数 ≤ 50/μl。视神经受累很常见，导致视力预后不佳。
- 视网膜脱离很常见，在病变影响区域后方进行预防性的激光封闭可能会降低其发生率。然而，一旦发生视网膜脱离，就需要进行玻璃体切除联合硅油注入。
- PORN 最初也可以表现为视网膜内多灶性白色病变并可观察到病变进展（图 48.3 A 和 B）。

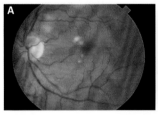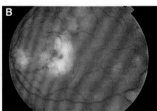

图 48.3 （A）PORN 早期表现为后极部多灶性外层视网膜白色病灶；（B）随着疾病进展，病灶发生融合

第 49 章

弓形虫病

Harpal S. Sandhu

王　婧　译　胡小凤　审校

现病史

27 岁女性患者，没有明确的眼部病史或用药史，主诉左眼新出现漂浮物伴视物模糊 3 天，右眼没有任何不适。

检查

	右眼	左眼
视力	20/20	20/30 −
眼压（mmHg）	11	19
眼睑和睫毛	正常	正常
巩膜/结膜	无充血	无充血
角膜	透明	透明
前房	深，安静	细胞+
虹膜	平坦	平坦
晶状体	透明	透明
前部玻璃体	透明	细胞+

散瞳眼底检查（图 49.1）

视神经	杯盘比 0.2，淡红色，边界清
黄斑	正常
血管	管径、走行正常
周边	正常

需要问的问题

- 以前有过这样的经历吗？
- 家里有宠物吗？
- 最近去国外旅行了吗？
- 最近吃过未煮熟的肉吗？
- 免疫系统有什么问题吗？

患者曾经和一只猫住在一起。对其他问题的回答

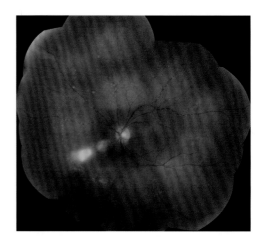

图 49.1　左眼的彩色眼底照片显示视盘鼻下方有一处部分色素沉着的瘢痕，伴一个明亮的白色病变，位于视网膜水平，边界模糊，邻近瘢痕，符合活动性视网膜炎。血管周围有多发黄白色斑块和若干小的玻璃体浑浊灶

是否定的。

评估

- 左眼局灶性视网膜脉络膜炎伴全葡萄膜炎和视网膜血管炎
- 左眼有既往视网膜脉络膜炎的证据

鉴别诊断

- 弓形虫视网膜脉络膜炎
- 梅毒
- 疱疹性视网膜炎
- 结节病
- 不太可能：Behçet 病

初步诊断

- 弓形虫视网膜脉络膜炎

检查

- 弓形虫血清学检查

治疗

- 口服甲氧苄啶磺胺甲噁唑（trimethoprim-sulfamethoxazole，TMP-SMX），双倍强度片剂，每日 2 次，每次 1 片。
- 2 天后开始每日口服泼尼松 1 mg/kg。
- 1 周后随访。

随访

1 周多后患者随诊，视力和飞蚊症正在改善。左眼视力为 20/25，前房细胞已消退，玻璃体浑浊有所改善。弓形虫 IgM 转为阴性，IgG 阳性，滴度 1∶256。

治疗

- 继续应用 TMP-SMX。
- 泼尼松每周减少 10 mg。
- 2 ～ 3 周后随访。

诊疗思路

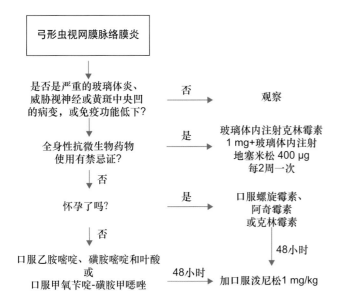

关键点

- 弓形虫病是世界范围内导致后葡萄膜炎最常见的原因之一，在南美洲和热带地区的发病率特别高。
- 邻近色素沉着瘢痕的活动性视网膜脉络膜炎强烈提示获得性弓形体视网膜脉络膜炎。玻璃体炎症通常表现为致密的浑浊（与本例轻度的玻璃体炎相反），产生经典的"雾中车灯"现象。
- 本病例中独特的血管周围斑块（Kyrieleis 斑块）不是弓形虫病的常见表变，但对该疾病有一定的特异性。可以在急性反复发作后持续数月甚至数年，因此并不意味着活动性疾病，也可见于少数的梅毒和疱疹性视网膜炎病例中。
- 先天性弓形虫病的眼底表现明显不同，表现为较大的黄斑瘢痕，通常为双侧。
- 猫及其粪便，以及摄入未煮熟的肉，都是导致这种疾病的危险因素。
- 并不是所有的闪辉都需要治疗。致密玻璃体炎、威胁视神经的病变、威胁黄斑中央凹的病变和免疫低下的状态是典型的治疗指征。
- 有多种不同的治疗选择，包括局部或全身途径，以及多种不同的抗寄生虫药物。一些建议认为，经典的治疗方法（乙胺嘧啶和磺胺嘧啶）是最有效的，应该用于严重的病例，但这不是绝对的。
- 只要患者正在服用糖皮质激素，就应继续进行抗寄生虫治疗。急性闪辉通常在 3 ～ 6 周消失。
- 可能对一些经常复发的患者有益（例如，每隔 1 日的 TMP-SMX）。

第 50 章

严重、非典型弓形虫病

Harpal S. Sandhu ■ Albert M. Maguire

王　婧　译　胡小凤　审校

现病史

64 岁的男性患者，主诉右眼视力下降。患者是人类免疫缺陷病毒（human immunodeficiency virus, HIV）感染者，有左眼巨细胞病毒（cytomegalovirus, CMV）视网膜炎病史，合并复发性视网膜脱离，最终眼球萎缩。

检查

	右眼	左眼
视力	20/40	无光感
眼压（mmHg）	22	4
眼睑和睫毛	正常	上睑下垂
巩膜/结膜	无充血	轻度充血，眼球萎缩
前房	深，安静	浅
角膜	透明	基质水肿 2＋，带状角膜变性
虹膜	平坦	平坦
晶状体	核硬化 2＋	棕褐色核硬化 4＋
前部玻璃体	清晰	窥不入
散瞳眼底检查	见图 50.1	窥不入

需要问的问题

- 这种情况已经持续了多久？
- 是否有眼疼？
- 最近是否生过病或住过院？
- 是否服用抗艾滋病药物？目前的 CD4 细胞计数是多少？
- 上一次看传染病医生是在什么时候？

患者回答视力已经下降了几个星期。没有疼痛。家里有抗艾滋病药物，但讨厌吃药，"当我喜欢的时候"服用。患者大约一年没去看传染病医生了。

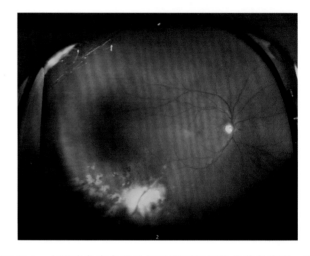

图 50.1　右眼彩色广角照片显示颞下呈奶油状黄色病变，病变内及近端有血管鞘，颞下有脉络膜瘢痕，上有色素沉着，下方有玻璃体碎片。没有玻璃体炎。B 超示左眼萎缩，组织结构紊乱

评估

- 右眼局灶性视网膜炎伴邻近视网膜血管炎
- 左眼继发于 CMV 视网膜炎合并视网膜脱离后的眼球萎缩

鉴别诊断

- CMV 视网膜炎
- 非典型弓形虫病
- 其他疱疹性视网膜炎［单纯疱疹病毒（herpes simplex virus, HSV）、水痘带状疱疹病毒（varicella zoster virus, VZV）］
- 梅毒

初步诊断

- 右眼 CMV 视网膜炎

■ 虽然对患者的免疫状态尚不清楚，但他患有艾滋病，并承认不遵守高效抗反转录病毒治疗（highly active antiretroviral therapy，HAART）。可以肯定他的免疫功能低下。这是单眼患者，已经因 CMV 视网膜炎失去了左眼。患者现在右眼表现为视力下降和活动性视网膜炎，没有玻璃体炎或前房反应。尽管右眼无出血，视网膜炎症病灶也不是典型 CMVR 的表现，但这只眼感染 CMV 的风险很高。

治疗

■ 缬更昔洛韦 900 mg 口服，每日 2 次。
■ 检查 CD4 细胞计数。
■ 重启居家 HAART 药物治疗。
■ 1 周后复查。

随访

现病史

　　患者未进行 1 周后的复诊，在 2 周后复诊时，主诉视力没有好转，而且似乎更糟。患者仍然没有疼痛，也没有新的症状。并且坚持说他定期服用缬更昔洛韦，因为他不想失明。

检查		
	右眼	左眼
视力	20/60	无光感
眼压（mmHg）	21	4
裂隙灯：双眼表现稳定		
散瞳眼底检查	见图 50.2	窥不入

CD4 细胞计数：94 个 /μl。弓形虫 IgM 阴性。

评估

■ 更昔洛韦治疗，右眼视网膜炎仍然恶化。
■ 尽管服用了缬更昔洛韦，患者的病情还是恶化。虽然有耐药的 CMV 毒株，缬更昔洛韦通常是一种有效的治疗方法。此外，CMV 性视网膜炎进展缓慢，一般不会在短短 2 周内

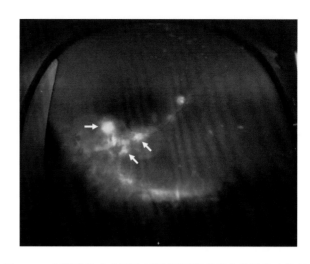

图 50.2　右眼彩色广角照片显示视网膜炎现在发展为多灶性，多个新的更靠后极部的病变（白箭）。鼻侧也出现更多的血管鞘和轻度玻璃体炎，下方玻璃体可见层状碎片。上方的绿点是广角眼底相机的伪影（Modified from Sandhu HS, Maguire AM. Atypical retinitis in the setting of prior cytomegalovirus retinitis. *JAMA Ophthalmol.* 2016；134［6］：709-710.）

疾病出现明显恶化。因此必须考虑是否误诊。考虑到活动性视网膜炎附近存在色素瘢痕，鉴别诊断时要高度怀疑非典型弓形虫病。

鉴别诊断

■ 非典型弓形虫病
■ 对缬更昔洛韦耐药的 CMV 视网膜炎
■ 难治性或耐药性疱疹性视网膜炎（HSV、VZV）
■ 梅毒性视网膜炎

初步诊断

■ 非典型弓形虫病

治疗

■ 试验性抗弓形虫治疗作为诊断和治疗的方法。玻璃体内注入克林霉素 1 mg/0.1 ml。
■ 血清学检查抗弓形虫抗体。
■ 快速血浆反应素试验（rapid plasma regain，RPR），荧光密螺旋体抗体吸收试验（fluorescent treponemal antibody absorption，FTA-ABS）。
■ 1 周内随访。

随访 #2（发病后第 3 周）

现病史

患者表述很讨厌注射，但令他欣慰的是视力似乎好一点。

检查		
	右眼	左眼
视力	20/50	无光感
眼压（mmHg）	18	5
裂隙灯：上次检查以来双眼稳定，右眼颞侧结膜下小片状出血		
散瞳眼底检查	见图 50.3	窥不入

弓形虫 IgM 阴性，弓形虫 IgG 1∶1024，RPR 阴性，FTA-ABS 阴性。

评估

- 右眼多灶性视网膜炎（局部抗弓形虫治疗后改善）

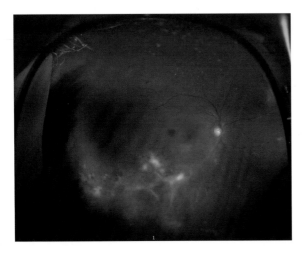

图 50.3 右眼彩色广角眼底照片显示，沿下方拱环的视网膜炎区域开始消退。注射后有一些新的视网膜出血

最终诊断

- 右眼非典型弓形虫病

关键点

- 弓形虫病在免疫功能低下与免疫功能正常的患者中表现有很大不同。可能有更大的和（或）多灶性病变，很少或没有玻璃体炎，也没有表明先前有活动性感染的色素性瘢痕。

- 因此，其表现可以类似疱疹性视网膜炎。像该病例一样，首先按照疱疹性疾病进行治疗是合理的，但如果患者对治疗没有相应的反应，必须重新考虑诊断。

- 危险因素包括免疫低下的典型原因，如化疗、艾滋病和免疫抑制治疗。有趣的是，在一些研究中，老年人也被确定为一个危险因素。

- 虽然聚合酶链反应（polymerase chain reaction，PCR）在诊断困境中通常是一种有指导性的测试，在此可以考虑，但由于弓形虫可以相对局限于视网膜和脉络膜，故在这些病例中阳性率较低。

- 虽然 IgG 阳性通常只代表以往的暴露，但非常高的滴度或较基线显著升高的滴度提示有活动性感染。

- 在所有检测都没有帮助的情况下，观察经验性治疗的临床反应，如玻璃体内注射克林霉素治疗弓形虫病，可能是唯一的非手术诊断手段。没有明确诊断的严重病例，即使经过多次经验性治疗，也可能需要诊断性玻璃体切除术，同时做或不做脉络膜视网膜活检。

- 如 CMV 视网膜炎一样，这些患者也有孔源性视网膜脱离的风险，由于容易发生多发视网膜裂孔和小裂孔，治疗方法选择玻璃体切除术联合硅油填充手术。

- 关于弓形虫病治疗方案更详细的讨论，请参见第 45 章。

第 51 章

弓蛔虫病

Henry J. Kaplan

王　婧　译　胡小凤　审校

现病史

一年级学生开学的入学体检中，一名 6 岁女孩矫正视力右眼 20/20，左眼 20/80，除此之外没有什么问题。她的母亲注意到患者看不到来自两边的物体或人。双眼都没有外伤史。患者喜欢在家附近的一个公园的沙场里玩。

检查

	右眼	左眼
视力	20/20	20/80
眼压（mmHg）	9	8
巩膜 / 结膜	干净，无充血	干净，无充血
角膜	透明	透明
前房	无细胞，无闪辉	无细胞，无闪辉
虹膜	正常～无后粘连	正常～无后粘连
晶状体	透明	透明
玻璃体腔	清晰	无细胞
视网膜 / 视神经	视神经、后极和周边视网膜正常	从视神经到黄斑中心有牵拉增殖膜，后极有局部牵引性视网膜脱离（图 51.1）

需要问的问题

- 患者没有抱怨过左眼看不清吗？
- 左眼是否出现过眼红、眼疼或畏光？
- 家里有宠物吗？
- 玩耍的沙场里有时会不会见到狗？

患者没有抱怨她的左眼视力不佳，也没有任何一只眼发红、疼痛或畏光。家里有两只金毛猎犬，现在分别是 4 岁和 5 岁。这家人经常去当地的公园，那里有一个沙场，许多狗和主人一起在公园里闲逛。

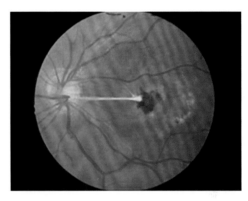

图 51.1　左眼牵拉褶皱从视神经延伸到黄斑，导致黄斑中心局部视网膜神经上皮脱离

评估

- 左眼后极部视网膜肉芽肿，牵引皱褶延伸至视盘，继发于视网膜前膜的黄斑皱褶

鉴别诊断

- 弓蛔虫病
- 视网膜母细胞瘤
- 早产儿视网膜病变
- 原始玻璃体永存增生症 / 永存胚胎血管
- Coats 病

初步诊断

- 左眼弓蛔虫病伴周边部肉芽肿、视网膜牵拉增殖膜和黄斑皱褶

检查

- 酶联免疫吸附试验（enzyme-linked immunosorbent assay，ELISA）弓蛔虫滴度：＋1∶16。

治疗

- 考虑行经平坦部玻璃体切除术，以减轻对视网膜的牵引，并去除黄斑前膜。
- 因为没有明显的眼内炎症，术前不需要局部或全身使用糖皮质激素。

随访

- 术后 1 天、1 周和 1 个月复诊。
- 术后 1 个月转诊至儿童眼科医生治疗弱视。

关键点

- 弓蛔虫病是由犬弓蛔虫和猫弓蛔虫引起的罕见感染，通常见于儿童。儿童经常因为在被寄生虫污染的沙子中玩耍而感染。据报道，在 2 ～ 6 个月大的幼犬中，犬弓蛔虫的患病率超过 80%；在 1 岁以上的狗中，这个数字下降到 20%。
- 典型表现通常包括后葡萄膜炎，伴有视力下降、畏光、飞蚊症和白瞳症等症状和体征。眼弓蛔虫病有三种类型：周围视网膜肉芽肿（图 51.2）、后极肉芽肿（图 51.3）和慢性眼内炎。后极肉芽肿通常表现为玻璃体混浊，边界不清的后极白色肿块，纤维增殖牵拉周边视网膜。慢性眼内炎症表现为致密玻璃体炎，常伴视网膜脱离，有时表现为白瞳症（图 51.4）。眼内炎症的急性期可能表现为肉芽肿性虹膜炎

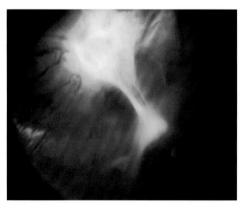

图 51.2 左眼周边局部白色肉芽肿，伴纤维增殖带牵拉延伸至视神经

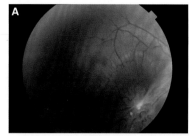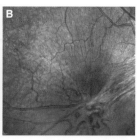

图 51.3 （A）一例邻近下方拱环的弓蛔虫肉芽肿患者的眼底照片，右眼伴有黄斑牵拉和继发性视网膜前膜形成；（B）同一患者的红外眼底成像

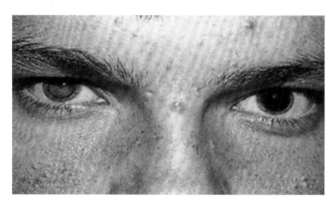

图 51.4 右眼白瞳症继发于弓蛔虫病引起的慢性眼内炎

和前房积脓。

- 虫卵被摄食后，成熟为幼虫，通过肠道进入体循环。幼虫可以感染许多器官，包括心脏、肝、大脑、肌肉、肺和眼睛。当它感染不同的组织时，被称为内脏幼虫移行症。反应性炎症过程导致生物体被包裹并形成嗜酸性肉芽肿。
- 90% 的眼弓蛔虫病是单侧的，通常表现为三种不同亚型的后葡萄膜炎：慢性眼内炎（25%）、后极部肉芽肿（25% ～ 46%）和周边肉芽肿（20% ～ 40%）。与眼弓蛔虫病相关的最常见体征是玻璃体炎，可见于超过 90% 的患者。其他表现体征包括白瞳症、眼充血和斜视。
- 治疗包括消除炎症和修复玻璃体视网膜后遗症。严重的炎症可以局部用糖皮质激素、睫状肌麻痹剂和全身糖皮质激素治疗。噻苯达唑或二乙基氨基马嗪等驱虫药通常没有作用。手术干预可解除视网膜牵拉、黄斑皱褶或影响屈光间质的致密玻璃体混浊。

第 52 章

系统性红斑狼疮伴视网膜血管炎

Aleksandra Radosavljevic ■ Jelena Karadzic ■ Manfred Zierhut

王　婧　译　胡小凤　审校

现病史

36 岁女性患者，因双眼视物模糊就诊。1990 年，在患者 15 岁的时候，脸上出现了蝴蝶状的皮损，治疗史不详。1993 年出现膝部及双手小关节肿痛。现在，发现患者抗核抗体（antinuclear antibodies，ANA）呈阳性，从而诊断为系统性红斑狼疮（systemic lupus erythematosus，SLE）。多年来，患者每天接受 10～20 mg 泼尼松治疗。

1998 年，患者出现蛋白尿，诊断为狼疮性肾炎。患有动脉高血压和中度贫血（均通过药物控制）。患者曾使用氯喹、硫唑嘌呤和环磷酰胺冲击进行免疫抑制治疗，但患者要么不能耐受药物，要么药物无效。最终，加用麦考酚酯并持续治疗了 4 年，才改善了病情。

2005 年，在疾病缓解期，患者停止使用麦考酚酯后 1 年，发现双眼颞侧大面积的视网膜缺血、闭塞性视网膜血管炎和视网膜新生血管（neovascularization elsewhere，NVE）（图 52.1 和图 52.2），对缺血区域进行了激光光凝。2011 年，由于晚期肾功能不全，患者需要进行腹膜透析。全身治疗包括每天 20 mg 泼尼松，这会导致中度骨质疏松和双眼白内障。在 2012 年，患者发生了一次腹膜炎（克雷伯杆菌感染）。

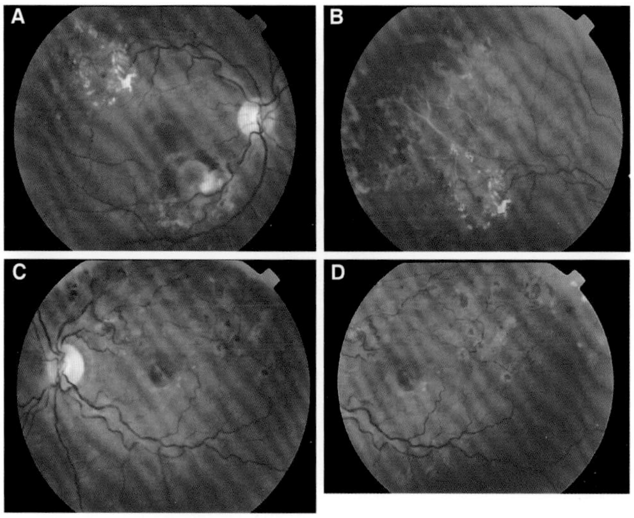

在笔者所在诊所的第一次检查中，患者主诉视力下降。光学相干断层扫描（optical coherence tomography，OCT）显示双眼黄斑水肿和左侧黄斑部脉络膜视网膜瘢痕。接受双侧 Tenon 囊下注射曲安奈德后，黄斑水肿消退。由于视网膜缺血，进行了激光光凝术。

图 52.1　2005 年右眼（A 和 B）和左眼（C 和 D）的眼底照片：大面积视网膜缺血，伴有小面积视网膜出血和脂质渗出

检查

	右眼	左眼
视力	20/25	20/250
眼压（mmHg）	14	14
巩膜 / 结膜	无充血	无充血
角膜	透明	透明
前房（AC）	深，无细胞，无闪辉	深，无细胞，无闪辉
虹膜	正常	正常
晶状体	后囊下白内障	后囊下白内障
前部玻璃体	清晰	清晰
眼底	颞上方闭塞性视网膜血管炎伴陈旧性非活动性视网膜新生血管和激光后脉络膜视网膜瘢痕。黄斑水肿和黄斑下方大片色素性脉络膜视网膜瘢痕	颞上视网膜闭塞性视网膜血管炎和激光光凝后视网膜脉络膜瘢痕。黄斑水肿

需要问的问题

■ 是否曾经有过血糖值异常、口渴、排尿、盗汗或体重减轻症状？

■ 是否有过麻木、刺痛、身体虚弱、肠道或膀胱问题？家族有神经系统疾病的病史吗？

■ 是否有咳嗽、肺部病变或发热？

143

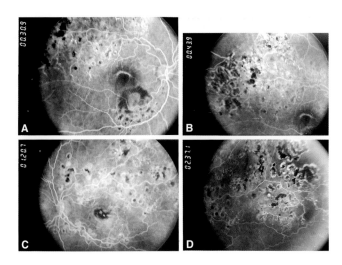

图 52.2 2005 年，右眼（**A** 和 **B**）和左眼（**C** 和 **D**）的荧光素血管造影（FA）：在右眼下血管弓下方，观察到高荧光的脉络膜新生血管（CNV）

- 最近身体是否被蜱叮咬过？
- 是否被猫抓伤过？
- 是否有旅行史？
患者对所有问题都回答"否"。

评估

- 双眼闭塞性视网膜血管炎（动脉炎）、黄斑水肿

鉴别诊断

- SLE 血管炎
- 结节性血管炎
- 多发性硬化症（multiple sclerosis，MS）相关性视网膜血管炎
- 不太可能：莱姆病相关、猫抓伤病相关或结核性视网膜血管炎

初步诊断

- 双眼闭塞性视网膜血管炎（动脉炎）

检查

- 对于有狼疮相关肾功能不全病史的患者，检查包括尿液分析及显微镜检查（蛋白尿、血尿）、基础生化和红细胞沉降率、C 反应蛋白（C-reactive protein，CRP）、血清肌酐、ANA、

抗双链脱氧核糖核酸（deoxyribonucleic acid，DNA）抗体、抗 Ro/SSA 抗体、抗 SSB（La）抗体、抗心磷脂抗体、抗 B2 糖蛋白抗体、狼疮抗凝剂、补体水平、循环免疫复合物、神经系统检查排除神经狼疮［如果系统神经系统检查呈阳性，还需要行脑磁共振检查（nuclear magnetic resonance，NMR）］。

- 对于非典型病例，检查：
  - 血管紧张素转换酶（angiotensin-converting enzyme，ACE）、溶菌酶、可溶性 IL-2 受体
  - γ 干扰素释放试验或结核菌素试验（purified protein derivative，PPD），抗中性粒细胞细胞质抗体（antineutrophil cytoplasmic antibodies，c-ANCA）
  - 荧光密螺旋体抗体吸收试验（Fluorescent treponemal antibody absorption，FTA-ABS），快速血浆反应素试验（rapid plasma regain，RPR）
  - 免疫印迹法检测莱姆抗体
  - 巴尔通体抗体
  - 多发性硬化症或脑血管炎的神经学检查

治疗

- 口服泼尼松 1 mg/kg 1 周，然后每周缓慢减量 10～20 mg，之后每周减量 2.5～10 mg。根据葡萄膜炎的活动性非常缓慢地逐渐减量。
- 严重情况下，需要立即增加免疫抑制药物。
- 局部治疗：局部点非甾体抗炎药（nonsteroidal anti-inflammatory drug，NSAID）每天 3～4 次，Tenon 囊下或玻璃体内注射糖皮质激素治疗黄斑水肿。
- 玻璃体腔注射抗血管内皮生长因子（vascular endothelial growth factor，VEGF）治疗脉络膜新生血管（choroidal neovascularization，CNV）。抗 VEGF 可作为阻塞性视网膜血管炎视网膜新生血管（NVE 或 NVD-视盘新生血管）严重病例的补充治疗。
- 2 周后进行随访。

随访

自 2013 年起，患者 ANA、抗双链 DNA（anti-double-stranded DNA，anti-dsDNA）抗体、抗 Ro/SSA 抗体、抗髓过氧化物酶（anti-myeloperoxidase，anti-MPO）抗体、抗心磷脂抗体、抗 B2 糖蛋白抗体均为阴性，C3 和 C4 补体在正常范围内。偶尔检测到循环免疫复合物（2014 年最高水平为 0.600）。自 2016 年起，患者计划进行肾移植，但由于身体不适和频繁的全身感染（包括皮肤脓肿）而无法进行。高血压和贫血用药物控制良好。2018 年，患者出现充血性心肌病伴胸腔积液，已穿刺放液（无菌穿刺，γ-干扰素释放试验为阴性）。患者还出现了臀部皮肤脓肿，在接受抗生素治疗之后病情稳定。

眼科检查显示，2013 年患者右眼出现渗出性视网膜脱离（图 52.3），在增加糖皮质激素剂量后好转（泼尼松 1 mg/kg）。2016 年出现视力下降（右眼 20/30，左眼 20/250），双眼出现活动性 CNV 伴黄斑囊样水肿（cystoid macular edema，CME）（图 52.4）。患者双眼接受了 Tenon 囊下曲安奈德注射，之后视网膜内液体减少，但左眼未完全吸收。因此，左眼给予玻璃体腔内抗 VEGF 药物注射，液体完全吸收。此外，重新口服麦考酚酯与泼尼松 10 mg。3 个月后，右眼的视力为 20/25，左眼为 20/200。2019 年，发现

双眼白内障加重（右眼 20/30，左眼 20/250）。最后的眼底照片（图 52.5）、荧光素血管造影（fluorescein angiography，FA）（图 52.6）、OCT 和 OCT 血管造影（OCT angiography，OCTA）（图 52.7）如下。

诊疗思路

```
双侧狼疮相关性阻塞性视网膜血管炎
全身糖皮质激素
          ↙          ↘
    反应好              反应不佳
      ↓                  ↓
糖皮质激素每周减量      CS 缓慢减量并加入免疫抑制剂
至 10 mg/d
      ↓
复发时使用糖皮质
激素重新治疗
                        ↓
              如果在 FA 上存在大面积的视网膜缺血，
              则对缺血区域进行激光光凝
                        ↓
              如果发生 CME，请局部添加 NSAID
              或玻璃体内CS注射
                        ↓
              如果发生 CNV 或 NVD/NVE，
              请玻璃体内注射抗 VEGF
                        ↓
              对于持续性炎症：更换另一种
              免疫抑制剂和(或)添加生物制剂
```

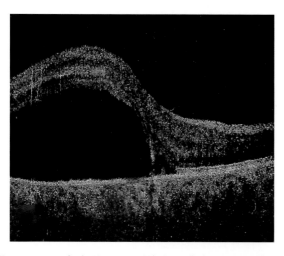

图 52.3　2013 年右眼 OCT：颞侧视网膜渗出性视网膜脱离

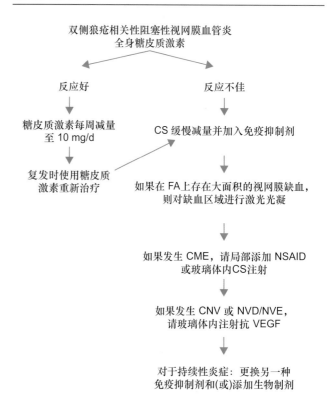

图 52.4　（A 和 B）2016 年双眼 OCT：双侧黄斑水肿和 CNV

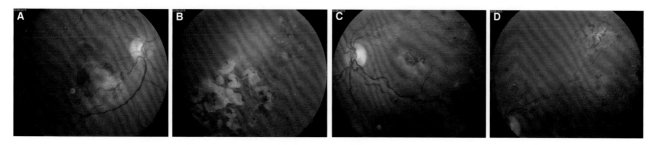

图 52.5　2019 年右眼（A、B）和左眼（C、D）的眼底照片：全视网膜激光光凝后中周部见脉络膜视网膜瘢痕。颞上视网膜上有血管闭塞的缺血区。右眼黄斑下方和左眼黄斑处，有脉络膜视网膜瘢痕伴视网膜下增殖（左侧黄斑）

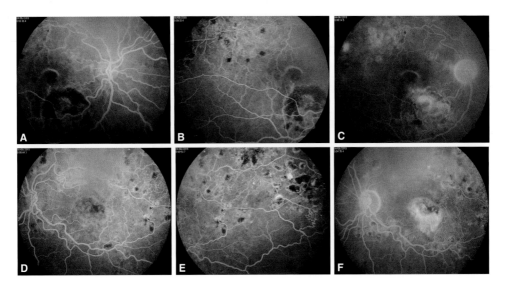

图 52.6　2019 年右眼（A～C）和左眼（D～F）的 FA：全视网膜激光光凝后中周部低荧光脉络膜视网膜瘢痕和伴视网膜新生血管的颞上方视网膜缺血区。在右眼黄斑下方和左眼黄斑早期出现低荧光病变，随后出现高荧光和渗漏（CNV）

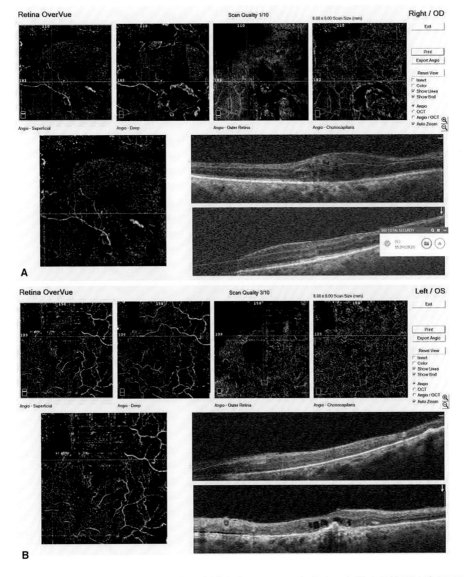

图 52.7　双眼 OCT（A 和 B）和 OCTA：双眼黄斑囊样水肿和 CNV，右眼重于左眼（晶体浑浊降低了图片质量）

关键点

- 狼疮相关性葡萄膜炎最常见的临床表现有阻塞性视网膜血管炎，但也有许多其他眼部表现，如高血压性视网膜病变、干眼症、浅点状角膜炎、浅层巩膜炎、巩膜炎、眼睑盘状红斑狼疮、伴有渗出性视网膜脱离的脉络膜血管炎，视神经炎或缺血性视神经病和眼眶炎性假瘤。

- 在大多数情况下，狼疮性肾炎有一个进展的过程，如果不治疗，预后很差。
- 通常与 SLE 相关的血管炎在双眼表现是不对称的。
- 严重病例需要加用全身的免疫抑制治疗。
- 血管闭塞（视网膜中央动脉、视网膜中央静脉、视网膜分支静脉、前部缺血性视神经病变）、黄斑水肿、CNV 和 NVD/NVE 合并玻璃体出血是这些患者视力丧失的最常见原因。

第 53 章

巨细胞病毒（CMV）性视网膜炎

Henry J. Kaplan

王　婧　译　胡小凤　审校

现病史

主诉：体重减轻 3 个月，双眼前出现漂浮物 6 周。

38 岁男性患者，因右眼视物模糊和双眼漂浮物 6 周于急诊科（emergency department，ED）就诊。患者是一名艺术家，3 个月内体重减少了 24 磅，从那时起一直出现慢性水样便。否认双眼眼痛、畏光或发红的病史。

检查

	右眼	左眼
视力	20/80	20/25
眼压（mmHg）	12	10
眼睑 / 巩膜 / 结膜	右下睑紫红色病变，直径 0.5 mm，其余在正常范围（图 53.3）	无充血
角膜	透明，无角膜后沉着物	透明，无角膜后沉着物
前房	无细胞或闪辉	无细胞或闪辉
虹膜	瞳孔圆，无虹膜后粘连	瞳孔圆，无虹膜后粘连
晶状体	透明	透明
玻璃体腔	玻璃体细胞（±）	玻璃体细胞（±）
视网膜 / 视神经	视神经头肿胀伴乳头周围出血，血管弓处血管鞘和黄斑水肿（图 53.1）	萎缩性视网膜中央有颗粒状浑浊，周围视网膜炎有活动性边界并向后极进展（图 53.2）

需要问的问题

■ 是否评估过体重减轻和水样便？如果有，做了哪些检查？

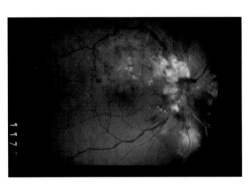

图 53.1　右眼：视神经水肿伴乳头状周围出血性视网膜炎，白色渗出沿血管弓延伸，并伴有黄斑水肿

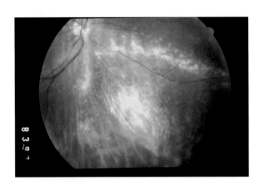

图 53.2　左眼：萎缩的视网膜，边缘绕以颗粒状的活动性视网膜炎

■ 是否使用过静脉注射药物或与男性或女性进行过无保护的性行为？

■ 面部或身体是否有任何尚未消退的皮肤病变？

患者最近因体重减轻和经常腹泻在社区医院住院。做了结肠活检，被告知感染了真菌、隐球菌病，并开始接受两性霉素和另一种药物的静脉注射治疗。然后被送到急诊。

患者曾与男性有过无保护的性行为，在过去的几个月中，患者的右下睑有一个小的红色结节（图 53.3）。

评估

■ 双眼感染性视网膜炎，可能继发于免疫抑制

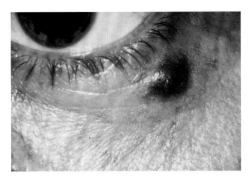

图 53.3　右下眼睑紫红色血管结节性皮病变（RLL），诊断为卡波西肉瘤

- 隐球菌肠炎

鉴别诊断

- 继发于获得性免疫缺陷综合征（acquired immunodeficiency syndrome，AIDS）的巨细胞病毒（cytomegalovirus，CMV）性视网膜炎
- 人类免疫缺陷病毒（human immunodeficiency virus，HIV）视网膜病变
- 感染性视网膜炎［梅毒、单纯疱疹病毒（herpes simplex virus，HSV）、水痘带状疱疹病毒（varicella zoster virus，VZV）引起］
- 弓形虫视网膜脉络膜炎
- 真菌性视网膜炎（如念珠菌）

初步诊断

- 继发于艾滋病的 CMV 性视网膜炎和卡波西肉瘤

检查

- 眼底影像学检查
  - 见图 53.4 和图 53.5。
- 全血细胞计数：白细胞减少，CD4$^+$ T 细胞计数 ≤ 50/μl。
- 免疫印迹证实血清学 HIV（＋）。
- 梅毒螺旋体检测：性病研究实验室检查（venereal disease chain reaction，VDRL）（－），荧光密螺旋体抗体吸收试验（fluorescent treponemal antibody absorption，FTA-ABS）（－）。
- 房水和（或）玻璃体穿刺：如果治疗期间视网

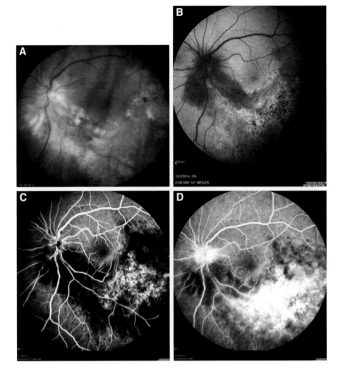

图 53.4　CMV 视网膜炎患者的彩色照片（**A**）和眼底自发荧光（fundus autofluorescence，FAF）（**B**）显示颗粒状改变和出血病灶。（**C**）CMV 视网膜炎的 FA 显示沿下血管弓继发于视网膜出血和水肿造成的遮蔽低荧光，以及颞下颗粒状高荧光；（**D**）FA 晚期显示视神经荧光渗漏和视网膜色素上皮（RPE）窗样缺损的颞下高荧光

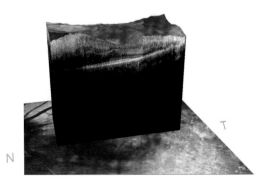

图 53.5　同一患者的谱域光学相干断层扫描（spectral domain optical coherence tomography，SD-OCT）显示鼻侧水肿和视网膜炎，以及视网膜外层中断（颗粒状）

膜病变进展，聚合酶链反应（polymerase chain reaction，PCR）检测视网膜炎的病毒、细菌或真菌病因。

治疗

- 艾滋病患者的 CMV 性视网膜炎是一种临床诊

断。应立即开始治疗 HIV 感染和 CMV 感染。转诊至传染病科，启动高效抗反转录病毒疗法（highly active antiretroviral therapy，HAART）以治疗 HIV 和改善免疫状态，并评估和治疗其他继发性全身感染，例如隐球菌病肠炎。

- 口服缬更昔洛韦用于诱导和维持抗 CMV 治疗。
- 随访 2 周，此后每个月随访，通过眼底检查观察 CMV 视网膜炎的消退情况。

随访

在第 2 周时，视力或视网膜检查均无变化。但是 1 个月后左眼视力下降，双眼 CMV 视网膜炎有明显的进展。

初步诊断

口服伐昔洛韦治疗下 CMV 视网膜炎加重

治疗

- 双眼玻璃体内注射更昔洛韦，1 周 2 次。
- 2 周后，CMV 性视网膜炎有了明显改善。继续接受口服和玻璃体内注射 CMV 治疗。
- 1 个月随诊。

随诊

在玻璃体腔注射和口服联合抗 CMV 治疗 1 个月后，视网膜炎静止，患者继续每周注射 1 次，持续 1 个月，并持续进行全身联合抗 CMV 治疗。

关键点

- CMV 是疱疹病毒家族中的一种双链脱氧核糖核酸（deoxyribonucleic acid，DNA）病毒，是人群中普遍存在的病原体。除了免疫系统受损的患者外，在正常人群中它很少引起疾病。
- 然而，CMV 病毒是引起眼病的最常见机会感染源之一，也是导致 AIDS 患者失明的主要原因。由于视网膜炎通常出现在周边视网膜，因此早期 CMV 视网膜炎的症状很轻微。并且，艾滋病患者有严重的白细胞减少症。大多数 CMV 性视网膜炎患者 CD4$^+$T 细胞计数 < 50/μl。
- 即使 CD4$^+$T 细胞计数 > 100/μl，接受 HAART 治疗的患者也可能发生 CMV 性视网膜炎。因此，接受 HAART 治疗的患者需要注意出现的任何视觉障碍，发病后尽快去看眼科医生。
- CMV 视网膜炎有三种不同的临床表现：出血性坏死性视网膜炎，通常累及拱环（番茄酱样视网膜病变）；周边视网膜颗粒样病灶，中央萎缩，边缘活动性改变；还有一种被称为霜样树枝状血管炎的周围血管炎。
- 已消退的 CMV 性视网膜炎患者仍存在潜伏的 CMV 病毒，当 HAART 治疗后免疫恢复时，可能会发展为免疫恢复性葡萄膜炎（immune recovery uveitis，IRU）。炎症很可能是对潜伏病毒颗粒的免疫反应，可用糖皮质激素治疗。
- CMV 抗病毒耐药性：CMV 视网膜炎的全身治疗取决于患者免疫状态的改善以及 CMV 病毒对药物的敏感性。CMV 抗病毒试验可用于识别无反应性感染，但眼内抗 CMV 治疗是一种替代方法，玻璃体内注射更昔洛韦或膦甲酸钠，诱导期每周注射 2 ~ 3 次，维持期每周注射 1 次。
- 穿刺和 PCR 检测：如果视网膜炎的临床表现发生变化并提示存在另一种或不同的病原体，则可通过 PCR 对房水和（或）玻璃体检测病毒、细菌或真菌。

第 54 章

Vogt- 小柳原田病

Harpal S. Sandhu

王　婧　译　胡小凤　审校

现病史

　　31 岁健康女性，无明显既往病史，眼科首次就诊，主诉视力逐渐下降 2 周。患者诉左眼最早开始出现轻微畏光，然后很快出现视物模糊。几天后，右眼出现类似症状。最初几天未予重视，但症状越来越严重。

检查

	右眼	左眼
视力	20/100	20/200
眼压（mmHg）	20	22
巩膜 / 结膜	充血＋	充血＋
角膜	基质透明，羊脂状（KP）＋	基质透明，羊脂状 KP＋
前房	细胞 2＋、闪辉＋	细胞 2＋、闪辉＋
虹膜	正常	正常
晶状体	透明	透明
前部玻璃体	细胞 2＋	细胞 2＋
散瞳眼底检查	图 54.1 A	图 54.1 B

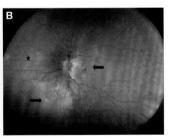

图 54.1 （A）右眼的彩色广角眼底照片显示，视神经水肿明显，后极部多处片状出血，以及视神经周围 360° 多发较大的视网膜泡状隆起灶伴网膜下液，并向周边延伸；（B）左眼的彩色广角眼底照片显示了与右眼相似的发现。视网膜下液泡状改变较轻，但下方仍然有一个有大泡状的脱离区（右侧箭头），黄斑处有皱褶（左侧箭头），鼻侧周边网膜下有液体（星形）

需要问的问题

- 是否有任一只眼的严重外伤或做过内眼手术?
- 是否出现颈部僵硬、听力的变化、皮肤或头发颜色的变化?
- 是否有美洲原住民或东亚血统?

　　患者的眼睛从未受到过严重的创伤，也没有做过手术。没有发现任何颈部僵硬或听力、头发或皮肤的问题。患者的祖父母之一是切罗基人的后裔。

评估

- 双眼全葡萄膜炎伴多灶性大的浆液性视网膜脱离

鉴别诊断

- Vogt- 小柳原田（Vogt-Koyanagi-Harada，VKH）综合征
- 交感性眼炎
- 不太可能：后巩膜炎、全身性白血病 / 眼部淋巴瘤

初步诊断

- VKH

检查

- 双侧可能是肉芽肿性全葡萄膜炎，伴神经水肿和眼底多处明显浆液性脱离，符合 VKH（或如果没有全身受累，则简单地称为原田综合征）或交感性眼炎。没有穿通性外伤史或眼部手术史可排除交感性眼炎，仅有 VKH 符

合。没有后巩膜炎眼疼的特点。

- 应通过荧光素血管造影（fluorescein angiography, FA）确诊（图 54.2）。
- 光学相干断层扫描（optical coherence tomography, OCT）对确定诊断价值没有那么高，但是通过对客观的生物标志物（如视网膜下液体的程度）的观察，可以随诊疾病改善的迹象（图 54.3）。

治疗

- 每日口服泼尼松 100 mg。
- 双眼 1% 醋酸泼尼松龙滴眼液每 2 小时 1 次。
- 检查全血细胞计数。

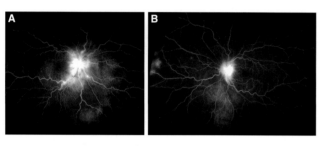

图 54.2 （A）右眼晚期 FA 显示视网膜血管正常，视神经荧光大量渗漏，有多个高荧光点，视网膜下荧光积存；（B）左眼晚期 FA 显示类似的发现，下方有明显的荧光积存。鼻侧周边也有一个荧光渗漏区

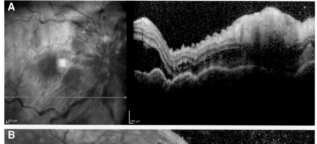

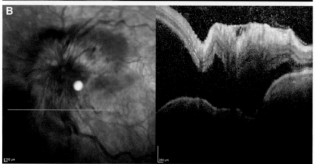

图 54.3 （A）在右眼视神经下方谱域 OCT（spectral domain OCT, SD-OCT）显示广泛的视网膜下液和脉络膜视网膜皱襞；（B）左眼的 SD-OCT 在类似位置显示大量的视网膜下液和褶皱

- 1 ～ 2 周随访。

随访

患者 2 周后复诊。自我感觉畏光症状似乎有所改善，但其他症状没有任何改善。更糟糕的是，自从患者开始口服药后，晚上就难以入睡。患者想停用强的松。全血细胞计数检查正常。

检查

	右眼	左眼
视力	20/150	20/300 − 2
眼压（mmHg）	21	22
巩膜 / 结膜	轻度充血	轻度充血
角膜	透明，KP ＋	透明，KP ＋
前房	细胞 ±	细胞 ±
	闪辉＋	闪辉＋
虹膜	正常	正常
晶状体	透明	透明
前玻璃体	细胞 2 ＋	细胞 2 ＋

眼底检查没有变化。双眼视神经肿水肿程度不变，浆液性脱离与之前相似。

随访评估

该患者服用大剂量强的松 2 周后仍无反应。频繁使用局部皮质类固醇可改善眼前部炎症，但在其他方面检查无变化，双眼视力变差。每天服用 100 mg 泼尼松（共 2 周）是一种可靠的抗炎治疗方案。总的来说，在这种情况下反应不佳意味着两种可能性：一种表现类似 VKH 的感染性疾病，或一种对典型的口服抗炎治疗无效的严重的炎性 / 自身免疫性疾病。

初步诊断 2

- 对标准口服药物治疗无效的严重 VKH
- 这种表现几乎是 VKH 的特征性表现，得到了 FA 的支持，并且患者的美洲原住民血统提供了进一步的支持。维持原诊断并升级抗感染治疗。

治疗

- 收入院（或输液中心），开始每日静脉注射甲基泼尼松龙 1000 mg，连续 3 ～ 5 天。
- 出院后每天口服泼尼松 100 mg。

随诊

患者 1 周后复查，视力开始好转。视力右眼 20/40，左眼 20/50。部分浅的浆液性脱离已经消退，黄斑区脱离明显缓解。泼尼松逐渐减量，患者开始口服麦考酚酸乙酯 1500 mg，每日 2 次（图 54.4）。

关键点

- VKH 是一种特发性的、可能是自身免疫性的

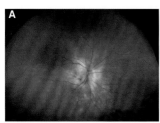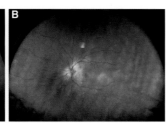

图 54.4 （A）出院 2 个月后右眼的彩色眼底照片显示，视盘水肿虽仍存在但有所好转，浆液性脱离已消失，留下明显的色素变化；（B）左眼的彩色眼底照片显示与右眼相似的表现

多系统疾病，其特征是脊髓灰质炎、白癜风、听力损失、脑膜炎和双侧全葡萄膜炎。更常见的是，患者只表现为眼部疾病（原田综合征）。

- 交感性眼炎和 VKH 在检查中无法区分，但穿透性外伤或眼内手术史通常可以帮助临床医生进行鉴别诊断。
- VKH 在东亚人或美洲原住民血统的患者中更为常见，应该询问患者的种族背景。
- 慢性疾病的特征是眼底脱色素改变（"晚霞状"外观）和典型的复发性或慢性前葡萄膜炎，但眼部任何部位都可受到累及。
- VKH 通常需要起始高剂量的口服糖皮质激素（每日 1 ～ 1.5 mg/kg），然后逐渐减量，减量速度比其他葡萄膜炎综合征更慢。一些人建议在 6 ～ 12 个月内将泼尼松逐渐减量至每日 10 mg。
- 少数 VKH 病例，比如本例，即使给予泼尼松 100 mg 也控制欠佳，需要大剂量静脉注射甲基泼尼松龙以获得对炎症的足够控制。
- 极少数情况下，全身性白血病脉络膜转移时可出现类似 VKH 的表现，应关注有全身症状或白细胞计数异常的患者。
- 慢性免疫调节治疗对 VKH 是必需的。

第 55 章

视神经网膜炎

Harpal S. Sandhu

王 婧 译 胡小凤 审校

现病史

36 岁女性患者，主诉右眼视物越来越模糊。既往无眼病史，也无明确其他既往病史，两周前开始出现一些轻微的模糊，逐渐发展到视野的中心出现模糊的灰点。左眼似乎与往常一样。近日患者注意到右眼也出现了一些新的漂浮物（图 55.1）。

检查

	右眼	左眼
视力	20/40 −	20/20
眼压（mmHg）	16	15
眼睑 / 睫毛	正常	正常
巩膜 / 结膜	无充血	无充血
角膜	透明	透明
前房	深，安静	深，安静
虹膜	平坦	平坦
晶状体	透明	透明
前玻璃体	白细胞 1 ＋	清亮

需要问的问题

- 是否近几个月里接触过宠物或者动物？
- 是否有过无保护措施的性行为？
- 是否最近受伤或划伤？
- 是否最近到美国以外的地方旅行过？

患者说，她养了两只猫，但不记得最近有任何外伤。否认发生无保护措施的性行为或出国旅行。

评估

- 右眼视神经网膜炎伴轻度玻璃体炎

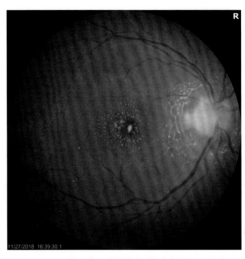

图 55.1　右眼彩色眼底照片显示黄斑区星状渗出物，中心凹反射消失，轻度视盘水肿

鉴别诊断

- 梅毒
- 巴尔通体病
- 莱姆病
- 结节病
- Leber 星状神经视网膜炎
- 高血压
- 可能性较小：弓形虫病、钩端螺旋体病、结核病、前部缺血性视神经病变、落基山斑疹热

初步诊断

- 右眼感染性视神经网膜炎，病原体不明

检查

- 快速血浆反应素试验（rapid plasma regain，

RPR），荧光密螺旋体抗体吸收试验（fluorescent treponemal antibody absorption，FTA-ABS）。

- 结核菌素试验（purified protein derivative，PPD）或者 γ - 干扰素释放试验。
- Bartonella 血清学检查。
- 蛋白印迹法莱姆病血清学检查。
- 检查血压。患者在诊所进行了检查，结果为 112/75 mmHg。
- 检查光学相干断层扫描（optical coherence tomography，OCT）（图 55.2）。

治疗

- 密切观察。等待检查结果，1 周后复诊。

随访

患者指出，模糊和飞蚊的程度大致同前。没有新的症状。除巴尔通体血清学外，所有检测均呈阴性。巴尔通体免疫球蛋白 M（IgM）阳性。

检查

	右眼	左眼
视力	20/40 +	20/20
眼压（mmHg）	17	15
眼睑 / 睫毛	正常	正常
巩膜 / 结膜	无充血	无充血
角膜	透明	透明
前房	深，安静	深，安静
虹膜	平坦	平坦
晶状体	透明	透明
前部玻璃体	细胞＋	清亮
散瞳眼底检查	无改变	无改变

诊断

- 继发于猫抓病的视神经网膜炎。

治疗

- 开始口服强力霉素 100 mg，每日 2 次。

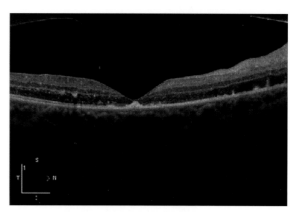

图 55.2 右眼光学相干断层扫描（OCT）显示椭圆体带明显破坏，外界膜（ELM）几乎完全消失，沿视网膜色素上皮（RPE）和颞侧外丛状层有高反射病灶。左眼（此处未显示）为正常状态

随访

患者已随诊几次，症状稳步改善。2 个月后复诊，症状有了很大改善，右眼视力几乎恢复正常。

检查

	右眼	左眼
视力	20/20 －	20/20
眼压（mmHg）	14	14
眼睑 / 睫毛	正常	正常
巩膜 / 结膜	无充血	无充血
角膜	透明	透明
前房	深，安静	深，安静
虹膜	平坦	平坦
晶状体	透明	透明
前玻璃体	细胞＋	清亮

散瞳眼底检查：无改变

视神经	无视盘水肿
黄斑	无渗出（图 55.3）
血管	正常管径和走行
周边	正常

关键点

- 猫抓病是视神经性网膜炎的几个常见病因之一。尽管许多病例具有传染性，但系统性高血压

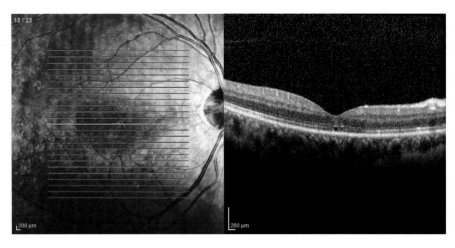

图 55.3 右眼 OCT 显示沿 RPE 和颞侧外丛状层的高反射病灶消失，ELM 和椭圆体带已经恢复。在黄斑中央凹的 ELM 层和椭圆体带仍有轻微的破坏痕迹

（通常是双侧或双侧不对称）是一种未被充分认识的视神经网膜炎的病因。

■ 炎症性病因比如结节病也是鉴别诊断之一，如果患者没有按预期改善，需要进行相应的检查。

■ 典型表现为视神经肿胀和黄斑水肿，伴有星状渗出物或"黄斑星芒状渗出"。可能出现小的神经感觉层脱离。玻璃体和前房通常不存在炎症反应或轻微反应。偶尔会出现局灶性或多灶性小的视网膜炎的区域。很少出现继发于血管周围炎症的血管闭塞。

■ 这种疾病通常是自限性的，并不一定需要治疗。然而，选择强力霉素进行治疗可以加速视力恢复。替代药物包括利福平和大环内酯类抗生素，这是儿童的首选药物。

■ 应进行血清学检查，IgM 阳性可以确诊。免疫球蛋白 G 阳性（immunoglobulin G，IgG）通常仅表示以前感染过，除非抗体滴度至少增加 4 倍，提示近期感染。眼内液的聚合酶链反应（polymerase chain reaction，PCR）通常阳性率较低，但在诊断困难时可以作为参考。

第 56 章

急性渗出性多形性卵黄样黄斑病变

Harpal S. Sandhu

王　婧　译　胡小凤　审校

现病史

　　61 岁女性患者，既往有双眼准分子激光原位角膜磨镶术（laser-assisted in situ keratomileusis，LASIK）的手术史，被转诊来评估后葡萄膜炎。2 个月前，患者注意到在双眼视野中心出现"灰蒙"。一位外院的眼科医生检查后，发现后极部病变，予患者每天 4 次醋酸泼尼松龙滴眼液点眼，预约了基本的实验室检查，然后将她转诊到这里。患者做了 γ- 干扰素释放试验，荧光密螺旋体抗体吸收试验（fluorescent treponemal antibody absorption，FTA-ABS），快速血浆反应素试验（rapid plasma regain，RPR）、血管紧张素转换酶（angiotensin-converting enzyme，ACE）、溶菌酶、X 线胸片、抗核抗体（antinuclear antibodies，ANA）、抗中性粒细胞胞质抗体（antineutrophil cytoplasmic antibodies，ANCA）、莱姆病血清学检查、红细胞沉降率（erythrocyte sedimentation rate，ESR）、C 反应蛋白（C-reactive protein，CRP）、全血细胞计数（complete blood count，CBC）、基础代谢率（basic metabolic panel，BMP）和尿液分析，所有检查结果均正常。

　　症状自发病以来基本处于稳定状态。否认有眼前闪光或漂浮物。患者对自己的病情非常焦虑，并担心会失明。

既往史

- 冠状动脉疾病
- 高血压
- 高胆固醇血症

检查

	右眼	左眼
视力	20/30 −	20/30
眼压（mmHg）	16	14
眼睑 / 睫毛	正常	正常
巩膜 / 结膜	无充血	无充血
角膜	透明	透明
前房	深，安静	深，安静
虹膜	平坦	平坦
晶状体	轻度核硬化	轻度核硬化
前玻璃体	清亮	清亮
散瞳眼底检查	图 56.1 A	图 56.1 B

需要问的问题

- 是否有癌症病史？
- 是否最近感觉不舒服？有发热、寒战、肌痛、头痛或上呼吸道症状吗？

　　患者否认癌症史。3 个月前，她得了一种轻微的病毒感染性疾病，但没有什么异常。

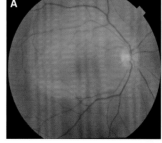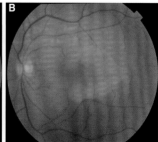

图 56.1 （A）右眼眼底彩色照片显示黄斑颞侧深层有一个大的黄橙色盘状病变，并伴有几个较小的圆形卫星病变；（B）左眼彩色眼底照片与右眼的病变相似

由于检查后诊断尚不清楚，又进行了光学相干断层扫描（optical coherence tomography，OCT）和荧光素血管造影（fluorescein angiography，FA）（图56.2～图56.4）。

评估

双眼黄斑多灶性浆液性神经视网膜脱离伴视网膜下物质，无玻璃体或前房炎症

鉴别诊断

- 中心性浆液性脉络膜视网膜病变（central serous chorioretinopathy，CSR）
- 非典型的黑色素瘤相关性视网膜病变（melanoma-associated retinopathy，MAR）
- 后极部梅毒性鳞状脉络膜视网膜病变
- 常染色体隐性遗传病
- 急性渗出性多形性卵黄样黄斑病变（acute exudative polymorphous vitelliform maculopathy，AEPVM）
- 不完全型 Vogt-小柳-原田综合征（Vogt-Koyanagi-

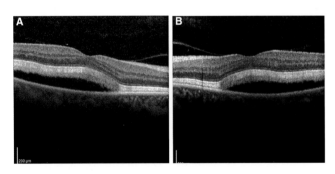

图 56.2 （A）右眼黄斑的 OCT 显示视网膜下液，与外层视网膜相邻的高反射物质；（B）左眼黄斑的 OCT 与右眼类似

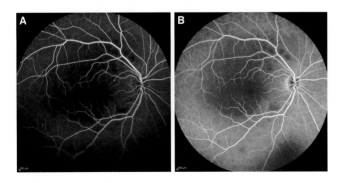

图 56.3 （A）右眼早期 FA 显示视网膜下物质遮蔽荧光；（B）右眼 FA 的晚期，无荧光渗漏或血管炎症

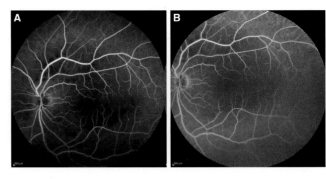

图 56.4 （A）左眼早期 FA 显示视网膜下物质遮蔽荧光；（B）左眼 FA 晚期，无荧光渗漏或血管炎症

Harada syndrome，VKH）
- 原发性玻璃体视网膜/视网膜下淋巴瘤（primary vitroretinal/subretinal lymphoma，PVRL）

初步诊断

- 不确定是后极部梅毒性鳞状脉络膜视网膜病变还是急性渗出性多形性卵黄样黄斑病变。
- 这是一个非常罕见和具有挑战性的案例。所有关于鉴别诊断的情况要么非常罕见，要么由于某些临床表现或者检查结果而排除。因为 FA 没有荧光渗漏可排除中心性浆液性脉络膜视网膜病变。非典型的黑色素瘤相关性视网膜病变可表现为多发性浆液性脱离，但这种情况通常发生在已经诊断皮肤黑色素瘤之后。尽管眼底外观符合常染色体隐性遗传病和 AEPVM，但这常常是遗传性黄斑变性的晚期表现。Vogt-小柳-原田综合征表现为多灶性脱离，但通常没有黄橙色的视网膜下物质，至少应该有一些眼内炎性细胞。原发性玻璃体视网膜/视网膜下淋巴瘤是一种极其罕见的疾病，其"豹斑眼底"的病灶表现与这些病变有些不同。最后，考虑后部梅毒性鳞状脉络膜视网膜病变不太可能，因为梅毒检测为阴性。在人类免疫缺陷病毒（human immunodeficiency virus，HIV）呈阳性的患者中，有而且更可能发生假阴性。

治疗

- 观察。
- 检查 HIV、RPR 和 FTA-ABS。
- 2～3 周随诊。

随访

患者 3 周后复查。HIV 检测阴性，复查的 RPR 和 FTA-ABS 也为阴性。患者的症状没有改变。

检查

	右眼	左眼
视力	20/30 −	20/30
眼压（mmHg）	13	15
眼睑 / 睫毛	正常	正常
巩膜 / 结膜	无充血	无充血
角膜	透明	透明
前房	深，安静	深，安静
虹膜	平坦	平坦
晶状体	轻度核硬化	轻度核硬化
前部玻璃体	清亮	清亮
散瞳眼底检查	无变化	无变化

诊断

- 双眼急性渗出性多形性卵黄样黄斑病变

治疗

- 恶性肿瘤评估请参考内科检查。
- 观察眼底病变。

关键点

- 急性渗出性多形性卵黄样黄斑病变是一种罕见的疾病，眼底表现与常染色体隐性遗传病类似。
- 病因尚不清楚，但大多数病例被认为是感染病毒后发生。少数病例是副肿瘤，这就是为什么需要进行彻底的恶性肿瘤评估。
- 在这种情况下，诊断是排除性的。如果有疑问，可以预约眼电图，常表现为 Arden 比（明暗比）降低，就像 Best 病一样。
- 目前没有确定的治疗方法。

第 57 章

MEK 抑制剂相关视网膜病变

Harpal S. Sandhu

刘旭辉 译 胡小凤 审校

现病史

69 岁女性患者，患有皮肤黑色素瘤，主诉近 1 个月视力发生变化，但很难描述具体症状，自觉双眼视物有点模糊。否认其他眼部症状，最近健康状况没有任何变化，也没有住院治疗。

需要问的问题

- 是否服用新的药物来治疗皮肤黑色素瘤或者其他疾病？
- 是否用糖皮质激素类药物？

患者说最近开始服用一种"基于黑色素瘤中的 DNA"的新药来治疗黑色素瘤，但不确定药物的名字。从她的门诊既往病例中查询到，她正在服用曲美替尼，一种丝裂原活化蛋白激酶（mitogen-activated protein kinases，MEK）抑制剂。否认使用过糖皮质激素。

检查

	右眼	左眼
视力	20/25	20/20
眼压（mmHg）	14	15
眼睑与睫毛	正常	正常
巩膜/结膜	无充血	无充血
角膜	透明	透明
前房	深，清亮	深，清亮
虹膜	扁平	扁平
晶体	核浑浊 1 +	核浑浊 1 +
散瞳查眼底	见图 57.1 A	见图 57.1 B

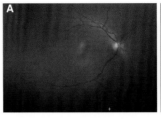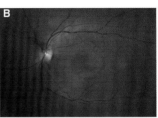

图 57.1 （A）右眼彩色眼底照片显示清晰的屈光介质和位于黄斑中心凹下方的视网膜下微小黄色病变；（B）左眼彩色眼底照片显示屈光介质清晰，后极部视网膜下多个视网膜下液堆积形成的囊泡，黄斑中心凹较大面积的脱离

评估

浆液性视网膜脱离，左眼比右眼重

鉴别诊断

- 中心性浆液性脉络膜视网膜病变（central serous chorioretinopathy，CSR）
- 脉络膜转移瘤伴表面视网膜浆液脱离
- MEK 抑制剂相关性视网膜病变（MEK inhibitor-associated retinopathy，MEKAR）
- 小柳-原田综合征（Vogt-Koyanagi-Harada，VKH）
- 急性渗出性多形性黄斑病变（acute exudative polymorphous vitelliform maculopathy，AEPVM）
- 特发性渗出性视网膜脱离
- 不太可能：继发于感染的浆液性视网膜脱离

检查

- 光学相干断层扫描（optical coherence tomography，OCT）检查进一步确认浆液脱离的眼底表现

（图 57.3）。

- 荧光素血管造影（fluorescein angiogram，FA）检查以区分浆液性脱离的不同原因（图 57.2）。

初步诊断

- 双眼 MEK 抑制剂相关的浆液性视网膜病变
- 在使用 MEK 抑制剂后不久即出现的多发性较浅的浆液性脱离是 MEKAR 的典型体征。没有渗漏可以排除 CSR 和 VKH，眼底检查和 OCT 检查未发现脉络膜转移。AEPVM 是排除性诊断。

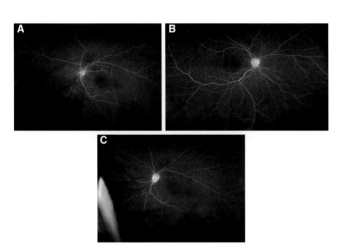

图 57.2（**A**）左眼广角 FA 早期无荧光渗漏，多个低荧光圆形区域与图 57.1B 中的浆液脱离区相对应；（**B**）右眼广角 FA 晚期显示无荧光渗漏，中心凹低荧光区大于正常的无血管区。视盘边缘略呈高荧光；（**C**）左眼广角 FA 后期显示晚期无荧光渗漏或积存，与早期低荧光区域类似。视盘边缘略呈高荧光

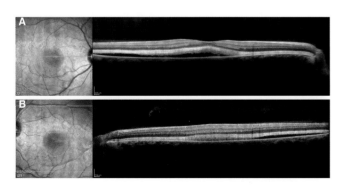

图 57.3（**A**）右眼 OCT 示大范围的浅层浆液性黄斑脱离，视网膜下有高反射物质；（**B**）左眼 OCT 同样显示大范围的浅层浆液性黄斑脱离，视网膜下有高反射物质

治疗

- 观察。
- 与患者的肿瘤医生沟通，确保他们了解患者轻微的视功能变化可能是与癌症治疗用药相关。

随访

患者 4 周后复诊，表示视力没有明显变化，但她已经学会接受它，这不会干扰她的正常生活。

检查

	右眼	OS
视力	20/25	20/20
眼压（mmHg）	16	16
眼睑与睫毛	正常	正常
巩膜 / 结膜	无充血	无充血
角膜	透明	透明
前房	深，清亮	深，清亮
虹膜	扁平	扁平
晶状体	透明	透明
散瞳眼底检查	无变化	无变化

关键点

- MEK 是丝裂原活化蛋白（mitogen-activated protein，MAP）激酶通路中的一种激酶，在调节细胞周期和细胞分裂中起重要作用。MEK 和其他 MAP 激酶蛋白（如 BRAF）的突变可导致包括黑素瘤在内的肿瘤。
- 与接受传统化疗的患者不同，这些患者免疫状态正常。然而，本药的不良反应之一会有双侧、多灶性、浅浆液性的视网膜脱离。有时视网膜下的物质堆积会在眼底镜下表现很明显，有时则不易察觉。
- 一般来说，这些病变对视力的影响很小，考虑到这种治疗会延长寿命，所以不必仅仅因为眼的不良反应而停止使用。
- 黄斑渗出的常规局部治疗，如局部糖皮质激素、非甾体抗炎药（nonsteroidal anti-inflammatory drugs，NSAID）或碳酸酐酶抑制剂，可以尝试，但通常不必要。

第 58 章

免疫检查点抑制剂相关全葡萄膜炎

Harpal S. Sandhu
刘旭辉　译　胡小凤　审校

现病史

58 岁男性患者，主诉近 1 个月来双眼视力逐渐下降，既往有转移性皮肤黑色素瘤。起初，他对自己的症状并不在意，但当视力并没有自行改善（事实上，在那段时间他的视力可能恶化了）之后，他去看当地的眼科医生，医生迅速将他转诊到葡萄膜炎医生。转诊单注明双眼"炎症"，并表示可能存在"感染"，因为患者正在接受"化疗"。

需要问的问题

- 过去和现在都接受过哪些抗癌治疗?
- 近期是否合并感染或者住过院?

患者说第一次被诊断为背部皮肤黑色素瘤是在 10 年前。

他接受了局部病灶的切除，并且一直很稳定。直到一年前发现肿瘤已经转移到肝和肺。半年前，肿瘤科医生开始给他进行纳武单抗免疫治疗，一种程序化死亡 -1 抗体的抑制剂［（programmed death-1，PD-1）T 细胞免疫检查点］，患者对此反应很好。在这期间没有出现其他的并发症或者住院治疗。

检查		
	右眼	左眼
视力	20/40	20/30 −
眼压（mmHg）	30	28
眼睑与睫毛	正常	正常
巩膜 / 结膜	无充血	无充血
角膜	基质透明，细小角膜后沉积物	透明，细小角膜后沉积物
前房	细胞 2 ＋	细胞 2 ＋
	闪辉 1 ＋	闪辉 1 ＋
虹膜	扁平	扁平
晶体	透明	透明
前段玻璃体	细胞 2 ＋	细胞 2 ＋
散瞳眼底检查	见图 58.1 A	见图 58.1 B

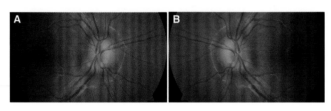

图 58.1 （**A**）右眼眼底彩照显示中度视盘水肿，无其他眼底病变；（**B**）左眼眼底彩照显示中度视盘水肿，无其他眼底改变，与右眼极其相似

评估

- 双眼高眼压性前、中间葡萄膜炎
- 双眼视神经乳头炎
- 注：为了简单起见，一些医生可能将这种表现描述为全葡萄膜炎。该评估根据标准化的葡萄膜炎命名法（standardization of uveitis nomenclature，SUN）诊断，因为没有脉络膜或视网膜炎症的证据。

鉴别诊断

- 检查点抑制剂性葡萄膜炎
- 自发性葡萄膜炎
- 梅毒葡萄膜炎
- 可能性较小：感染性原因引起的高眼压葡萄膜炎（如疱疹病毒、弓形虫病或新确诊的非感染性葡萄膜炎综合征，如 HLA-B27、结节病）
- 有可能但是可能性更小：皮肤黑色素瘤眼内

种植性转移

初步诊断

■ 双眼检查点抑制剂相关葡萄膜炎

检查

■ 快速血浆反应素试验（rapid plasma regain，RPR），荧光密螺旋体抗体吸收试验（fluorescent treponemal antibody absorption，FTA-ABS）

治疗

■ 联系患者的肿瘤科医生，建议在使用纳武单抗时全身应用糖皮质激素或者停止使用纳武单抗。由于患者患有危及生命的疾病，而且对治疗反应良好，肿瘤医生不想停止治疗，但可以接受一个短期的系统性糖皮质激素治疗。
■ 如果梅毒检查是阴性，每天口服 60 mg 强的松。
■ 双眼点 1% 泼尼松龙滴眼液 1 日 4 次，噻吗洛尔滴眼液 1 日 2 次。
■ 2 周后随访。

随访

2 天后，患者梅毒测试结果显示阴性，所以他开始在家口服泼尼松。2 周后复诊，表示尽管视力没有恢复正常，但已经明显好转。服用泼尼松没有明显不适。

检查

	右眼	左眼
视力	20/25 −	20/25
眼压（mmHg）	24	22
眼睑与睫毛	正常	正常
巩膜 / 结膜	无充血	无充血
角膜	透明	透明
前房	少量细胞，非活动性角膜后沉积物	少量细胞，非活动性角膜后沉积物
虹膜	平坦	平坦
晶体	透明	透明
前玻璃体	陈旧细胞 2 +	陈旧细胞 2 +

散瞳眼底检查

视神经	轻度水肿	轻度水肿
玻璃体	透明	透明
黄斑	中心凹反光好	中心凹反光好
周边	正常	正常

治疗

■ 每周减少强的松 10 mg。
■ 每周减少 1% 泼尼松龙滴眼液 1 次。
■ 继续双眼点噻吗洛尔滴眼液。
■ 1 个月随访。

关键点

■ 免疫检查点抑制剂是一系列针对恶性肿瘤的免疫疗法用药，可以增强 T 细胞的抗肿瘤作用。传统的化疗对免疫系统细胞具有细胞毒性，导致免疫系统受损，使患者更容易受到感染。而免疫检查点抑制剂却恰恰相反，在 30% 的情况下会引起免疫相关的不良反应，包括葡萄膜炎。
■ 检查点抑制剂诱导的葡萄膜炎几乎可以表现为任何形式，包括前、中、全葡萄膜炎，脉络炎伴或不伴葡萄膜积液，渗出性视网膜脱离，以及类似于小柳原田病的临床表现。

　　其他的眼部炎症疾病，包括非特异性眼眶炎症、肌炎、颅神经病变、巩膜炎、角膜炎、视神经炎、重症肌无力，甚至角膜移植排斥反应。
■ 免疫检查点抑制剂的其他亚型包括：程序性死亡配体 1（programmed death ligand 1，PD-L1）抑制剂和细胞毒性 T 淋巴细胞抗原 4（cytotoxic T-lymphocyte antigen 4，CTLA-4）抑制剂，如伊匹单抗。
■ 这些病例与肿瘤科联系是至关重要的。根据肿瘤科医生和患者的情况，他们可能会接受停止用药。但总的来说，因为这些治疗可以延长生命，需要维持。在这种情况下，可以通过应用糖皮质激素进行免疫治疗。
■ 如果需要延长全身使用糖皮质激素的疗程，可能会干扰免疫疗法的抗癌效果。在这种情况下，局部治疗可能是首选。

第 59 章

猪囊尾蚴虫病

Sivakumar R. Rathinam

刘旭辉　译　胡小凤　审校

现病史

9 岁的印度男孩，主诉右眼视物模糊 1 周。否认有疼痛或飞蚊症。

检查

	右眼	左眼
视力	20/200	20/20
眼压（mmHg）	15	14
巩膜 / 结膜	无充血	无充血
角膜	透明	透明
前房	中等深度，清亮	中等深度，清亮
虹膜	正常	正常
晶体	透明	透明
前玻璃体	透明	透明

散瞳眼底检查（59.1 A）

视神经	C/D = 0.2，正常
黄斑	正常
血管	走形及管径正常
周边	正常

需要问的问题

- 是否受过外伤?
- 是否有过头疼?
- 是否有过麻木、刺痛或乏力的感觉? 是否有任何神经系统疾病的病史?

患者的回答都是"无"。

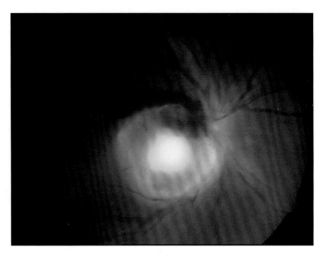

图 59.1　眼底照片显示右眼屈光间质清晰，黄斑区靠近视盘处可见囊性病灶

评估

- 右眼有头节的眼内猪囊尾蚴虫

鉴别诊断

- 眼内猪囊尾蚴虫病，右眼
- 先天性视网膜囊肿，右眼
- 脉络膜肉芽肿，右眼

初步诊断

- 眼内猪囊尾蚴虫病，右眼

检查

- 该患者具有典型的眼内猪囊尾蚴病的表现：间接眼底镜下可见囊肿和头节，经临床检查确诊。眼内部情况无须进一步检查。

- 然而，需要 B 超扫描来排除眼眶相关病变：没有发现病变。

治疗

- 头颅 CT 扫描排除中枢神经系统受累。
- 玻璃体切除术切除右眼玻璃体平坦部囊肿。
  - 在颞下方血管弓外靠近视网膜下囊性肿块处行后视网膜切开术。
  - 用视网膜下镊取出肿块，并通过巩膜切开术将其从眼中完整取出。
  - 气液交换，并在视网膜切开处周围激光封闭。

随诊

患者视力部分恢复，右眼视力提高到 20/80（图 59.2 及图 59.3）。头颅 CT 未见囊性病变。

诊疗思路

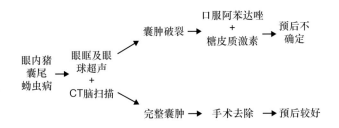

关键点

- 眼外肌受累是眼眶囊虫病最常见的表现。眼眶囊虫病的特点是眼球突出、眼球移位、斜视和活动受限。
- 眼内囊尾蚴病是幼虫在玻璃体或视网膜下间隙内生长引起的。
- 囊虫进入眼睛可能是通过脉络膜循环进入视网膜下间隙，然后通过视网膜裂孔进入玻璃体腔，裂孔通常以形成脉络膜视网膜瘢痕而痊愈。

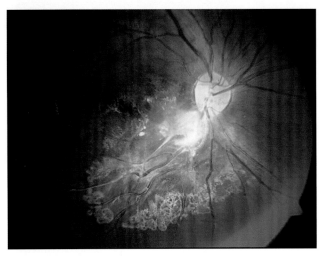

图 59.2　眼底彩照显示右眼屈光间质清晰，可见近视盘处的手术瘢痕

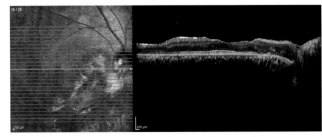

图 59.3　术后大约 2 年的 OCT 扫描：近乎正常

- 视网膜下间隙、玻璃体腔、结膜或眼前节可出现半透明囊肿，通常能看到典型的波动（也称为活珍珠）。
- 偶尔，蠕虫会穿过黄斑，导致严重的视力下降。
- 如果囊肿破裂，患者可出现严重的玻璃体炎、增殖性玻璃体视网膜病变、葡萄膜炎、孔源性或渗出性视网膜脱离、视网膜出血、视盘水肿、睫状膜或眼球痨。
- 玻璃体切除囊肿是治疗眼内囊虫的理想方法。
- 由于可能并发中枢神经系统囊虫病，患者应定期随访，进行神经系统检查。
- 当头颅 CT 显示中枢神经系统囊虫时，应转诊到神经内科进行抗癫痫和全身糖皮质激素治疗。

第 60 章

钩端螺旋体病

Sivakumar R. Rathinam
刘旭辉 译 胡小凤 审校

现病史

33 岁的印度当地农民，因左眼视物模糊到当地眼科诊所就诊。系统回顾时发现，在他眼睛发病前一个月，曾出现发热。

检查

	右眼	左眼
视力	20/20	手动
眼压（mmHg）	17	17
巩膜 / 结膜	无充血	轻度角膜缘充血
角膜	透明	弥漫性非肉芽肿性角膜后沉积物
前房	中等深度，清亮	细胞 / 闪辉 4 ＋，见图 60.1
虹膜	正常	正常
晶体	透明	珍珠白，成熟白内障
前玻璃体	透明	窥不入

左眼行 AB 超声检查，显示左眼玻璃体中度浑浊及视网膜在位。

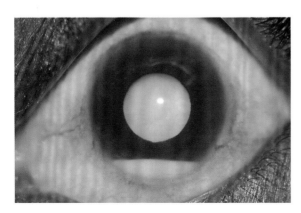

图 60.1 彩色照片显示左眼前葡萄膜炎，前房积脓伴非肉芽肿性角膜后沉积物和成熟白内障

需要问的问题

- 左眼是否受过伤？
- 最近视力接近正常是什么时候？
- 以前有过类似的眼部问题么？
- 是否与牛、宠物或其他动物有密切接触，例如鼠咬？
- 是否有过发烧、黄疸或者肌肉痛？

就在几周前，他的视力还接近正常。作为农民，他与牛有密切的接触，他的牛在流产时发烧了，在那之后他也开始发烧。他以前从没有过类似的经历，也没有被老鼠咬过。患者已经发烧 10 天，并伴有严重的肌肉痛和黄疸。

评估

- 急性、非肉芽肿性、伴前房积脓的前葡萄膜炎和中间葡萄膜炎
- 复杂、进展迅速的左眼全混白内障，伴葡萄膜炎
- 突发性发热、黄疸、肌肉痛提示全身感染，可能是人畜共患病

鉴别诊断

- 最可能是：钩端螺旋体葡萄膜炎
- 外伤性白内障伴晶状体相关性葡萄膜炎
- 白塞病，前、中间葡萄膜炎
- 内源性真菌性眼内炎

初步诊断

- 左眼前房积脓葡萄膜炎，最可能钩端螺旋体引起

■ 患者来自钩端螺旋体病流行地区，从事钩端螺旋体暴露的高危职业，具有与诊断相符的全身症状。迅速发展的白内障也高度提示本病。

检查

■ 全血细胞计数（complete blood count，CBC）分类
■ 结核菌素试验（purified protein derivative，PPD）
■ 快速血浆反应素试验（rapid plasma regain，RPR），荧光密螺旋体抗体吸收试验（fluorescent treponemal antibody absorption，FTA-ABS）
■ 钩端螺旋体微量凝集试验

治疗

■ 等待检查结果。
■ 1% 醋酸泼尼松龙滴眼液 1 次 / 小时，左眼。
■ 2 天后复诊。

随访

2 天后复查。他的症状和临床检查都很稳定。黄疸型钩端螺旋体微量凝集试验结果：1∶1200，呈阳性。

治疗

■ 口服强力霉素 100 mg，2 次 / 日。
■ 口服强的松 60 mg，1 次 / 天。
■ 继续使用 1% 醋酸泼尼松龙滴眼液 1 次 / 小时，左眼。

进一步随访

患者的炎症迅速改善，口服和局部应用糖皮质激素 2 周后开始逐渐减量。因为左眼的成熟期白内障，视力一直维持指数。炎症静止 3 个月后，患者接受左眼的白内障摘除联合人工晶状体植入术，术后最终视力恢复到 20/20。

关键点

■ 钩端螺旋体葡萄膜炎是钩端螺旋体流行地区引起前房积脓性葡萄膜炎的最常见原因之一。
■ 其他临床症状包括视网膜血管炎、玻璃体机化膜和视盘充血。葡萄膜炎起病早、进展快，白内障晶状体的自发性吸收是这种葡萄膜炎的独特表现；然而，这仅见于 1% 的钩端螺旋体葡萄膜炎。
■ 致密的玻璃体炎症伴纱状膜性玻璃体混浊是眼后段的一种特征性表现（图 60.2）。
■ 由于葡萄膜炎的发生是一种免疫反应，糖皮质激素是治疗的主要方法。如果治疗得当，钩端螺旋葡萄膜炎的视力预后良好。
■ 钩端螺旋体会感染各种动物，包括啮齿类动物和牛，通常它们会通过尿液排出钩端螺旋体，导致环境污染。
■ 全身钩端螺旋体病的临床表现多变，从轻微的发烧到严重的可能致命的肝肾衰竭都可能出现。

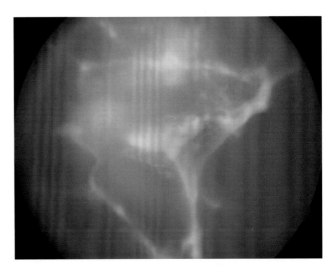

图 60.2　另一例钩端螺旋体全葡萄膜炎患者的彩色眼底照片，其眼底可见致密的玻璃体膜形成面纱状结构

第 61 章

肉芽肿性多血管炎

George N. Papaliodis ■ Caroline L. Minkus

刘旭辉　译　胡小凤　审校

现病史

54 岁女性患者，有哮喘病史，曾因阑尾腺癌行阑尾切除术。由于呼吸急促，鼻窦充血，咳嗽含绿痰，下肢水肿，全身不适 3 周，就诊于急诊科。口服 2 周阿莫西林克拉维酸后症状仍没有改善。室内空气下其氧饱和度为 89%，胸部 X 线片显示肺部有多处模糊病灶，诊断为低氧血症。白细胞计数高达 33.68×10⁹/L（95% 为中性粒细胞）。胸部 CT 扫描显示弥漫性肺泡出血，并经支气管镜检查证实。收入院后，随即出现少尿性急性肾衰竭。肾活检显示新月体性肾小球肾炎。给予 4 天的静脉甲基强的松龙 1 g/d 和一次剂量 880 mg 的环磷酰胺静脉用药。常规血培养发现酵母菌，请眼科会诊排除可能的真菌性眼内炎。

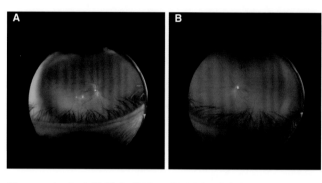

图 61.1 （**A**）右眼眼底彩照显示屈光间质清晰，正常的视神经和视网膜血管，有少量的棉絮斑；（**B**）左眼眼底彩照显示屈光间质清晰，中等大小视杯，下方周边视网膜可见少量点片状出血

检查

	右眼	左眼
视力	20/25	20/25
眼压（mmHg）	17	18
巩膜 / 结膜	无黄染、无充血	无黄染、无充血
角膜	透明	透明
前房	中等深度，清亮	中等深度，清亮
虹膜	正常	正常
晶体	透明	透明
前玻璃体	透明	透明
散瞳眼底检查	见图 61.1 A	见图 61.1 B

荧光素血管造影进一步评估斑片状出血和棉絮斑的原因（图 61.2）。

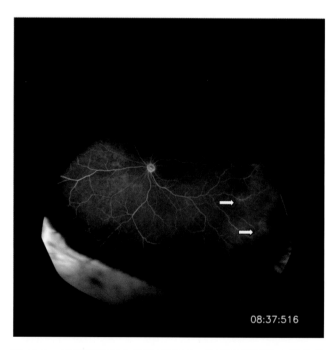

图 61.2 左眼荧光素血管造影显示，造影晚期周边血管的着染和渗漏，与视网膜血管炎表现一致（箭头）

需要问的问题

- 视力有什么变化? 有没有闪光感或者飞蚊?
- 是否有过血栓, 或血压是否有问题? 家族中是否有出血/凝血功能障碍或眼睛问题?
- 是否有糖尿病?

患者否认个人或家族有眼病、出血或凝血障碍病史。她发现自己的左眼下方一直有云雾状遮挡, 目前也已经改善。

评估

- 左眼视网膜血管炎合并肺出血和肾小球肾炎
- 左眼大视杯
- 甲基强的松龙和环磷酰胺静脉注射后, 视力、肺和肾的症状改善

鉴别诊断

- 肉芽肿性多血管炎 (granulomatosis with polyangiitis, GPA)
- 伴有肺和肾部病变的结节病相关视网膜血管炎
- 闭塞性血管病变
- 变应性肉芽肿性血管炎
- 系统性红斑狼疮
- 不太可能: 在免疫抑制状态下出现的高血压性视网膜病变、感染性视网膜血管炎

初步诊断

- 肉芽肿性多血管炎

检查

- 如果支气管镜检查证实弥漫性肺泡出血和活检证实新月体性肾小球肾炎, 最有可能的诊断是 GPA。检查抗中性粒细胞胞浆抗体 (antineutrophil cytoplasmic antibodies, ANCA) 证实。
- 在出现视网膜血管炎和肺出血时应检查:
  - 血管紧张素转换酶 (antiogensin-converting eynzyme, ACE), 溶酶菌, 胸片。
  - 快速血浆反应素试验 (rapid plasma regain, RPR) 和荧光密螺旋体抗体吸收试验 (fluorescent treponemal antibody absorption, FTA-ABS)。
  - 全血细胞计数 (complete blood count, CBC), 凝血状态, 抗核抗体 (antinuclear antibodies, ANA), 狼疮抗凝因子。
  - 人体免疫缺陷病毒 (human immunodeficiency virus, HIV)。
- 光学相干断层扫描左眼视网膜神经纤维层 (optical coherence tomography retinal nerve fiber layer, OCT RNFL) 和视野检查评价视神经大视杯的临床意义。
- 进一步的检查 (该患者已完成) 结合呼吸科和肾内科处理呼吸系统和肾的症状和体征。
- 在治疗过程中, 应检测患者血管炎的缓解情况和视网膜新生血管发展的可能。

该患者 C-ANCA 检测呈阳性, 其他检查呈阴性。

治疗

- 免疫抑制治疗: 静脉注射糖皮质激素作为一线治疗, 然后维持长期的节制激素的免疫抑制治疗。治疗选择包括抗代谢物, 如霉酚酸酯和甲氨蝶呤 (在局限性疾病中更常用); 烷基化剂如环磷酰胺; 和生物制剂如利妥昔单抗。
- 玻璃体腔注射抗血管内皮生长因子治疗新生血管。

随诊

患者症状完全消失, 双眼视力 20/20。她自诉左眼前一直有一个漂浮物, 检查发现左眼出现了玻璃体后脱离。双眼视野检查未发现明显异常。她接受了两次利妥昔单抗注射, 随后口服环磷酰胺治疗, C-ANCA 检查阴性。

关键点

- 棉绒斑和视网膜出血可以是视网膜血管炎的表现, 即使在没有血管鞘或其他眼内炎症的情况下。

- 视网膜血管炎的鉴别诊断是复杂的，但应根据患者的整体临床表现综合进行考虑，包括眼以外的病变。
- 视网膜血管炎需要治疗来控制炎症和防止视力下降。通常，这需要积极的全身免疫抑制治疗。

- 在视网膜血管炎缓解的病例中，持续随访是必要的，以及时发现晚期并发症，包括眼缺血和新生血管形成。
- 在系统性血管炎的病例中，可能需要多学科会诊来处理涉及其他器官系统的炎症。

第 62 章

霜样树枝状视网膜血管炎

Sruthi Arepalli ■ Eric Suhler

刘旭辉 译 胡小凤 审校

现病史

24 岁女性患者，有肉芽肿性多血管炎（granulomatosis with polyangiitis，GPA）病史，之前实验室检测核周抗核抗中性粒细胞胞浆抗体（perinuclear antinuclear antineutrophil cytoplasmic antibodies，p-ANCA）呈阳性。其 GPA 的全身表现包括口腔溃疡、肺结节、心包炎和血尿。曾接受过口服强的松和甲氨蝶呤的治疗，但由于转氨酶升高，甲氨蝶呤最近已停止使用。因头痛、眼球转动疼痛、眼周肿胀和左眼急性视力丧失而到急诊就诊。左眼 B 超检查证实后巩膜增厚，T 征阳性。

检查

	右眼	左眼
视力	20/20	手动
眼压（mmHg）	18	28
瞳孔传入障碍	无	有
眼睑	正常	水肿、红斑
巩膜 / 结膜	无充血	弥漫充血
角膜	透明	透明
前房	中等深度、安静	中等深度、安静
虹膜	正常	正常
晶状体	透明	透明
前玻璃体	透明	透明
视盘	正常，0.4	水肿 4 ＋（图 62.1）
黄斑	正常	浆液性视网膜神经上皮脱离，弥漫性视网膜内出血（图 62.1）
血管	正常	广泛严重的包括黄斑和视网膜中周部的黄白色血管鞘（图 62.1）
周边视网膜	正常	延伸到中周部的视网膜血管炎，周边部可见白芯小出血点（图 62.1）

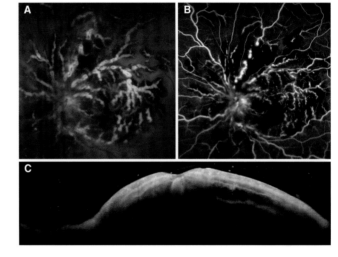

图 62.1 （A）眼底照片显示左眼后极部视盘水肿 4 ＋、黄斑部浆液性视网膜脱离和与霜样树枝状视网膜血管炎一致的广泛的血管鞘；（B）左眼荧光素血管造影显示视盘周围荧光渗漏、静脉串珠样改变和视网膜静脉着染；（C）频域 OCT 扫描证实黄斑区视网膜神经上皮层脱离伴视网膜内液

需要问的问题

- 是否有口腔或生殖器溃疡史？
- 是否有性传播疾病或高危性行为史？
- 是否患有人类免疫缺陷病毒（human immunodeficiency virus，HIV）？
- 是否咳嗽或接触过其他结核病患者？
- 是否有过任何神经系统症状，包括麻木、刺痛、大小便异常或言语障碍？

除了与 GPA 诊断相关的已知口腔溃疡病史外，她对所有问题都回答"否"。

评估

- 左眼主要累及小静脉的霜样树枝状视网膜血管炎及后巩膜炎

鉴别诊断

- GPA
- 梅毒
- 结核病
- 弓形虫病
- 病毒〔巨细胞病毒（cytomegalovirus，CMV）、单纯疱疹病毒（herpes simplex virus，HSV）、水痘带状疱疹病毒（varicella zoster virus，VZV）、E-B病毒（Epstein-Barr virus，EBV）〕
- 多发性硬化
- 结节病
- 白塞病
- 淋巴瘤
- 白血病

初步诊断

- GPA 相关霜样树枝状视网膜血管炎和巩膜炎

检查

- 霜样树枝状视网膜血管炎是一种罕见疾病，但与多种感染性、自身免疫性和肿瘤性疾病有关。
- 对于有神经系统症状的病例，应检查脑脊液中的蛋白质、葡萄糖、白细胞、革兰染色和培养，以及病毒聚合酶链反应（polymerase chain reaction，PCR）。
- 在不能确定是否有 GPA 的情况下，检查 ANCA。
- 排除以下感染因素：
  - 荧光密螺旋体抗体吸收试验（fluorescent treponemal antibody absorption，FTA-ABS），快速血浆反应素试验（rapid plasma regain，RPR）
  - 弓形虫免疫球蛋白 M（immunoglobulin M，IgM）和免疫球蛋白 G（immunoglobulin G，IgG）水平
- 干扰素释放试验
- 艾滋病毒检测
- HSV、VZV、EBV 和 CMV 检测（通过 IgM 和 IgG 水平或 PCR 检测；由于接触这些病毒非常普遍，阴性检测可能比阳性检测更有意义；对于难以诊断的病例，可能需要进行眼内液 PCR 检测）。

治疗

- 视检查结果而定：如果为感染性，请使用适当的抗生素或抗病毒药物治疗，并转诊至感染性疾病科。
- 如果考虑自身免疫病，应行静脉冲击糖皮质激素治疗（排除感染原因），随后转诊至葡萄膜炎专家或风湿病学专家进行长期免疫抑制治疗。
- 该患者进行了 3 天的大剂量静脉注射甲强龙，然后静脉注射利妥昔单抗治疗（2 次，间隔 2 周注射 1 次，每次 1000 mg）。

随访

- 在最后一次随访中，患者左眼视力为 20/400，黄斑区视网膜下纤维化，视盘水肿消失（图 62.2）。

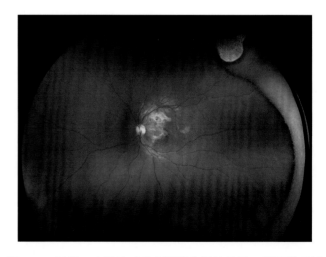

图 62.2　最后一次随访时的左眼眼底照片显示，视网膜下纤维化造成了视力下降，但视盘水肿和视网膜血管炎已消退

关键点

- 霜样树枝状视网膜血管炎是一种罕见疾病，可与多种疾病相关，包括感染性、自身免疫性和肿瘤性疾病。
- 霜样树枝状视网膜血管炎合并巩膜炎应考虑GPA。
- 如果不治疗，GPA 可能会致命，因此认识到它的许多潜在表现很重要。
- 感染因素很多，但应排除 CMV 视网膜炎，如果有相关的临床表现，应该确认是否有 HIV 感染。

第 63 章

Susac 综合征（视网膜血管炎，听力损失和脑病）

Ryan A. Shields ■ Neil Onghanseng ■ Muhammad Hassan ■ Quan Dong Nguyen

刘旭辉 译 胡小凤 审校

现病史

　　24 岁女性患者，有多种药物（乙醇、大麻、烟草）滥用史，因嗜睡、意识模糊并出现幻觉逐渐加重 2 个月就诊于外院急诊。逐渐出现神经系统症状，需要插管以保持气道通畅。因症状持续存在，迅速转移到笔者所在医院，并请眼科进行会诊。

检查

	右眼	左眼
视力	不能配合	不能配合
眼压（mmHg）	15	15
巩膜 / 结膜	无充血	无充血
角膜	透明	透明
前房	中等深度，安静	中等深度，安静
虹膜	正常	正常
晶状体	透明	透明
前玻璃体	透明	透明
视网膜	下血管弓处可见局灶变白的视网膜（图 63.1 A）	视网膜弥漫性变白，累及下方血管弓，并伴随下方血管弓血管节段性断流（图 63.1 B）

询问家属和涉及医院治疗团队的问题

- 在出现神经系统症状前是否有过任何与眼或视力相关的症状？（疼痛？模糊？暗点？）
- 在出现神经系统症状前是否有其他的全身症状？（头痛？听力丧失？）
- 是否有头部外伤史？在出现神经系统症状前是否过量服用过药物？

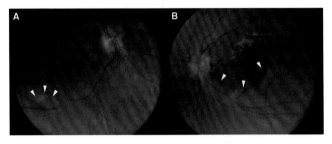

图 63.1 （A）右眼眼底照片，显示颞下血管弓附近的视网膜白色病灶（白色箭头）。血管轻度迂曲，其余的视网膜检查无明显异常；（B）左眼眼底照片，显示黄斑下方视网膜变白（白色箭头），并伴有下方血管弓受累血管的节段性断流。其余的视网膜检查未见明显异常

- 是否有类似表现的家族史？
- 感染因素是否已排除？
- 对患者进行了哪些经验性治疗？

　　患者亲属表示，患者没有说过视力变化，但在前一年出现偏头痛和阵发性听力损失，尽管听力损失从未正式测试。

　　没有外伤史，也没有眼部疾病或视力丧失的相关家族史。

　　治疗团队排除了感染的可能性。在经验性治疗方面，给予静脉注射阿昔洛韦，多次静脉注射甲基强的松龙，静脉注射免疫球蛋白（intravenous immu-noglobulin，IVIG）和血浆置换治疗，仅暂时改善了神经系统症状。

评估

- 双侧视网膜分支动脉阻塞（bilateral branch retinal artery occlusions，BRAO），左眼重于右眼，在磁共振成像（magnetic resonance imaging，MRI）上的白质病变（包括胼胝体）

和阵发性听力损失病史

鉴别诊断

- Susac 综合征
- 多发性硬化
- 急性脱髓鞘性脑脊髓炎（acute demyelinating encephalomyelitis，ADEM）
- 多灶性炎症性脑白质病
- 高凝状态
- 大麻诱发
- 不太可能：慢性创伤性脑病、药物滥用

诊断

- Susac 综合征

检查

- 如果出现典型三联征，包括 BRAOs、听力损失和脑病等表现，几乎可以确诊 Susac 综合征。
- 荧光素血管造影（fluorescein angiography，FA）在检测视网膜血管异常方面极为敏感，包括动脉壁高荧光、Gass 斑块（由免疫复合物碎片聚集而成的假性栓子，可在远端分叉处看到）和动脉侧支形成。在 Susac 综合征中，远端缺血部位的血管有特征性的渗漏。
- 进行视野检查，以记录和评估可能继发于 BRAO 的视野缺陷。
- MRI 可显示典型的雪球状脑白质病变，通常见于胼胝体；其他病变如深部灰质受累和软脑膜强化也可以看到（图 63.2）。

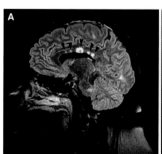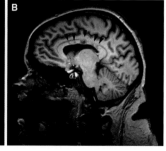

图 63.2 （A）大脑矢状位 T2 MRI 显示胼胝体中央高信号（黑色箭头）；（B）矢状位 T1 MRI 显示胼胝体中央的"穿凿样孔"（黑色箭头），对应 T2 高信号

- 听力图显示感音神经性听力损失，通常在较低的频率范围内。

治疗

- 最初的治疗是静脉注射大剂量糖皮质激素（每天 1 g 甲基强的松龙或等效药物），可与 IVIG 一起使用，以达到疾病缓解的目的。一旦有效，可以进行缓慢的类固醇减量，过渡到节制激素的免疫调节剂治疗方案。
- 尽管有一部分患者会出现多轮发作（复发），但大多数 Susac 综合征病例为单次发作（一次发作），这可以通过头部 MRI 和 FA 检查进行监测。在最初发作后的许多年内可能会突然复发。
- 肿瘤坏死因子抑制剂，如利妥昔单抗和环磷酰胺，已成功用于治疗严重性和难治性病例。
- 包括阿司匹林在内的抗血栓药物的疗效尚未得到证实。

随诊

患者一旦确诊为 Susac 综合征，就开始静脉注射环磷酰胺。尽管采取了干预措施，患者病情仍在恶化，最终去世。对于 Susac 综合征来说，慢性、不可逆、进行性的病程是非常罕见的，但有报道称会有致命的后果，尤其是在有药物滥用史的患者中。

诊疗思路

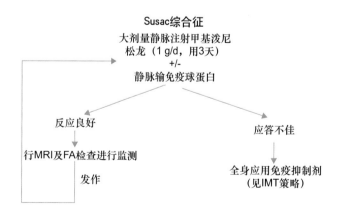

关键点

- Susac 综合征是一种自身免疫性血管内皮疾病，可导致大脑、视网膜和内耳的微血管闭塞，

表现为脑病、视力和听力损失的典型三联征。

- 年轻的白种人女性多见。

- 临床病程有三种，包括单周期、多周期和很少见的慢性进展过程。

- FA 的病变与大脑 MRI 上胼胝体的病变是 Susac 综合征的特有表现。

- 标准治疗包括大剂量类固醇，通常联合 IVIG，然后是长时间缓慢的类固醇减量。对类固醇无反应的病例可能需要早期和积极的免疫抑制治疗。

- 一旦病情缓解，MRI 和 FA 随访有助于监测疾病活动。

第 64 章

IRVAN 综合征（特发性视网膜血管炎、动脉瘤和神经视网膜炎）

Sarah Chorfi

刘旭辉　译　胡小凤　审校

现病史

32 岁健康女性，无既往病史，主诉无痛性视物模糊一年，左眼重，到眼科就诊。几年前，曾在另一个眼科中心行视网膜激光治疗左眼特发性动脉瘤（图 64.1 和图 64.2）。

检查

	右眼	左眼
视力	20/25	20/200
眼压（mmHg）	15	15
巩膜 / 结膜	无充血	无充血
角膜	透明	透明
前房	中等深度，安静	中等深度，安静
虹膜	正常	正常
晶状体	透明	透明
前玻璃体	白细胞 1 ＋	白细胞 1 ＋
	视盘中度肿胀，视盘周围火焰状出血	渗漏性大动脉瘤，周围环状渗出物包围
	图 64.1 A、图 64.2 A	图 64.1 B、图 64.2 B

需要问的问题

- 全面进行全身系统回顾，特别是评估是否存在血管疾病风险、系统性血管炎和感染性病因。
- 是否曾被诊断患有深静脉血栓形成、卒中、流产或任何其他凝血问题？
- 家族中是否有炎症或凝血障碍史？

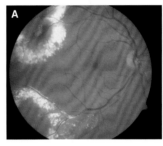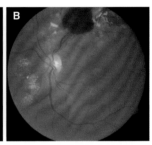

图 64.1 （A）右眼眼底照片显示无浑浊、轻度视盘肿胀、视盘周围火焰状出血，周边有渗漏性大动脉瘤，伴环形渗出；（B）左眼眼底照片显示无浑浊，渗出物位于黄斑上方，轻度的血管鞘，视乳头旁有环状渗出物，视网膜颞上小动脉扩张，导致视网膜前出血，附近可见激光瘢痕

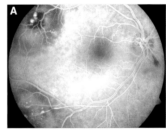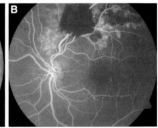

图 64.2 （A）右眼荧光素血管造影显示多个小动脉的动脉瘤和一些渗漏，没有新生血管；（B）左眼荧光素血管造影显示小动脉的动脉瘤渗漏、激光术后脉络膜视网膜萎缩、视网膜下渗出物、视网膜颞上方小动脉扩张导致视网膜前出血

- 是否接受过放疗？

评估

- 双侧轻度视盘水肿伴视网膜小动脉多发性渗漏性动脉瘤样扩张。双侧视网膜前膜伴黄斑区渗出，左眼视网膜内液。双侧周边毛细血管闭塞伴左眼视网膜新生血管（neovascularization elsewhere，NVE）

鉴别诊断

- 老年获得性大动脉瘤、Eales 病、Coat 病、放射性视网膜病变、Leber 粟粒性动脉瘤、胶原血管疾病、抗中性粒细胞胞浆抗体（antineutrophil cytoplasmic antibody，ANCA）相关血管炎、高血压视网膜病变
- 特发性视网膜血管炎、动脉瘤和神经性视网膜炎〔（idiopathic retinal vasculitis，aneurysms，and neuroretinitis，IRVAN）- 排除诊断〕

初步诊断

- IRVAN 综合征

检查

- 荧光素血管造影术是一种有用的检查方法，可以突出 IRVAN 的几个表现
  - 动脉瘤性小动脉扩张
  - 视盘后期着染
  - 毛细血管闭塞
  - 新生血管（在视盘或视网膜的其他部位）
  - 毛细血管和小动脉渗漏
- 视盘和黄斑的光学相干断层扫描（optical coherence tomography，OCT）可见小动脉瘤、黄斑渗出物和黄斑视网膜内病变（图 64.3）。
- 吲哚菁绿血管造影（indocyanine green angiography，ICGA）可更清晰地显示小动脉血管瘤。
- 关于 IRVAN 应该做的检查项目在文献中并没有统一意见。感染和炎症病因的系统性检查应根据每个患者的全身情况进行选择。有报道称可能与抗磷脂综合征等凝血障碍有关。这种关联提示有必要检测狼疮抗凝剂、抗磷脂抗体和凝血因子。此外，文献中还报道了伴有核周抗中性粒细胞胞浆抗体（perinuclear antineutrophil cytoplasmic antibodies，pANCA）阳性的罕见 IRVAN 综合征病例。
- 仔细检查虹膜和房角，以评估虹膜和房角是

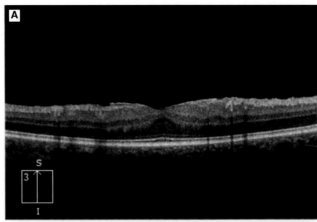
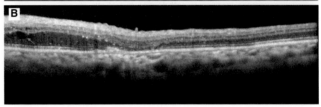

图 64.3 （A）右眼光学相干断层扫描（OCT）显示视网膜前膜和视网膜内高反射点；（B）左眼 OCT 显示视网膜前膜、视网膜下和视网膜内渗出，可能有被视网膜内液体包围的视网膜内巨大动脉瘤（箭头所示），以及视网膜外层萎缩

否存在新生血管。

治疗

- 右眼荧光素血管造影显示的周边无灌注区行全视网膜光凝术（panretinal photocoagulation，PRP）。
- 左眼抗血管内皮生长因子玻璃体内注射。
- 1 个月后随诊，左眼行荧光血管造影随诊周边无灌注区的 PRP。

随访

患者 1 个月前的最后一次检查显示双眼视力稳定，右眼 20/25，左眼 20/200。左眼的视网膜前出血消退，其他眼科检查没有变化。

诊疗思路

关于 IRVAN 综合征的治疗方案，文献中没有共识（见治疗策略）。

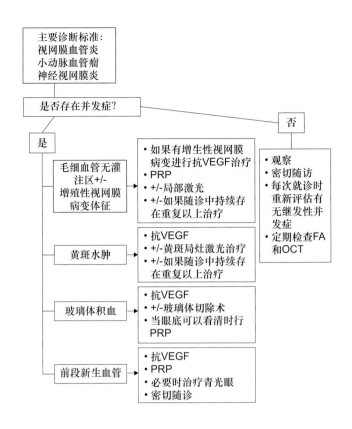

- 在存在严重或持续疾病时考虑进行免疫抑制治疗，尽管疗效的证据有限。
- 糖皮质激素的使用在文献中已有报道（局部、玻璃体内注射或全身给药），但在这方面缺乏共识。

关键点

- IRVAN 综合征的主要诊断标准（Chang 等）[1]:
  - 视网膜血管炎。
  - 动脉分叉处动脉瘤扩张。

- 神经视网膜炎（定义为视神经水肿或渗漏）。
- IRVAN 综合征的次要诊断标准（Chang 等）[2]:
  - 毛细血管无灌注区。
  - 视网膜新生血管。
  - 黄斑区渗出。
- 基于眼部发现的 5 个阶段性功能分期（Samuel 等）:[2]
  - 第一阶段：大动脉瘤、渗出物、神经视网膜炎和视网膜血管炎。
  - 第二阶段：荧光素血管造影显示的毛细血管无灌注区。
  - 第三阶段：眼后段新生血管和（或）玻璃体出血。
  - 第四阶段：眼前段新生血管。
  - 第五阶段：新生血管性青光眼。
- 系统检查应根据全面的系统回顾进行。文献报道认为狼疮抗凝物、抗磷脂抗体、凝血因子和（pANCA）可能是需要检测的。
- IRVAN 综合征是一种罕见疾病，在治疗方面几乎没有共识。积极治疗对于预防并发症很重要。

参考文献

[1] TS Chang, GW Aylward, JL Davis, WF Mieler, GL Oliver, AL Maberley, JD Gass. Idiopathic retinal vasculitis, aneursysms, and neuroretinitis. Retinal vasculitis study. Ophthalmology 1995:102(7):1089-97.

[2] Samuel MA, Equi RA, Chang TS, et al. Idiopathic retinitis, vasculitis, aneurysms, and neuroretinitis (IRVAN): new observations and a proposed staging system. Ophthalmology. 2007;114:1526-1529.

第 65 章

Coats 病样眼底视网膜变性

Harpal S. Sandhu

余 烁 译 胡小凤 审校

现病史

22 岁男性患者，既往体健，因"激素治疗无效的中间葡萄膜炎和黄斑水肿"，外院眼科医生转诊至葡萄膜炎门诊。主诉多年来一直有视力问题。大约 6 个月前，患者因视力逐渐下降到当地眼科医生处就诊。外院病历显示双眼都有玻璃体细胞和黄斑厚度增加。每天口服泼尼松 60 mg 近 1 个月，视力及症状没有任何改善。然后接受了双眼玻璃体内注射曲安奈德 2 mg，同样没有主观症状或客观检查的改善，中央黄斑厚度和体积保持不变。2 个月后再次接受双眼玻璃体腔 4 mg 的曲安奈德注射，依旧无好转。因此患者被转诊寻求进一步诊疗。

检查

	右眼	左眼
视力	20/100	20/100
眼压（mmHg）	35	40
巩膜 / 结膜	安静，无充血	安静，无充血
角膜	透明	透明
前房	深，安静	深，安静
虹膜	无特殊	无特殊
晶体	透明	透明
前玻璃体	浮游细胞＋	浮游细胞＋
散瞳眼底检查	见图 65.1 A	见图 65.1 B

因为之前病历中记录有黄斑厚度增加，于是进行光学相干断层扫描（optical coherence tomography，OCT）进一步评估（图 65.2）。

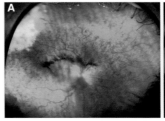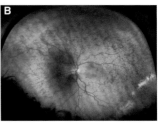

图 65.1 （**A**）广角彩色眼底照片显示右眼眼底的弥漫性色素改变和颞上方周边渗出。玻璃体后部有一些色素团块和玻璃体后脱离（posterior vitreous detachment，PVD）；（**B**）左眼的广角彩色眼底照片显示与右眼相似的发现，但颞下渗出较少

需要问的问题

- 是否注意到眼前飘动黑影？如果有，大约多久？
- 是否在夜间视物有困难或周边视力有问题？
- 家族中是否有类似的年轻时发病的患者？
- 是否有长期用药？

患者回答说他只看到过一些漂浮物，并不严重。晚上视物有很大问题。这也是他小时候发现的第一个眼部问题。从未发现周边视力出现明显问题，但并不完全确定。由于患者是被收养的，因此无法提供有关生物学亲属的家族史。身体很健康，除了偶尔服用抗生素或抗组胺药外，从未服用过其他药物。

评估

- 双眼视网膜营养不良
- 渗出性视网膜病变，右眼较左眼严重
- 双眼高眼压症，激素性可能性大

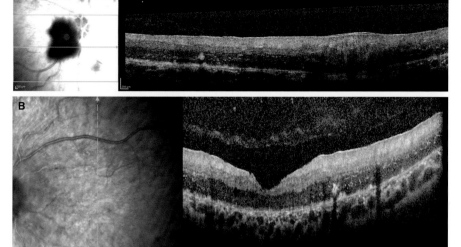

图 65.2 （A）右眼 OCT 检查示黄斑厚度增加，视网膜层间结构紊乱，但是未见视网膜内囊腔。外核层可见不规则的高反射灶，以及 RPE 层的破坏和 RPE 增殖；（B）左眼 OCT 表现与右眼类似。还可见黄斑部及附近外层视网膜的明显萎缩和脉络膜血管扩张及厚度增加

鉴别诊断

- 视网膜色素变性（retinitis pigmentosa，RP）伴 Coats 病样反应
- Coats 病
- 家族性渗出性玻璃体视网膜病变（familial exudative vitreoretinopathy，FEVR）
- 其他遗传性视网膜变性（inherited retinal degeneration，IRD）
- 可能性较低：维生素 A 缺乏

初步诊断

- 视网膜色素变性伴 Coats 病样反应
- 患者在年轻时就表现出视网膜全变性的迹象，包括高度营养不良、增厚的视网膜。这首先提示了 IRD 的可能性。视网膜颞侧也有类似 Coats 病的明显渗出。一种由 CRB1 基因突变引起的疾病可以同时具有这两种的表现：RP 的一种亚型，伴有 Coats 病样血管病变或反应。玻璃体内存在少量细胞在视网膜色素变性中很常见，并不代表活动性葡萄膜炎。

检查

- 视野：双眼颞侧远周边及旁中心可存有视岛。

- 荧光血管造影（图 65.3）。
- 全视网膜电图（electroretinogram，ERG）。
- 基因检测：视网膜色素变性序列。

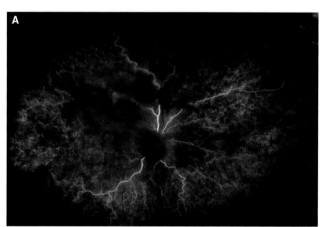

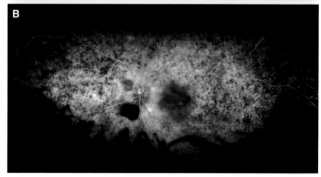

图 65.3 （A）右眼的荧光素血管造影（fluorescein angiogram，FA）显示动脉期斑驳样荧光，窗样缺损造成的高荧光区域与低荧光区域交替存在，布满眼底。无荧光渗漏。少量玻璃体内的色素团块导致遮蔽荧光；（B）左眼造影晚期有类似表现，即交替的高荧光和低荧光区域，无荧光渗漏

治疗

- 眼部开始使用降眼压药物：0.5% 噻吗洛尔滴眼液双眼每日 2 次，2% 多佐胺滴眼液双眼每日 3 次，0.2% 溴莫尼定滴眼液双眼每日 3 次。

随诊

患者在 1 个月后复诊。他的症状没有改变。眼压已降至右眼 23 mmHg，左眼 25 mmHg。明视和暗视 ERG 电位均检测不到。基因检测结果显示 CRB1 基因双等位基因突变呈阳性。

确定诊断

- RP 伴 Coats 病样反应

关键点

- 某些类型的遗传性视网膜变性可伪装成葡萄膜炎。尽管目前对大多数 IRD 还没有既定的治疗方法，但在出现有效治疗前，正确诊断这些病例以向患者提供准确的预后并避免潜在的有害治疗至关重要，直到出现经过验证的有效治疗方法。

- 由异常视网膜分层引起的黄斑增厚必须与囊样间隙或由视网膜前膜或玻璃体黄斑牵引（vitreomacular traction，VMT）造成的弥漫性增厚区分开来。前者在葡萄膜炎中极为罕见，而后三种则很常见。

- 同样，广泛的视网膜退行性改变在葡萄膜炎中并不常见，应该在视网膜退行性病变中进行鉴别。在较年轻患者中，IRD 可能性比较大，而与癌症相关的视网膜病变和非副肿瘤性视网膜病变在老年或中年患者中更常见。毒性 / 代谢原因（例如维生素 A 缺乏或药物造成的视网膜变性）常可以通过病史排除。

- 由 CRB1 基因突变引起的 RP 表现型比较多变，并不总是表现为 Coats 样血管病变和明显的色素团块。其他表现包括小动脉旁 RPE 的保留和严重的早发性视网膜变性（也称为 Leber 先天性黑矇）。在这种情况下，远视和增厚的、营养不良的黄斑是典型的表现。

- 最好不要使用视网膜消融手术（例如冷冻或激光）治疗渗出区域，因为这些患者已经患有广泛的光感受器功能障碍。然而，如果渗出过多导致进一步视力丧失，则可以采用与典型 Coats 病相同的治疗方式。

第 66 章

先天性 Zika 综合征

Camila V. Ventura ■ Liana O. Ventura ■ Rubens Belfort Jr.
余 烁 译　胡小凤 审校

现病史

　　一名 4 个月大的女婴被转诊进行眼科评估。婴儿在 36 周时在巴西东北部伯南布哥州首府累西腓的一家公立妇产医院通过剖宫产分娩。出生时的体格检查显示严重的小头畸形，颅骨部分塌陷（头围：27 cm，出生体重：2324 g）。

4 个月时的第一次眼部检查

检查		
	右眼	左眼
视力（Teller 视力卡）	0.32 cy/cm（距离 38 cm）	0.43 cy/cm（距离 38 cm）
瞳孔对光反射	迟钝	迟钝
眼外肌	正常	正常
眼球震颤	无	无
前节	无特殊	无特殊
视网膜	图 66.1～图 66.3	图 66.1～图 66.3

需要问的问题

■ 是否有神经系统或遗传疾病的家族史？

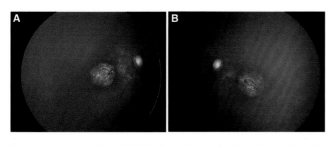

图 66.1 （A 和 B）双眼的眼底照片显示视神经发育不全、苍白、视杯增大，黄斑区有明显色素斑点的脉络膜视网膜瘢痕

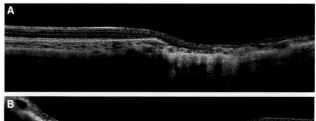

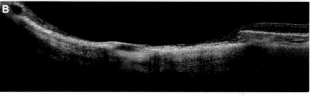

图 66.2 （A 和 B）双眼的谱域光学相干断层扫描图像显示严重的视网膜神经感觉层丧失及椭圆体带（IS/OS 连接处）的中断，视网膜色素上皮（RPE）下可见高反射，脉络膜变薄。在受累的视网膜、RPE 和脉络膜位置可见挖掘样缺损

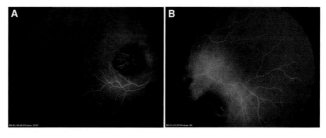

图 66.3 （A 和 B）荧光素血管造影更清晰地显示了视神经发育不全、脉络膜视网膜瘢痕、色素斑驳，并显示双眼周围视网膜弥漫性无血管

■ 母亲在妊娠期间是否出现过例如皮疹、瘙痒、发烧和关节痛等症状？如果有，在何时出现？

　　母亲否认家族既往有神经系统和遗传疾病。她在孕中期出现过发烧、皮疹、瘙痒和关节痛。

评估

■ 与严重小头畸形相关的双侧脉络膜视网膜瘢痕和视神经发育不全

鉴别诊断

- 遗传病因（染色体和代谢紊乱）
- 非遗传病因
  - 先天性感染
    - 弓形体病、风疹、巨细胞病毒、单纯疱疹、梅毒、水痘带状疱疹病毒、细小病毒 B19 和人类免疫缺陷病毒（human immunodeficiency virus，HIV）
  - 产妇酗酒
  - 暴露于电离辐射
  - 缺氧、外伤等产前损伤
  - 严重营养不良

初步诊断

- 可能继发于先天性 Zika 病毒感染的先天性双眼黄斑脉络膜视网膜瘢痕

检查

- 回溯母亲的产前检查：没有做过此类检查。
- 血清学检查
  - 弓形体病、风疹、巨细胞病毒、单纯疱疹病毒、梅毒（TORCHS）、登革热病毒、基孔肯雅病毒和 HIV（阴性）。
  - Zika 病毒：婴儿脑脊液（cerebrospinal fluid，CSF）中 Zika 抗体的免疫球蛋白 M（immunoglobulin M，IgM）检测［Zika IgM 酶联免疫吸附试验（IgM enzyme-linked immunosorbent assay，MAC-ELISA）］呈阳性。
  - 计算机断层扫描（comuputed tomography，CT）中枢神经系统（central nervous system，CNS）显示：皮质畸形、脑钙化（皮质、皮质下、脑室周围和丘脑）、脑实质体积减小和脑室扩大。

治疗

- 与包括物理治疗师、言语和语言治疗师以及职业治疗师在内的多学科团队一起启动早期干预。
- 患者转诊至：

- 小儿神经病学专家进行全面神经系统检查和随访。
- 传染病专家排除其他先天性感染。
- 临床遗传学家排除遗传病。
- 骨科医生进行肢体异常评估和管理（例如畸形足、髋关节半脱位和关节弯曲）。
- 消化科专家进行吞咽困难评估和管理。
- 耳鼻喉科医生诊断和管理听力损失。

眼科治疗的具体建议：

- 每 6 个月随诊一次进行眼底评估和随访。
- 转诊至儿童眼科医生以诊断和治疗斜视、屈光不正、调节不足和视力障碍。

随诊

患者 8 个月时出现内斜视（esotropia，ET）35 D，随后接受了斜视手术（图 66.4）。

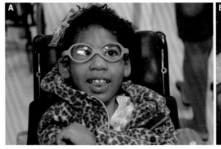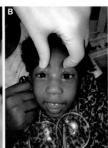

图 66.4 （A 和 B）患者内斜矫正术前后的照片

治疗策略

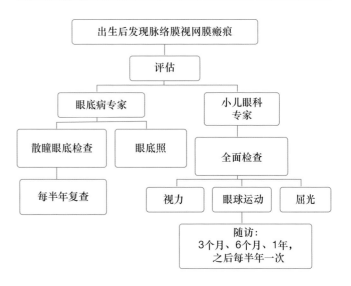

关键点

- Zika 病毒感染的眼部并发症可能涉及视网膜和视网膜血管系统以及视神经，因此诊断时必须进行视网膜检查。
- 中央的脉络膜视网膜萎缩不会随着时间的推移而增大。荧光素血管造影可显示视网膜周边无血管区。
- 小儿眼科严密随访，以诊断和治疗调节不足、屈光不正和斜视。手术可以是治疗稳定斜视病例的一种选择。

第 67 章

西尼罗河视网膜病变

Kareem Moussa ■ Dean Eliott

余 烁 译 胡小凤 审校

现病史

　　60 岁男性患者，有糖尿病前期病史。因眼前浮动黑影增加 2 天伴双眼视物模糊，以及乏力、寒战和肢体疼痛 4 天就诊于急诊。否认发烧、颈部僵硬、发音困难或无力。就诊前 2 天，基层保健医生推测其患蜱虫传播疾病而开具了强力霉素口服，但患者的症状继续恶化。

检查

	右眼	左眼
视力	20/100	20/100
眼压（mmHg）	13	13
巩膜 / 结膜	安静，无充血	安静，无充血
角膜	透明	透明
前房	浮游细胞 2 ＋	浮游细胞 2 ＋
虹膜	无特殊	无特殊
晶状体	透明	透明
前部玻璃体	浮游细胞 2 ＋	浮游细胞 2 ＋
散瞳查眼底	见图 67.1A	见图 67.1B

需要问的问题

- 最近是否被蚊子叮咬过？
- 最近是否有出国旅行？
- 是否有过不安全性行为？

患者回答最近被蚊子叮咬过。否认近期有旅行或不安全的性行为。

评估

- 双侧急性非肉芽肿性全葡萄膜炎伴脉络膜视

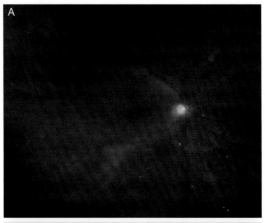

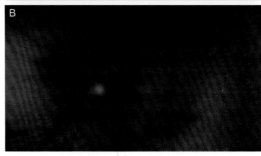

图 67.1 （A）右眼眼底照片显示由于玻璃体炎引起的中等程度浑浊，鼻侧周边视网膜可见呈曲线状分布的多发圆形脉络膜视网膜病变；（B）左眼的眼底照片显示由于玻璃体炎导致的屈光介质浑浊，周边无特殊

网膜病变

鉴别诊断

- 西尼罗河病毒（wet nile virus，WNV）相关的全葡萄膜炎
- 可能性较低：结核病、梅毒或结节病相关的全葡萄膜炎或淋巴瘤

初步诊断

- WNV 相关的全葡萄膜炎

检查

- 应从血液中获取血清学［免疫球蛋白 M（immunoglobulin M，IgM）和免疫球蛋白 G（immunoglobulin G，IgG）WNV 抗体］以确认诊断。在患病第一周后，血液中的聚合酶链反应（polymerase chain reaction，PCR）检测不太可能产生阳性结果。如果出现精神状态改变、头痛和（或）颈部僵硬，可以对脑脊液进行血清学和 PCR 检测。
- 荧光素血管造影突出显示具有中心低荧光、边缘高荧光的"靶样"病变，但在检查时可能难以发现（图 67.2）。
- 光学相干断层扫描显示"靶样"病变中视网膜色素上皮和椭圆体带的缺失。
- 对于非典型案例，需要做以下检查：
  - 荧光密螺旋体抗体吸收试验（fluorescent treponemal antibody absorption，FTA-ABS）、快速血浆反应素试验（rapid plasma regain，RPR）
  - 结核菌素试验（purified protein derivative，PPD）
  - 血管紧张素转换酶、溶菌酶和胸片
- 应请神经科会诊以评估神经系统症状。

治疗

- 局部点用皮质类固醇激素（1% 醋酸泼尼松龙眼水双眼每日 4 次）和睫状肌麻痹剂（双眼每日用 1% 阿托品）滴眼液。
- 每周复查。

随诊

1 周后患者随访。他报告视力有改善和飞蚊症减少。双眼视力为 20/50。就诊当天进行的血清学检查显示 WNV IgM（4.77，阳性 > 0.9）和 IgG（2.85，阳性 > 1.3）抗体阳性，证实了诊断。

就诊 3 周后，患者报告视力持续改善，右眼视力为 20/40，左眼视力为 20/25（图 67.3）。

关键点

- 出现流感样症状或神经系统症状时视物模糊和（或）飞蚊症的病史应引起对 WNV 感染的

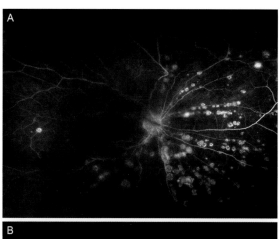
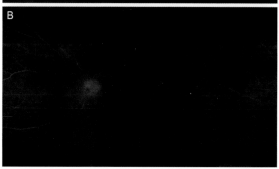

图 67.2 （**A**）右眼的荧光血管造影显示鼻侧周边视网膜有多个中心低荧光和边缘高荧光的圆形"靶样"病变呈曲线状排列；（**B**）左眼的荧光素血管造影显示鼻侧有数个"靶样"病变

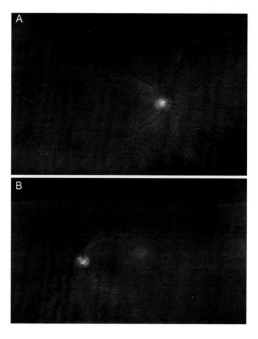

图 67.3 （**A**）右眼的眼底照片显示就诊 3 周后相对清晰的屈光介质和鼻侧稳定的靶样病变；（**B**）左眼的眼底照片显示相对清晰的屈光介质，周边未见特殊

警惕。

- 荧光血管造影突出"靶样"病变，高度提示WNV脉络膜视网膜炎，特别是当排列成线性或曲线模式时。在眼底检查时可能难以发现。

- 在患病第1周后，血清学检测比PCR检测更有可能产生阳性诊断结果。对所有患者都应进行血液检测，而对有神经系统表现的患者还需要进行脑脊液检测。

- 对于不明原因的眼部炎症患者，应始终将结核病、梅毒、结节病和淋巴瘤视为可能的病因。

- 疑似西尼罗河病毒感染的患者应接受神经科会诊，因为神经系统受累表明病情严重，可能是致命的。

- 治疗是支持性的。

- 应监测患者是否出现黄斑囊样水肿，这是一种罕见的并发症，可能对玻璃体腔注射抗血管内皮生长因子治疗有反应。

第 68 章

登革热视网膜病变

Sivakumar R. Rathinam

余　烁　译　胡小凤　审校

现病史

　　25 岁男性患者，出现双眼无痛性视物模糊 2 天。一个月前出现成人呼吸窘迫综合征（respiratory distress syndrome，RDS）和血小板减少症，诊断为登革热，因此住院并给予对症治疗。

检查

	右眼	左眼
视力	20/40	CF 4 英尺
眼压（mmHg）	14	12
巩膜 / 结膜	正常	正常
角膜	透明	透明
前房	闪辉＋，细胞＋	闪辉＋，细胞＋
虹膜	无异常	无异常
晶体	透明	透明
玻璃体细胞	玻璃体炎＋	玻璃体炎＋
眼底	图 68.1	图 68.2

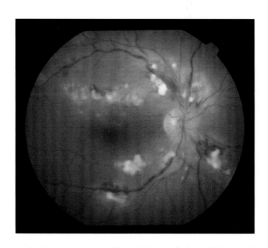

图 68.1　右眼视盘充血、黄白色视网膜病变伴视网膜内出血和黄斑水肿伴内界膜皱襞

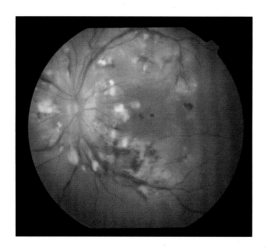

图 68.2　左眼视盘充血、多发棉絮斑和视盘周围视网膜内出血伴黄斑水肿

需要问的问题

- 在诊断登革热时是否有任何视力问题？
  - 没有。
- 在就诊时有哪些登革热症状？成人呼吸窘迫综合征是如何处理的？
  - 因发烧、皮疹和呼吸困难入院治疗。
- 是如何染上这种疾病的——也就是说，是否参与了任何增加患者患上这种疾病风险的活动？
  - 否。
- 登革热是如何诊断的？
  - 根据阳性血清学结果诊断登革热。

评估

- 双眼感染性多灶性视网膜炎伴左眼黄斑水肿

鉴别诊断

- 基孔肯雅热

- 巨细胞病的（cytomegalovirus，CMV）视网膜炎
- 急性白血病
- 人类免疫缺陷病毒（human immunodeficiency virus，HIV）

初步诊断

- 双眼登革热视网膜病变和相关的全葡萄膜炎，左眼黄斑水肿

检查

- 全血细胞计数（complete blood count，CBC）：正常
- 血清学检查
  - 阳性：登革热免疫球蛋白 G（immunoglobulin G，IgG）和免疫球蛋白 M（immunoglobulin M，IgM）抗体。
  - 阴性：HIV Ⅰ / Ⅱ 和基孔肯雅热。
- 胸部 X 线检查：正常。
- 结核菌素皮内试验：阴性。

眼底荧光血管造影

图 68.3 和图 68.4 显示脉络膜视网膜病变早期低荧光，晚期高荧光，并伴有视盘渗漏和弥漫性血管周

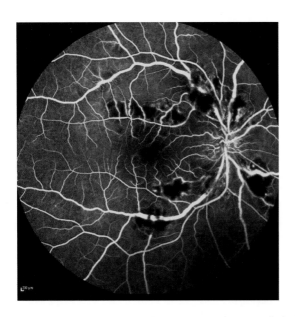

图 68.3 视网膜内和内层视网膜水肿和出血表现为早期低荧光病灶

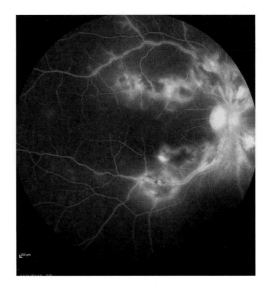

图 68.4 脉络膜视网膜病变晚期高荧光，视盘和视网膜静脉荧光渗漏

围渗漏。

谱域光学相干断层扫描

图 68.5 显示后玻璃体腔的高反射点（炎性细胞），视网膜内层的高反射点，中心凹轮廓的丧失和累及中心凹的神经上皮层脱离。

治疗

双眼局部糖皮质激素和睫状肌麻痹剂点眼，以及全身应用激素。

随诊

4 周后，双眼视网膜炎和全葡萄膜炎开始减轻。局部和全身用药逐渐减量。

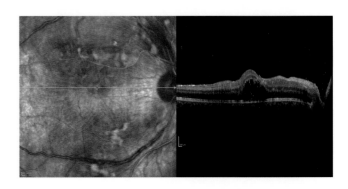

图 68.5 后玻璃体腔的高反射点（炎性细胞），视网膜内层的高反射，中心凹轮廓的丧失和累及中心凹的神经上皮层脱离

关键点

- 登革热病毒是一种黄病毒，由埃及伊蚊和白纹伊蚊传播。有四种密切相关的血清型：登革热 1～4 型。感染一种血清型并不能预防其他血清型感染。

- 该病毒会导致人类登革热。除发热外，感染还可引起严重的头痛、肌痛和血小板减少，导致出血表现，如紫癜性皮疹和结膜出血、登革出血热（dengue hemorrhagic fever，DHF）。

- 登革热休克综合征（dengue shock syndrome，DSS）也可能出现低血压，该综合征的死亡率很高。

- 感染症状通常在被咬后 4～7 天开始出现，并持续 3～10 天。

- 即使在感染者出现症状之前，蚊子也可以通过吸感染者的血而将感染传染给他人。有些人始终没有症状，但仍然可以感染蚊子。

- 蚊子会在其余生中保持感染状态，可能是几天或几周。

第 69 章

原发性玻璃体视网膜淋巴瘤

Madison E. Kerley ■ George Magrath ■ Aparna Ramasubramanian

余　烁　译　胡小凤　审校

现病史

　　72 岁白种人男性患者，有 6 年原发性中枢神经系统淋巴瘤病史，经左半球脑活检组织病理学证实为弥漫性大 B 细胞淋巴瘤，因右眼视物模糊而就诊于眼科诊所。

检查

	右眼	左眼
视力	20/60	20/20
眼压（mmHg）	16	18
巩膜 / 结膜	安静，无充血	安静，无充血
角膜	透明	透明
前房	微量细胞	深，安静
虹膜	无特殊	无特殊
晶状体	透明	透明
前部玻璃体	玻璃体种植	透明

散瞳眼底检查（见图 69.1）

视神经	界清色正
黄斑	平坦
血管	管径及走行正常
周边视网膜	无异常

需要问的问题

- 左眼是否有什么症状？
- 是否有过呼吸急促、体重减轻、神经症状、淋巴结肿大或胃肠道症状？
- 以前有过哪些淋巴瘤治疗史？

　　患者否认左眼视力有任何变化。有头痛和癫痫等神经症状，这些症状可以通过药物控制。有明显的体

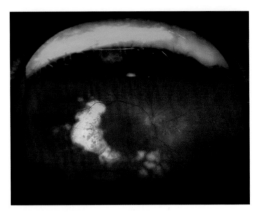

图 69.1　右眼彩色眼底照片显示玻璃体炎和多个 RPE 下浸润灶

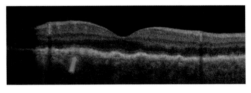

图 69.2　右眼的光学相干断层扫描证实了视网膜下和视网膜色素上皮下间隙的浸润

重减轻史，伴恶心和呕吐。否认呼吸急促，也没有淋巴结肿大。补充说曾有过长期的淋巴瘤治疗史，但不记得所有细节。

鉴别诊断

- 继发性玻璃体视网膜淋巴瘤
- 感染性玻璃体炎

初步诊断

- 右眼继发性玻璃体视网膜淋巴瘤

检查

- 如果存在玻璃体炎，平坦部玻璃体切除术可

以作为诊断手段。应将尽可能大的玻璃体样本（0.5＋ml）送检进行聚合酶链反应（polymerase chain reaction，PCR）、培养、细胞学和流式细胞学检查。

- 流式细胞术可用于检测克隆 B 细胞群。
- 为了检测浸润和视网膜脱离，应进行荧光素血管造影和光学相干断层扫描（optical coherence tomography，OCT）检查（图 69.2）。
- 超声可以用来确定脉络膜增厚的程度。

随诊

微生物 PCR 和培养均为阴性。流式细胞术和细胞学检测显示 CD20＋B 细胞克隆群呈阳性，与玻璃体视网膜淋巴瘤一致。

治疗

- 20 戈瑞（Gy）外部光束辐射（external beam radiation，EBR），分为 10 个疗程。
- 全身应用甲氨蝶呤（八剂）和利妥昔单抗联合替莫唑胺。
- 阿糖胞苷和依托泊苷的巩固治疗。

远期随访

右眼诊断为玻璃体视网膜淋巴瘤 18 个月后，患者左眼出现玻璃体炎和视网膜下色素上皮（retinal pigment epithelium，RPE）浸润。开始使用 20 GyEBR，分为 10 个疗程治疗左眼。

左眼治疗 12 个月后，双侧玻璃体炎和浸润复发，并经双侧玻璃体切除术证实。患者左眼又接受了 11

个疗程的放射治疗，右眼接受了 8 次玻璃体腔注射甲氨蝶呤和 1 次玻璃体腔注射利妥昔单抗。

右眼出现严重的角膜水肿和新生血管性青光眼，通过抗血管内皮生长因子（vascular endothelial growth factor，VEGF）和睫状体光凝治疗。最后随访视力为右眼光感和左眼 20/50。

自从开始治疗右眼玻璃体视网膜淋巴瘤以来，未出现中枢神经系统淋巴瘤复发。

关键点

- 原发性玻璃体视网膜淋巴瘤在裂隙灯检查中表现为玻璃体炎，伴有"极光"征，是由淋巴细胞聚集而成。
- 如果存在玻璃体炎且怀疑玻璃体视网膜淋巴瘤，可通过玻璃体平坦部切除术进行诊断。如果没有玻璃体炎，可以进行脉络膜视网膜活检。
- MYD88 是一种癌基因，编码一种参与先天免疫反应信号转导的蛋白质，在大部分病例中发生突变，可在外科标本上行进一步验证性试验。
- 确诊后，如果患者尚未进行诊断中枢神经系统淋巴瘤，则应进行筛查，同时检测中枢神经系统淋巴瘤和玻璃体视网膜淋巴瘤的高共病性导致的神经功能缺损。
- 如果没有中枢神经系统受累，可以考虑使用 EBR 进行局部治疗或使用利妥昔单抗和甲氨蝶呤进行玻璃体内化疗。
- 如果有中枢神经系统受累，治疗必须与肿瘤学协调，包括化疗、免疫治疗和放射治疗。由于该病的罕见性，缺乏对这些不同治疗方式的随机对照试验。

第 70 章

白血病性视网膜病变

Harpal S. Sandhu ■ Albert M. Maguire

余 烁 译 胡小凤 审校

现病史

51 岁男性患者，有皮肤 T 细胞淋巴瘤（蕈样真菌病）病史。主诉右眼视力严重丧失。由于口腔剧烈疼痛，很难自述并提供病史。舌有溃疡，正在接受氟康唑治疗口腔念珠菌病（图 70.1）。细节有限，但患者能表示近 3 周左右情况变得更糟。否认眼痛（图 70.2）。

检查

	右眼	左眼
视力	数指 /3 英尺	20/25
眼压（mmHg）	20	16
眼睑和睫毛	正常	正常
巩膜 / 结膜：	安静，无充血	安静，无充血
角膜	透明	透明
前房	细胞 2 +	安静、深
虹膜	平坦	平坦
晶状体	透明	透明
前部玻璃体	细胞 2 +	透明

散瞳眼底检查（见图 70.1）

视神经	杯盘比 0.3，界清色正
黄斑	平坦
血管	管径粗细及走行正常
周边	无特殊

需要问的问题

- 除口腔念珠菌病，最近是否接受过任何其他抗感染治疗？
- 最近是否住院？现在感觉如何？有任何不适、

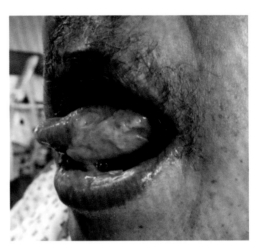

图 70.1 患者舌的彩色照片，左侧视图。有明显的白色脱色灶和可疑溃疡（From Sandhu H，Kim E，Maguire A. Cutaneous T-cell lymphoma metastatic to the retina. *Ophthalmology* 2016；123［4］：736.）

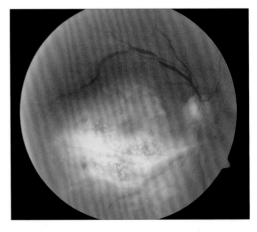

图 70.2 右眼的彩色眼底照片显示浑浊的屈光介质，与玻璃体炎症和致密的白色视网膜前浸润一致。左眼（此处未显示）正常（From Sandhu H，Kim E，Maguire A. Cutaneous T-cell lymphoma metastatic to the retina. *Ophthalmology* 2016；123［4］：736.）

盗汗或发冷吗？
- 体内是否有植入物？
- 是否因为癌症接受过什么治疗？

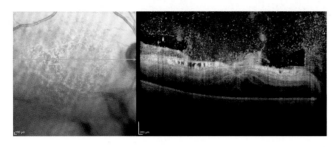

图 70.3　右眼的光学相干断层扫描（OCT）显示大量的后玻璃体细胞，包括高反射性玻璃体下浸润、通过内层视网膜的高反射条纹伴神经纤维层破裂，以及弥漫性视网膜增厚伴小中央凹脱离。左眼（未显示）正常

- 是否正在服用抑制免疫系统的药物，如激素或化疗？

患者对所有问题都回答"否"。自从诊断出癌症以来，疲劳和抑郁情绪增加，但最近没有变化。否认最近服用过任何糖皮质激素，但知道他过去曾接受过此类治疗。回忆起治疗癌症的唯一特定治疗方法是干扰素-α，但并不确定。

进行光学相干断层扫描以更好地明确视网膜受累的程度（图 70.3）。

评估

- 右眼全葡萄膜炎伴黄斑区视网膜炎

鉴别诊断

- 内源性眼内炎
- 感染性眼内炎
  - 疱疹性视网膜炎 / 进行性外层视网膜坏死（progressive outer retinal necrosis，PORN）。
  - 严重的非典型弓形虫病
  - 梅毒
- 白塞病
- 最不可能：转移性皮肤 T 细胞淋巴瘤

初步诊断

- 内源性眼内炎，真菌可能性大

检查

- 患者患有全身恶性肿瘤，目前正在接受抗感染

治疗。虽然口腔真菌病一般是非侵袭性的，但该患者的免疫系统状态尚不清楚，也不清楚他过去是否接受过化疗。最安全的做法是将其视为内源性眼内炎，并进行玻璃体培养以进行细菌和真菌检测以及病毒、细菌和真菌的聚合酶链反应（polymerase chain reaction，PCR）。

- 检查全血细胞计数（complete blood count，CBC）和 CD4 细胞计数。
- 检查快速血浆反应素试验（rapid plasma regain，RPR）、荧光密螺旋体抗体吸收试验（fluorescent treponemal antibody absorption，FTA-ABS）和弓形虫血清学。

治疗

- 穿刺抽取玻璃体并注射广谱抗菌药，包括抗真菌药。
  - 万古霉素 1 mg/0.1 ml。
  - 头孢他啶 2.25 mg/0.1 ml。
  - 伏立康唑 100 μg/0.1 ml。
- 第 2 天复查。

随诊 #1

患者在术后第 1 天就诊。除了玻璃体内注射部位的结膜下出血外，他没有发现任何变化。CBC 显示白细胞计数正常，无中性粒细胞减少，CD4 细胞计数为 805/μl。

检查

	右眼	左眼
视力	数指 /3 英尺	20/20
眼压（mmHg）	17	15
眼睑和睫毛	正常	正常
巩膜 / 结膜	颞侧结膜下出血	安静，无充血
角膜	透明	透明
前房	细胞 2 +	安静、深
虹膜	平坦	平坦
晶状体	透明	透明
前部玻璃体	细胞 2 +	透明
散瞳查眼底	无变化	无变化

治疗

- 在穿刺抽液及玻璃体腔注药术后第 1 天，通常检查没有变化。
- 开始 1% 醋酸泼尼松龙滴眼液（右眼）每日 4 次、莫西沙星（右眼）每日 4 次和阿托品（右眼）每日 2 次。

随访 #2

患者在术后第 3 天返回。依旧没有发现变化。视力、眼压、前房细胞和眼底检查与术前检查相同。玻璃体培养呈阴性。PCR（包括病毒 PCR）均为阴性。梅毒和弓形虫血清学检测结果为阴性。

治疗

- 感染性眼内炎经过治疗应该有所改善。因此必须质疑原来的诊断，重新进行鉴别诊断。敏感性非常高的病毒 PCR 也正常。此外大量眼内细胞和致密的黄斑前浸润的表现也与 PORN 不一致，PORN 的特点是没有玻璃体混浊细胞和较小的浸润。患者的免疫抑制不足也没有达到发展为 PORN 或严重的非典型弓形虫病的程度。梅毒和弓形虫血清学也呈阴性。
- 进行诊断性玻璃体切除术并送检玻璃体样本进行流式细胞术和细胞学检查。因为浸润灶出现在视觉高度敏感的区域，因此不适合进行脉络膜视网膜活检。

随访 #3

患者在顺利进行玻璃体切除术后 1 周就诊。尽管飞蚊症减轻，但视力没有发生变化。除了玻璃体混浊和细胞减少外，检查没有变化。细胞学和流式细胞术显示 T 细胞的克隆群。

诊断

- 转移至右眼玻璃体和视网膜的皮肤 T 细胞淋巴瘤

治疗

- 患者被转诊至肿瘤科和放射肿瘤科以安排外照射放疗。
- 患者接受了分次放疗，对右眼进行了总共 30 Gy 的治疗。

随访 #4

患者在完成放疗后 1 周复诊。视力大致与前相同，但眼感觉干燥并且经常受到刺激。

检查

	右眼	左眼
视力	手动	20/25
眼压（mmHg）	17	16
眼睑和睫毛	正常	正常
巩膜 / 结膜	轻度充血	安静，无充血
角膜	透明	透明
	浅表性角膜病变 2 +	
前房	深，安静	深，安静
虹膜	平坦	平坦
晶状体	透明	透明
散瞳查眼底	见图 70.4 和图 70.5	无变化

关键点

- 转移至视网膜的全身性恶性肿瘤极为罕见。

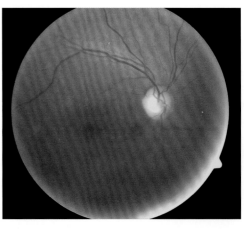

图 70.4　右眼的彩色眼底照片显示屈光介质透明度改善，黄斑浸润完全消失

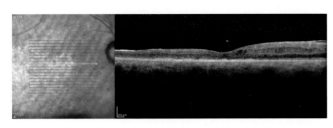

图 70.5 右眼 OCT 显示明显的黄斑变薄，伴有视网膜内囊肿和少量后玻璃体细胞

眼内转移更常涉及血管丰富的葡萄膜。

■ T 细胞淋巴瘤一般很少见。大多数淋巴瘤，包括影响眼的淋巴瘤，都是 B 细胞淋巴瘤。

■ 当皮肤 T 细胞淋巴瘤影响到眼睛时，通常会转移到眼附件。眼内转移非常罕见。

■ 对于经常处于免疫抑制状态的癌症患者，高度怀疑感染性病因很重要。近期一直在进行的抗感染治疗是一个危险信号，表明感染可能通过血行传播到眼。由于不立即治疗眼内炎可能会造成严重的破坏性后果，在这种情况下更安全的做法是首先进行抗感染治疗，如果患者的病程与感染不一致，则稍后重新考虑诊断。

■ 外照射放疗对眼内转移的白血病 / 淋巴瘤有效，但对眼的不良反应是多方面的。在这种情况下，患者最终发展为放射性视神经病变，并伴有黄斑萎缩，以及轻度放射性角膜病变，这些限制了他的视力。

第 71 章

新发黄斑水肿

Harpal S. Sandhu

余 烁 译 胡小凤 审校

现病史

38 岁男性患者，双眼反复发生特发性前葡萄膜炎，既往无特殊病史，主诉左眼视物模糊。大约两三周前，患者注意到了一些变化，但没有重视，情况逐渐加重。左眼有些视物变形，比右眼的图像小。以前从未有过类似的症状，与之前的葡萄膜炎发作不同，之前通常表现出强烈的畏光和轻微的视物模糊。

检查

	右眼	左眼
视力	20/20	20/40 ＋
眼压（mmHg）	12	14
巩膜 / 结膜	安静，无充血	安静，无充血
角膜	透明	透明
前房	深，安静	深，安静
虹膜	无特殊	无特殊
晶状体	透明	透明
前部玻璃体	透明	陈旧细胞＋

散瞳眼底检查

视神经：	杯盘比 0.2，界清色正	杯盘比 0.2，界清色正
黄斑：	正常	中心凹光反射弥散
血管：	管径粗细及走行正常	管径正常，颞侧可见血管鞘
周边：	无特殊	无特殊

需要问的问题

- 在这里就诊前是否曾被告知有视网膜水肿？
- 过去是否接受过眼球内注射或者球周注射的治疗？
- 自从上次眼科就诊后，整体健康状况是否有

任何变化？

患者对所有问题都回答"否"。

由于怀疑左眼黄斑水肿，进行了光学相干断层扫描（optical coherence tomography，OCT）和荧光素血管造影（fluorescein angiography，FA）（图 71.1 和图 71.2）。

评估

- 左眼葡萄膜炎黄斑囊样水肿（cystoid macular edema，CME）
- 双眼活动性视网膜血管炎

鉴别诊断

- 患者没有明显的既往病史，并且对感染和炎

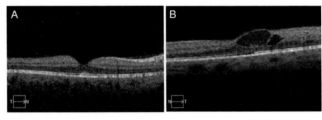

图 71.1 （A）右眼 OCT 正常；（B）左眼 OCT 显示中度黄斑囊样水肿

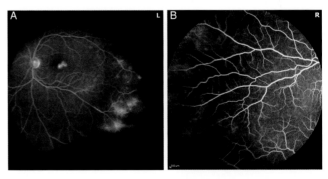

图 71.2 （A）左眼的 FA 晚期显示黄斑渗漏与黄斑水肿一致，外周血管染色、渗漏右眼也有类似的血管染色（此图未显示）；（B）右眼的 FA 晚期显示颞侧周边弥漫性、深层渗漏

症病因进行了广泛评估，包括细胞质抗中性粒细胞胞质抗体（cytoplasmic antineutrophil cytoplasmic antibodies，cANCA）和核周抗中性粒细胞胞质抗体（perinuclear antineutrophil cytoplasmic antibodies，pANCA）。现在可以合理地推论血管炎是特发性葡萄膜炎的表现。

初步诊断

- 双眼特发性视网膜血管炎伴左眼黄斑囊样水肿

检查

- 无

治疗

- 泼尼松 60 mg 口服，每日 1 次

随访

在接下来的几周内，血管炎得到改善，黄斑囊样水肿消退，患者的视力恢复到双眼 20/20。然而在接下来的 3 个月内，泼尼松剂量降至每日口服 15 mg 以下，活动性视网膜血管炎和左眼黄斑囊样水肿即会复发。

治疗

- 启用免疫调节治疗，每周口服甲氨蝶呤 20 mg。

随访 #2

甲氨蝶呤治疗 4 个月后，泼尼松剂量已降至 7.5 mg/d 口服，血管炎仍处于非活动状态。然而，患者左眼再次出现复发性黄斑囊样水肿，视力下降至 20/40。

治疗

- 左眼玻璃体腔注射曲安奈德 2 mg/0.05 ml。

随访 #3

患者一个月后复诊，病情好转。左眼的视力提高

到 20/20，但眼压为 40 mmHg（图 71.3）。

治疗

- 开始使用多种降眼压药：噻吗洛尔滴眼液左眼每日 2 次、多佐胺和溴莫尼定滴眼液左眼每日 3 次。

随访 #4

患者 6 周后复诊。尽管按时用滴眼液，但是视力又开始下降。

眼部疾病用药

- 每日口服泼尼松 7.5 mg。
- 每周口服 20 mg 甲氨蝶呤。
- 噻吗洛尔左眼每日 2 次。
- 多佐胺左眼每日 3 次。
- 溴莫尼定左眼每日 3 次

检查	右眼	左眼
视力	20/20	20/30 −
眼压（mmHg）	12	29
巩膜 / 结膜	安静，无充血	安静，无充血
角膜	透明	透明
前房	深，安静	深，安静
虹膜	无特殊	无特殊
晶状体	透明	透明
前部玻璃体	透明	陈旧细胞 1 ＋

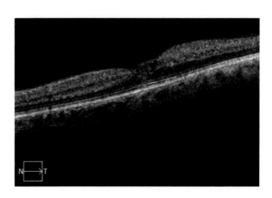

图 71.3 左眼 OCT 显示黄斑水肿大部分消退，黄斑正常轮廓恢复

散瞳眼底检查		
视神经	杯盘比 0.2，界清色正	杯盘比 0.2，界清色正
黄斑	正常	中心凹光反射弥散
血管	管径粗细及走行正常	管径正常
周边	无特殊	无特殊

FA：双眼无活动性血管炎

评估

- 双眼非活动性葡萄膜炎和视网膜血管炎
- 左眼继发于激素反应的高眼压，使用三种局部降眼压药
- 复发性黄斑囊样水肿（图 71.4）

治疗

- 左眼玻璃体腔注射贝伐单抗 1.25 mg/0.05 ml。
- 降眼压药同前。

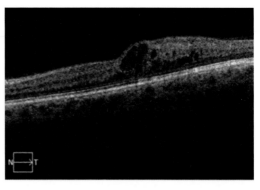

图 71.4　左眼 OCT 显示复发性黄斑囊样水肿

随诊 #5

患者在 1 个月后复诊。视力已经恢复正常，并且继续按照处方使用所有药物。双眼视力恢复到 20/20，左眼眼压为 24 mmHg，OCT 显示黄斑水肿消退。

治疗策略

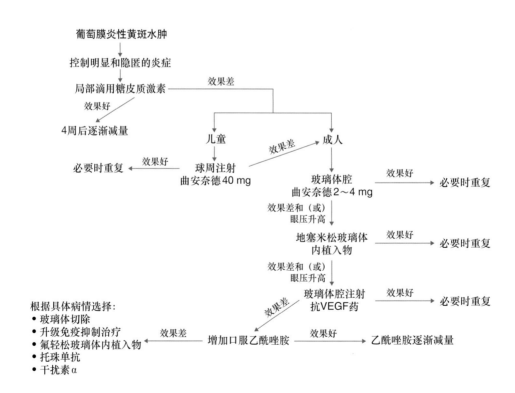

关键点

- 黄斑水肿是葡萄膜炎的主要结构性并发症，也是视力丧失的常见原因。

- 黄斑水肿常伴有活动性眼内炎症。看似安静的眼中的难治性 CME 有时是由于隐匿性炎症，例如隐匿性视网膜血管炎或脉络膜炎引起的。因此，荧光素和吲哚菁绿血管造影是评估难治性或经常复发的葡萄膜炎黄斑水肿的重要组成部分。

- 控制活动性炎症是控制葡萄膜黄斑水肿的第一步。然而，它仍然可以发生在安静的眼内。在这种情况下，需要采用以下方法逐步治疗（请参阅治疗策略）。

- 对于儿童，作者在玻璃体内腔激素治疗前会先进行眼周激素治疗，因为儿童更容易因激素而导致眼压过度升高。

- 根据四期临床试验（POINT 试验）的最新数据，玻璃体内曲安奈德和地塞米松植入物的各自功效和对眼压影响类似。然而，在玻璃体切除术后眼中，曲安奈德的玻璃体内注射剂会更快地从眼内清除，因此以稳定速率释放药物的地塞米松植入物具有理论上的优势。遗憾的是，玻璃体切除术后的眼注射地塞米松植入物的 22 g 伤口更容易渗漏。

- 尽管抗 VEGF 药物对控制炎症没有作用，但对于患有黄斑水肿的炎症安静眼，它们可能有效。对于激素应用后眼压升高的患者特别有利。可能需要每 4 周 1 次进行多次注射来促进水肿的完全吸收。

- 顽固性水肿患者可能通过玻璃体切除术治疗，通过诱导玻璃体后脱离和视网膜前膜剥除获得好转。其他治疗包括氟轻松植入物（治疗室或者手术室植入）、免疫抑制治疗的升级、口服乙酰唑胺和干扰素 α。与任何复杂的案例一样，治疗方法因人而异。

- 玻璃体内注射甲氨蝶呤、玻璃体内注射西罗莫司和脉络膜上皮质类固醇等其他药物的疗效和作用仍不清楚。

第 72 章

感染性葡萄膜炎并发黄斑囊样水肿

Harpal S. Sandhu

余 烁 译 胡小凤 审校

现病史

64 岁女性患者，主诉近几周视力下降就诊。既往有右眼中度弱视和左眼疱疹性角膜炎伴前葡萄膜炎的病史。最后一次就诊是在 6 个月前，当时葡萄膜炎和角膜炎都没有活动。疱疹性角膜炎的发作使她的左眼留下了角膜中央旁瘢痕，视力轻度下降至约 20/40。在上次就诊时佩戴了硬性角膜接触镜，左眼视力可矫正至 20/30，但患者不喜欢佩戴。现在左眼虽然视力下降，但没有以前病情突然发作时那样的疼痛、流泪、发红或对光敏感。

检查

	右眼	左眼
视力	20/125	20/60
眼压（mmHg）	14	13
眼睑 / 睫毛	正常	正常
巩膜 / 结膜	安静，无充血	安静，无充血
角膜	透明	中心旁瘢痕
前房	深，安静	深，安静
虹膜	鼻上方透照缺损	平坦
晶状体	后房型人工晶体	后房型人工晶体
前部玻璃体	透明	透明

散瞳眼底检查

视神经	杯盘比 0.3，界清正	杯盘比 0.3，界清色正
黄斑	平坦	中心凹光反射弥散
血管	管径粗细及走行正常	管径粗细及走行正常
周边	无特殊	无特殊

由于查体时左眼视力下降和中心凹光反射弥散，进行光学相干断层扫描（OCT）检查（图 72.1）。

需要问的问题

- 在左眼视力下降之前的 6 个月内，是否有过眼部炎症发作？
- 是否开始服用任何新药物，或者其他健康状况是否有任何变化？

患者对所有问题都回答"否"。

评估

- 左眼葡萄膜炎黄斑囊样水肿（cystoid macular edema，CME）

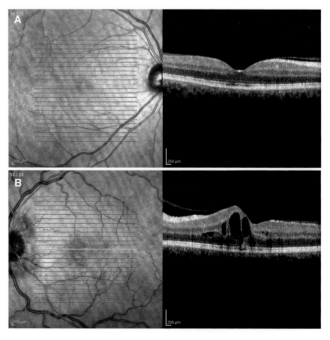

图 72.1 （**A**）右眼的谱域 OCT（spectral domain OCT，SD-OCT）正常；（**B**）左眼 SD-OCT 显示黄斑囊样水肿伴玻璃体黄斑粘连

鉴别诊断

- 左眼感染性萄膜炎并发黄斑囊样水肿
- 左眼玻璃体黄斑牵拉综合征
- 不太可能：左眼人工晶状体相关黄斑囊样水肿

初步诊断

- 左眼感染性萄膜炎并发黄斑囊样水肿

治疗

- 左眼连续 3 次玻璃体内注射贝伐单抗 1.25 mg/ 0.05 ml，间隔 4 周给药 1 次。

随访

12 周后，患者的左眼接受了 3 次每月 1 次的贝伐单抗注射。自觉视力好了一些。

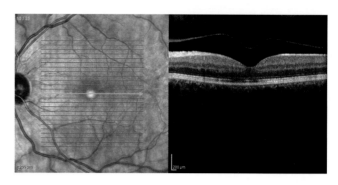

图 72.2　左眼 OCT 显示黄斑囊样水肿已消退，后部玻璃体已与黄斑分离

检查

	右眼	左眼
视力	20/125	20/40
眼压（mmHg）	12	12
眼睑和睫毛	正常	正常
巩膜 / 结膜	安静，无充血	安静，无充血
角膜	透明	中心旁瘢痕
前房	深，安静	深，安静
虹膜	鼻上方透照缺损	平伏
晶状体	后房型人工晶体	后房型人工晶体
前部玻璃体	透明	透明

散瞳眼底检查

视神经：	杯盘比 0.3，界清色正	杯盘比 0.3，界清色正
黄斑：	平坦	平坦（见图 72.2）
血管：	管径粗细及走行正常	管径粗细及走行正常
周边：	无特殊	无特殊

治疗

- 观察。
- 左眼根据需要重复玻璃体内注射贝伐单抗。

关键点

- 黄斑水肿（macular edema，ME）可并发于感染性和非感染性葡萄膜炎。
- 单纯疱疹病毒和水痘带状疱疹病毒可以通过使用局部激素（包括外用激素）重新激活，而这些激素又是轻度葡萄膜炎 CME 的一线药物（参见葡萄膜炎 CME 章节）。因此，作者在这些情况下更喜欢玻璃体内抗血管内皮生长因子药物。
- 弓形体病和结核病也是葡萄膜炎的重要感染原因，可被眼周或玻璃体内激素重新激活。
- 另一种治疗选择是开始适当的抗感染治疗，然后用局部激素治疗黄斑水肿。同时进行抗感染治疗可降低局部激素治疗感染复发的风险。
- 与非感染性黄斑水肿非常相似，视网膜前膜和玻璃体黄斑牵引可继发性加重黄斑水肿，甚至是主要原因。

第 73 章

系统性红斑狼疮伴发息肉状脉络膜血管病变

Henry J. Kaplan

钱竹韵 译 胡小凤 审校

现病史

42 岁非洲裔美国男性接受常规随访。目前这名男性并无新发视力下降症状。其在 20 多岁时被诊断为系统性红斑狼疮（systemic lupus erythematosus，SLE），双眼曾经有过多次葡萄膜炎的发作史，接受过局部激素治疗或口服激素治疗。期间患者双眼的视力在缓慢下降，右眼视力下降程度较左眼更重，右眼曾因缺血性视网膜病变接受过局部视网膜光凝手术。

检查

	右眼	左眼
视力	20/80	20/30
眼压（mmHg）	12	12
巩膜 / 结膜	正常外观	正常外观
角膜	透明	透明
前房	浮游细胞—，闪辉—	浮游细胞—，闪辉—
虹膜	无新生血管	无新生血管
晶状体	轻度核性浑浊	轻度核性浑浊
玻璃体	无炎性细胞	无炎性细胞
视网膜 / 视神经	视盘形态正常，沿视网膜颞上血管弓可见片状视网膜新生血管纤维膜，颞上方视网膜可见陈旧光凝斑	视网膜动脉明显变细，伴动静脉交叉征

需要问的问题

- 是否曾发生和 SLE 相关的并发症？
- 是否接受过双眼的视网膜光凝治疗？

- 目前用于治疗 SLE 和（或）相关并发症的药物是什么？

患者回答，医生曾经告知其右眼患有闭塞性视网膜血管炎以及视网膜新生血管，并且接受过视网膜光凝治疗。患者否认左眼接受过视网膜光凝治疗，同时补充由于患有狼疮性肾炎，正在接受长期的透析，每天清晨服用 100 mg 的硫唑嘌呤。

评估

- SLE 伴发双眼视网膜血管性缺血病变

鉴别诊断

- 白塞病
- 梅毒
- 结节性多动脉炎
- 大动脉炎
- 肉芽肿性多血管炎
- 严重的高血压视网膜病变
- 糖尿病性视网膜病变增殖期

初步诊断

- 双眼 SLE 继发闭塞性视网膜血管病变（右眼重于左眼）

虽然该患者也表现出一些由于慢性肾病继发高血压引起的眼底改变，但这并非是其发生闭塞性视网膜血管病变以及视网膜新生血管的主因。另外，患者患有药物性糖尿病，为了控制 SLE，患者在接受免疫调节治疗前接受过全身激素治疗，但他的眼底并没有糖尿病性视网膜病变的明显改变。

检查

- 肾内科随访评估狼疮性肾炎，同时对于 SLE 进行全身病情评估。患者将接受一些相应的实验室检查。
- 眼底自发荧光（fundus autofluorescence，FAF）（图 73.1）
- 频域光学相干断层成像（spectral domain optical coherence tomography，SD-OCT）（图 73.2）
- 增强深部成像（enhanced depth imaging，EDI）：图 73.3
- 吲哚菁绿血管造影（indocyanine green chorio-angiography，ICGA）：图 73.4

治疗

- 影像学检查显示，除了中心凹旁视网膜血管缺

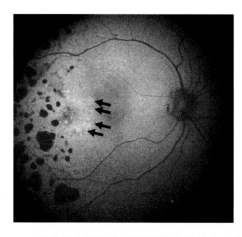

图 73.1　FAF 示右眼在既往接受视网膜光凝处表现为多个点状低荧光。在黄斑区颞侧可见一条弧线为视网膜光凝术后退化的新生血管膜形成的牵拉（黑色箭头）。非活动性葡萄膜炎中出现的息肉状脉络膜血管病变伴视网膜光凝术后改变。DOI：10.1155/2019/6147063（Picture courtesy：Burke TR，Lightman SL. *Case Rep Ophthalmol Med.* 2019；2019.）

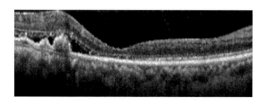

图 73.2　SD-OCT 检查示右眼黄斑颞侧多发性视网膜色素脱离伴视网膜下积液。非活动性葡萄膜炎中出现的息肉状脉络膜血管病变伴视网膜光凝术后改变。DOI：10.1155/2019/6147063（Picture courtesy：Burke TR，Lightman SL. *Case Rep Ophthalmol Med.* 2019；2019.）

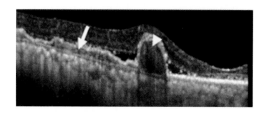

图 73.3　EDI SD-OCT 显示视网膜色素上皮层与 Bruchs 膜间高反射区域，提示分支血管网的存在（白色箭头）。在视网膜色素上皮层脱离区内的高反射区域可能与息肉状血管病变有关（短箭头）。DOI：10.1155/2019/6147063（Picture courtesy：Burke TR，Lightman SL. *Case Rep Ophthalmol Med.* 2019；2019.）

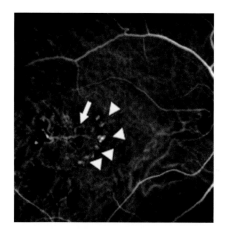

图 73.4　右眼 ICGA 示脉络膜分支血管网（白色箭头）以及末端显示为高荧光的息肉（白色短箭头）。DOI：10.1155/2019/6147063（Picture courtesy：Burke TR，Lightman SL. *Case Rep Ophthalmol Med.* 2019；2019.）

血以外，息肉状脉络膜血管病变（polypoidal choroidal vasculopathy，PCV）也是导致患者中心视力丧失的原因之一。该疾病常发生于 60 岁以上人群，也可发生于更年轻的患者，以出现息肉状血管网为特征。非洲裔美国人与亚洲人的发病率高于高加索人群。

- PCV 的治疗方法，可采用注射维替泊芬（一种光敏剂）的光动力疗法和（或）注射抗血管内皮生长因子（vascular endothelial growth factor，VEGF）药物。不同的患者对于治疗的效果各异。
- 患者 1 个月后复诊。

随访

在 1 个月后的随访中，患者的检查结果没有明显变化，但他的右眼视力从 20/80 提高到 20/60。中心视力不佳可能主要归因于黄斑缺血。ICGA 和光学相干断层

血管成像（optical coherence tomography angiography，OCTA）显示 PCV 的消退。但该患者仍需要密切随访以防止出现新生血管相关并发症。

关键点

- 多灶性视网膜血管阻塞性疾病和视网膜新生血管可出现于多种自身免疫性葡萄膜炎中，包括白塞病、结节性多动脉炎、大动脉炎、肉芽肿性多血管炎以及梅毒感染中。
- 脉络膜新生血管并非葡萄膜炎常见的并发症，它在后葡萄膜炎，例如点状内层脉络膜病变（polypoidal choroidal vasculopathy，PIC）、多灶性脉络膜炎、匐行性脉络膜炎和 VKH 综合征中更为常见。

- 脉络膜新生血管和视网膜新生血管是由于缺血缺氧引起促血管因子的释放而逐渐生成的。促血管因子包括 VEGF、基质细胞衍生因子 1α（stroma cell derived factor 1-alpha，SDF-1α）等。因此，任何能引起视网膜血流减少或视网膜结构损伤的葡萄膜炎，都有可能会引起新生血管形成（例如，弓形虫感染造成的视网膜脉络膜炎、拟眼组织胞浆菌病等）。
- 我们必须认识到，在系统性红斑狼疮中，严重的视网膜血管疾病与中枢神经系统疾病有很强的相关性，这种关联比肾炎或血液系统异常更加密切。

第 74 章

转移性黑色素瘤检查点抑制剂治疗引起的低眼压

Henry J. Kaplan

钱竹韵 译 胡小凤 审校

现病史

73 岁的白种人男性，在 10 个月前被诊断为皮肤黑色素瘤并且接受了肿瘤切除伴前哨淋巴结活检及局部淋巴结切除手术。3 个月前患者被诊断为黑色素瘤转移并且开始接受免疫检查点抑制剂治疗（派姆单抗 2 mg/kg 每 3 周静脉注射 1 次）。近 3 周患者自觉双眼红痛伴明显的畏光，前来眼科进行评估和治疗。

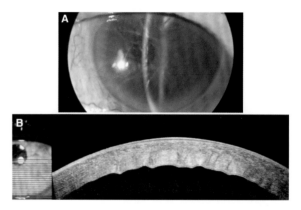

图 74.1 （A）角膜后弹力层皱褶；（B）眼前节光学相干断层成像（optical coherence tomography，OCT）示角膜后弹力层皱褶（Picture courtesy：Hossein Asghari，MD.）

检查

	右眼	左眼
视力	20/60	20/80
眼压（mmHg）	2	8
眼睑 / 眉毛	睫毛和眉毛灰白色	睫毛和眉毛灰白色
巩膜 / 结膜	角膜缘中度充血	角膜缘中度充血
角膜	后弹力层较多皱褶（图 74.1 A 和 B），角膜后弥漫分布非肉芽肿性角膜后沉积物	角膜后弥漫分布非肉芽肿性角膜后沉积物
前房	浮游细胞 2＋，闪辉 3＋	浮游细胞 2＋，闪辉 3＋
虹膜	无后粘连	广泛后粘连
晶状体	人工晶体在位	晶体透明
玻璃体	玻璃体细胞 2＋，睫状体脱离（图 74.2 A 和 B）	玻璃体细胞 2＋，睫状体脱离
视网膜 / 视神经	脉络膜增厚 / 皱褶，黄斑水肿（图 74.2 C），视乳头水肿（图 74.2 D）	脉络膜增厚 / 皱褶，黄斑水肿，视乳头水肿

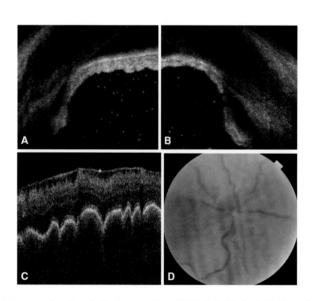

图 74.2 （A 和 B）前节 OCT 示双眼睫状体脱离及前段玻璃体细胞；（C）频域光学相干断层成像（Spectral domain optical coherence tomography，SD-OCT）示多发脉络膜皱褶，提示低眼压性黄斑病变；（D）低眼压继发视乳头水肿（Picture credit：G Reid，P Loirgan，H Heimann，M Hovan. Management of Chronic Hypotony Following Bilateral Uveitis in a Patient Treated with Pembrolizumab for Cutaneous Metastatic Melanoma. *Ocul Immunol Inflamm*. 2019；27［6］：1012-1015.）

需要问的问题

- 为何右眼接受了手术？
- 肿瘤转移是怎么发现的？有相关症状吗？
- 有无颈部僵硬、听力改变、皮肤或头发颜色改变的一些症状？
- 有无美国原住民的血统？

10 年前患者因为右眼孔源性视网膜脱离接受了白内障摘除联合玻璃体切割视网膜复位手术，最佳视力恢复到 20/40。在被诊断为皮肤黑色素瘤后，通过正电子发射计算机断层显像技术（positron emission tomography/computed tomography，PET-CT）发现了腹腔淋巴结、肺部以及肝转移灶，最近自觉气短加重。目前患者没有任何颈部僵硬以及听力改变的症状，但他的睫毛和眉毛最近变成了白色。患者的祖辈没有任何美国原住民血统。

评估

- 双眼全葡萄膜炎伴重度低眼压、睫状体脱离及脉络膜渗出（右眼重于左眼）

鉴别诊断

- 检查点抑制剂不良反应
- 小柳原田（Vogt-Koyanagi-Harada，VKH）综合征
- 交感性眼炎
- 罕见：白血病／淋巴瘤

初步诊断

- 检查点抑制剂引起的不良反应

检查

- 患者临床表现为双眼非肉芽肿性全葡萄膜炎合并严重的低眼压、睫状体脱离和视神经水肿，符合检查点抑制剂的不良反应。低眼压性黄斑病变解释了患者后极部眼底改变。毛发变白的表现除了该诊断之外，也可用 VKH 综合征（若无全眼累及也可诊断为 Harada 综合征）来解释。但该患者的眼底检查中未发现多

灶性浆液性神经上皮层脱离，因此能够排除 VKH 综合征。由于患者有右眼的既往手术史，因此交感性眼炎也不能除外，但在交感性眼炎中严重的低眼压伴睫状体脱离是不常见的。

- 实验室检查：血细胞计数（complete blood count，CBC）及分类正常。
- 眼底荧光血管造影（fundus fluorescein angiography，FFA）：右眼 FFA 晚期未见多发高荧光点荧光渗漏，及浆液性视网膜脱离区域的荧光积存，可以排除 VKH。
- 吲哚菁绿脉络膜血管造影（indocyanine green chorioangiography，ICGA）：脉络膜血管无荧光渗漏或者低灌注。

治疗

- 停用派姆单抗。
- 嘱患者前往医院或输液中心接受 3～5 天的甲基强的松龙 1000 mg/d 静脉注射治疗。
- 给予强的松片 100 mg/d 口服治疗 2 周后，强的松片剂量改为 0.75 mg/（kg·d）并逐渐减量。
- 局部使用 1% 醋酸泼尼松龙滴眼液（每 2 小时 1 次）以及 1% 环戊通（每日 2 次）治疗前葡萄膜炎。
- 2 周后复诊。

随访

患者 2 周后再次复诊，尽管双眼全葡萄膜炎正在缓慢好转，但视力进一步下降，双眼眼压严重降低（0～2 mmHg）。

随访评估

尽管患者停用了检查点抑制剂，也接受了持续的大剂量激素治疗，患者眼压并未升高。虽然全葡萄膜炎有所好转，但由于严重的低眼压性黄斑病变以及远视漂移（右眼＋10.5 D，左眼＋8 D），患者的视力较前变差。

治疗

患者继续使用大剂量的强的松片 [7.5 mg/（kg·d）]，

眼视力提高到 20/80。

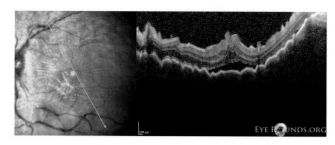

图74.3 随着低眼压性黄斑病变的加重，黄斑区 OCT 显示多重脉络膜皱褶伴视网膜神经上皮层脱离（Picture credit：Jeffrey Welder. University of Iowa Department of Ophthalmology & Visual Sciences and EyeRounds.org websites.）

并同时补充钙质和维生素 D，针对前葡萄膜炎的局部治疗逐渐减量，约定每 2 周复诊 1 次，持续 1 个月。通常来说，治疗效果不佳提示严重的自身免疫性疾病，对传统口服治疗反应不佳。

初步诊断 #2

- 双眼重度全葡萄膜炎，慢性低眼压，对传统口服治疗反应不佳

治疗

- 治疗 3 个月后，患者接受了眼内黏弹剂（ophthalmic viscoelastic device，OVD）（1.4% 透明质酸钠，Healon GV）的双眼眼内注射以及曲氨奈德球旁注射。接下来的 3 个月每月重复进行注射。
- 局部治疗逐渐减量至停止。患者开始使用麦考酚酸酯（cellcept）进行免疫调节治疗，强的松片逐渐减量至停用。

随访

患者在接受了 OVD 注射治疗后，眼压仅有一过性升高（升高约 4 mmHg），视力没有明显改善；此外，出现了左眼白内障并接受了左眼超声乳化白内障摘除联合硅油填充手术。由于患者的右眼此前曾因视网膜脱离进行了玻璃体切割手术，本次右眼仅接受了硅油填充手术。双眼眼压升高至 8～10 mmHg，双

关键点

- 低眼压是慢性葡萄膜炎一种不常见的并发症，常发生在年轻人、非高加索人种和长期病程的患者中。这是慢性葡萄膜炎最严重的并发症之一，可能会导致眼球痨。
- 超声生物显微镜可以发现睫状体膜导致的睫状体脱离。睫状体萎缩是无法治疗的，没有有效的方法可以维持眼压。异波帕胺的治疗效果不确定，在美国也无法购买到此药。
- 解决低眼压的手术方案包括晶状体切除、玻璃体切除手术解除睫状体膜以及牵拉膜，进行硅油填充。在有正常睫状突的眼内，单独去除睫状体膜可能对于维持眼压已经足够。该手术的目的是为了防止眼球痨。
- 派姆单抗继发的葡萄膜炎并不常见，通常在停止使用药物后病情好转。在控制炎症后仍然持续的睫状体功能丧失、脉络膜渗漏以及慢性低眼压非常罕见。
- 对于癌症（例如转移性黑色素瘤）的治疗包括单克隆抗体 PD-1（包括派姆单抗和钠武单抗）和 CTLA-4（例如伊匹单抗）。这些药物阻断了 T 细胞表面受体与肿瘤细胞表面配体的相互作用，加强了细胞毒性免疫反应。阻断 PD-1/PD-L1 轴可能较阻断 CTLA-4 带来的免疫相关不良反应更小。
- 检查点抑制剂引起的全葡萄膜炎应与 VKH 综合征和交感性眼炎进行鉴别诊断。VKH 综合征是一种自身免疫性、多系统疾病，临床特点包括毛发变白、白癜风、听力丧失、假性脑膜炎和双眼全葡萄膜炎。印第安裔美国人易患 VKH 综合征。交感性眼炎与上述疾病都有相似之处，但只发生在眼外伤或眼部手术后。
- 在非常罕见的情况下，白血病转移到脉络膜可能引起与这些疾病相似的表现，在合并持续的全身症状和白细胞计数异常的患者中应当进行鉴别。

第 75 章

葡萄膜炎并发白内障

Henry J. Kaplan

钱竹韵 译 胡小凤 审校

现病史

　　40 岁女性，右眼有慢性特发性前葡萄膜炎病史，主诉近 6 个月右眼视力逐渐下降。患者在 10 年前被诊断为右眼葡萄膜炎，接受了多次局部激素治疗以及几次口服泼尼松片治疗。近一年来患者一直口服 15 mg 甲氨蝶呤 / 周维持治疗。

检查

	右眼	左眼
视力	20/100	20/20
眼压（mmHg）	16	17
眼睑与睫毛	正常	正常
巩膜 / 结膜	无充血	无充血
角膜	透明	透明
前房	安静，闪辉 1 +	深，安静
虹膜	平坦	平坦
晶状体	见图 75.1	透明
前部玻璃体	无明显浑浊	无明显浑浊

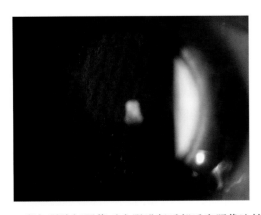

图 **75.1**　彩色裂隙灯照像对右眼进行后部反光照像法拍摄显示右眼晶状体正位，后囊膜下大片浑浊。该白内障分级为核性浑浊，后囊膜下浑浊 3 +（From Liu A, Manche EE. Bilateral posterior subcapsular cataracts associated with long-term intranasal steroid use. *J Cataract Refract Surg* 2011；37 ［ 8 ］：1555-1558. ）

散瞳后眼底检查

视神经	杯盘比 0.3，色淡红，界清	杯盘比 0.3，色淡红，界清
黄斑	平坦	平坦（模糊）
视网膜血管	血管管径走行正常	血管管径走行正常
周边网膜	在位	在位

需要问的问题

- 右眼上一次葡萄膜炎发作是在什么时候？
- 右眼是否曾经受过外伤或暴露于放射线下？

　　患者确认她最后一次葡萄膜炎发作是在 1 年前，同时否认双眼有任何外伤史及放射线暴露史。

评估

- 明显的右眼后囊下型白内障

治疗

- 行常规的右眼白内障摘除联合人工晶体植入手术。
- 继续口服甲氨蝶呤每周 15 mg。
- 在手术前 3 天开始口服泼尼松 60 mg/d。

随访

　　患者接受了一次常规的白内障手术，术后 1 天进行随访。术中使用了虹膜拉钩对瞳孔进行扩张，由于晶状体核较软，术中超声能量使用的并不多。患者自觉眼部无疼痛，但有异物感。在摘下眼罩后，患者自述视力没有好转。

检查	右眼	左眼
视力	20/400	20/20
眼压（mmHg）	7	15
眼睑与睫毛	正常	
巩膜 / 结膜	轻度充血	
角膜	基质水肿 2 ＋	
前房	浮游细胞 3 ＋，闪辉 2 ＋	
虹膜	平坦	
晶状体	可见后房型人工晶体	

评估

- 右眼白内障摘除联合人工晶体植入手术后状态，正常范围内的前房反应以及角膜基质水肿

治疗

- 继续口服泼尼松片 60 mg/d，共 3 天。
- 使用 1% 泼尼松龙滴眼液（每小时 1 次）或 0.05% 二氟泼尼酯（每 1 ～ 2 小时 1 次）滴右眼，莫西沙星滴眼液（或其他广谱抗生素）每日 4 次滴右眼，以及局部非甾体类抗炎药。
- 继续口服甲氨蝶呤每周 15 mg。
- 3 ～ 4 日后随访，准备将泼尼松片按照每 2 ～ 3 天 10 mg 剂量减量。

进一步随访

患者在 3 周内逐渐停用泼尼松片，前房反应逐渐消退，右眼视力恢复至 20/20。

治疗策略

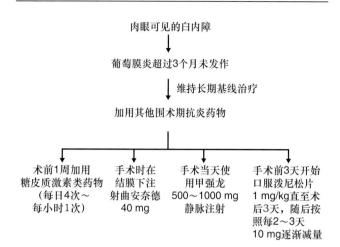

关键点

- 白内障是葡萄膜炎常见的并发症。眼内炎症和糖皮质激素药物的使用都会加速白内障的发生。
- 通常来说，对于葡萄膜炎患者，必须保证至少 3 个月炎症未发作才能考虑进行手术。
- 除了患者的常规维持治疗之外，围术期积极的抗炎治疗是减少术后眼部炎症反应加重的关键。作者倾向于如上文所述，在术前使用泼尼松片，同时术后加强使用局部激素药物。但也有许多种其他的选择（可参考治疗策略）。目前缺乏高质量的数据来比较以上这些治疗方法。
- 除了葡萄膜炎复发，并发性白内障手术的并发症还包括低眼压、高眼压、虹膜萎缩、黄斑水肿及视网膜脱离。
- 对葡萄膜炎患者并发的白内障手术要求更熟练的手术技巧，较少刺激虹膜，减少超声乳化能量的使用，尽量将人工晶体放入囊袋内。本书对这些技术要点不做详细讨论。

第76章

进展性、隐匿性激素性青光眼

Judith Mohay

钱竹韵 译 胡小凤 审校

现病史

41 岁女性，因既往 6 周内自觉视物模糊和严重头痛，并主诉近期头痛发作密集，近 2 天内还伴有呕吐和畏光，于是前来本诊所就诊。该患者之前因双眼红及"眼部炎症"在镇上由一名验光师进行治疗。患者还有双眼高度近视，佩戴软性隐形眼镜。1 年前由于眼红和眼部不适，验光师开具了糖皮质激素滴眼液进行治疗，并且由内科医生连续为其开具激素滴眼液的处方。在本次就诊前，该患者最近一次眼科就诊是在目前症状出现前 1 年。

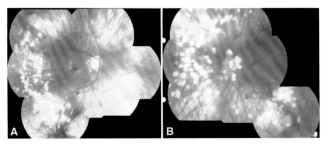

图 76.1 （A）右眼眼底彩色照像显示右眼视神经盘沿完全丢失，视神经旁萎缩斑；黄斑区瘢痕；格子样变性以及周边散在的非活动性凿状斑点；（B）左眼眼底彩色照像显示左眼视神经盘沿大部分丢失，视神经旁萎缩；黄斑区正常；格子样变性以及周边散在的非活动性凿状斑点

检查

	右眼	左眼
视力	眼前手动 4 英尺	20/30
眼压（mmHg）	47	40
巩膜 / 结膜	无充血	无充血
角膜	透明	透明
前房	深，安静	深，安静
虹膜	正常，无透照缺损	正常，无透照缺损
晶状体	后囊膜下白内障	后囊膜下白内障
前玻璃体	无明显浑浊	无明显浑浊

散瞳眼底检查

视神经（杯盘比）	1.0	0.9
黄斑	色素性瘢痕	正常
视网膜血管	血管走行正常	血管走行正常
周边网膜	多处脉络膜瘢痕和视网膜格子样变性（图 76.1 A）	多处脉络膜瘢痕和视网膜格子样变性（图 76.1 B）

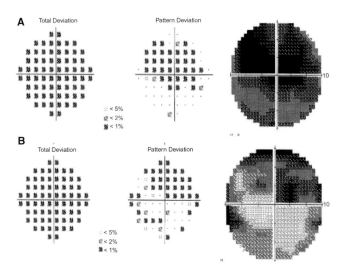

图 76.2 （A）10-2 Humphrey 视野检查显示右眼周边视野几乎完全缺损伴中心暗点；（B）10-2 Humphrey 视野检查显示左眼周边视野严重缺损伴上下方视野弓形缺损

需要问的问题

- 是否曾被诊断为青光眼并进行过相关检查？
- 是否有青光眼家族史？

- 是否有眼部或头部外伤史?
- 曾经使用哪一种激素类药物 / 滴眼液, 使用了多长时间?

患者回答从未被诊断过青光眼, 也未接受过相应治疗(既往验光师记录 1 年前患者眼压正常, 双眼视神经形态正常)。没有青光眼家族史, 也没有眼部外伤史。在 1 年内, 她断断续续使用氯替泼诺、氟米龙以及 1% 醋酸泼尼松龙滴眼液每日 3 次滴眼来治疗双眼炎症。

评估

- 双眼多灶性脉络膜炎(非活动性)
- 严重的青光眼视神经病变, 右眼重于左眼
- 视网膜下新生血管膜导致的右眼视力丧失
- 双眼后囊下型白内障

鉴别诊断

- 进展性激素性开角型青光眼
- 色素性青光眼
- 葡萄膜炎并发青光眼
- 闭角型青光眼

初步诊断

- 进展性激素性开角型青光眼, 未控制眼压
- 患者存在后囊下型白内障, 眼部检查未见其他继发性青光眼(包括色素性青光眼、葡萄膜炎并发青光眼和外伤后继发青光眼)的临床体征, 同时患者长时间局部使用糖皮质激素滴眼, 也未进行眼压监测, 这些都是提示激素性青光眼的诊断的关键。

检查

- 房角镜: 房角宽角, 未见周边前粘连, 未见新生血管, 未见色素沉着和房角后退。
- Humphrey 24-2 视野检查: 见图 76.2。
- 光学相干断层成像(optical coherence tomography, OCT)扫描黄斑部: 见图 76.3。
- 眼底照像及视神经照像作为基础资料留档。

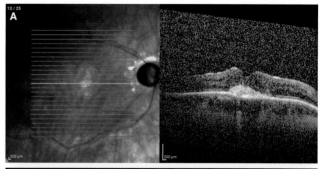

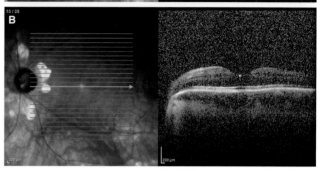

图 76.3 (**A**)频域光学相干断层成像(spectral domain OCT, SD-OCT)显示右眼黄斑区视网膜下瘢痕, 提示陈旧性视网膜下新生血管膜;(**B**)SD-OCT 显示左眼黄斑区大致正常

治疗

- 停止使用糖皮质激素滴眼液。
- 开始使用局部抗青光眼药物: 曲伏前列腺素滴眼液, 滴双眼, 每日睡前 1 次; 0.15% 溴莫尼定滴眼液, 滴双眼, 每日 2 次。
- 监测眼压、视野以及视神经形态。
- 监测黄斑区形态。

随访

患者在使用了两种抗青光眼药物后, 眼压在 2 周内恢复至正常。青光眼性视神经病变和视野改变在随访的 8 年内没有再恶化。患者的左眼在 2 年后发生视网膜脱离, 接受了视网膜脱离复位手术以及白内障摘除手术, 术后视力得到恢复。

关键点

- 每一个局部使用糖皮质激素类滴眼的患者都应该定期随访, 防止眼压升高和发生青光眼的风险。

- 激素性青光眼的发生率约为 8%，但在开角型青光眼患者中发生率为 90%。
- 使用糖皮质激素类滴眼液每增加 1 周都会增加约 4% 的发生青光眼的概率。
- 眼压逐渐升高的患者即使眼压上升至非常高，也不会出现急性青光眼发作时的临床表现。
- 视力会保持原水平，角膜仍然透明，患者的临床体征可能会造成医生误诊。
- 使用前列腺素类滴眼液的相对禁忌证包括疱疹病毒性葡萄膜炎合并高眼压或青光眼，但该药物可以小心地在其他类型的葡萄膜炎患者中使用。

第77章

地塞米松植入剂继发的角膜内皮失代偿

Harpal S. Sandhu

钱竹韵 译 胡小凤 审校

现病史

64岁男性患者，自述左眼视力突然下降就诊。既往患者有左眼特发性前葡萄膜炎以及复发性黄斑水肿。3周前患者曾来医院就诊，当时的医生为其进行了玻璃体腔激素药物的植入手术。

检查

	右眼	左眼
视力	20/20	20/70
眼压（mmHg）	19	21
眼睑与睫毛	正常	正常
巩膜/结膜	安静，无充血	充血，+～2+
角膜	透明	基质水肿2+
前房	深，安静	见图77.1
虹膜	平坦	平坦
晶状体	后房型人工晶体	睫状沟内植入人工晶体，后囊膜打开

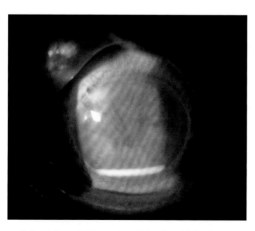

图77.1 彩色眼前段照像显示左眼角膜显著水肿，一个细长条的白色异物位于前房内下方，符合地塞米松玻璃体腔植入物的形态（From Bernal L，Estevez B. Corneal toxicity after Ozurdex migration into anterior chamber. *Arch Soc Esp Oftalmol*. 2016；91 [6]：292-294.）

散瞳眼底检查

视神经	正常，杯盘比0.4
黄斑	平坦
视网膜血管	管径大小与走行正常
周边网膜	未见明显异常

需要问的问题

■ 是何时感觉到视力下降的？
患者自述第一次感觉视力下降是在昨天。

评估

■ 左眼地塞米松玻璃体腔植入物（ozurdex）异位至前房

治疗

■ 使用10%苯肾上腺素散大左眼瞳孔至最大，嘱患者仰卧位。如果植入物向后方移位，则立刻使用毛果芸香碱缩小瞳孔。

1小时后复查

■ 植入物没有进入眼球后方。

治疗

■ 安排急诊手术将前房内移植物取出。
■ 术后使用1%醋酸泼尼松龙滴眼液每2小时1次滴眼，配合使用5% NaCl。

再次复查

患者在术后 1 周复诊，视力已有所提高，但没有恢复至正常水平。之前的手术顺利。

检查

	右眼	左眼
视力	20/20	20/30 −
眼压（mmHg）	20	17
眼睑与睫毛	正常	正常
巩膜 / 结膜	安静，无充血	安静，无充血
角膜	透明	轻度基质水肿
前房	深，安静	深，安静
虹膜	平坦	平坦
晶状体	后房型人工晶体	睫状沟内植入人工晶体
散瞳眼底检查	未做	未做

治疗

- 继续当前用药。

- 未来避免植入地塞米松玻璃体腔植入物。

关键点

- 地塞米松玻璃体腔植入物异位至前房是眼科急诊。如果没有得到紧急处理，角膜内皮失代偿的可能性非常高。虽然没有相关的报道，但对于氟轻松植入剂，这也是一个潜在的风险。
- 既往曾经接受过人工晶体植入、晶状体后囊膜打开、既往玻璃体切割手术以及悬韧带断裂是发生该并发症的主要危险因素。该植入物在无晶体眼中禁止使用。
- 在某些病例中，进行如上所述的保守疗法可能有效，但在植入物生物降解前有再次发生异位的可能性。
- 彻底的治疗方法是在手术室内移除植入物，通常在保守治疗失败时使用。
- 虽然该手术技术的详细讨论不在本书的范畴之内，但由于在术中抓住植入物的短轴很容易使植入物折断，通常需要纵向抓住植入物才能顺利将其取出。

第 78 章

全葡萄膜炎与黄斑前膜

Harpal S. Sandhu

钱竹韵 译 胡小凤 审校

现病史

47 岁男性患者，因左眼特发性全葡萄膜炎行常规眼科随诊。该患者病情稳定了 1 年左右未复发，从未接受全身治疗。由于患者病情稳定，因此医生逐渐延长了随访时间。患者否认有类似于眼前闪光感的症状，但自述其看到的物体比之前要显得扭曲。该患者的右眼没有任何症状，也从未受累，左眼的基线视力在 20/25 ~ 20/30。

检查

	右眼	左眼
视力	20/20	20/50 ＋
眼压（mmHg）	14	14
巩膜 / 结膜	安静，无充血	安静，无充血
角膜	透明	透明
前房	深，安静	深，安静
虹膜	平坦	平坦
晶状体	透明	后房型人工晶体
玻璃体	透明	陈旧性玻璃体细胞＋，无明显玻璃体浑浊，Weiss 环＋

散瞳眼底检查

视神经	色淡红，界清	见图 78.1
黄斑	平坦	
血管	管径大小与走行正常	
周边	未见明显异常	

在患者既往眼科检查中发现其患有视网膜前膜（epiretinal membrane，ERM），但认为并不影响视力。本次增加光学相干断层扫描（optical coherence

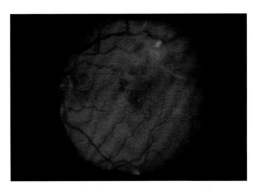

图 78.1 左眼眼底彩色照像显示屈光间质清晰，黄斑前存在视网膜前膜。周边网膜（未显示）情况稳定，下方散在分布陈旧性脉络膜视网膜瘢痕灶

tomography，OCT）检查来进一步评估 ERM 和视力下降的关系（图 78.2）。

需要问的问题

- 自觉视物扭曲的时间？
- 视物扭曲的情况是否逐渐恶化？
- 双眼视物情况如何？正常情况下的活动会受影响吗？

患者自述在过去的 3 个月内，左眼视物扭曲的症状变严重了。虽然很缓慢，但自觉视物扭曲正在逐

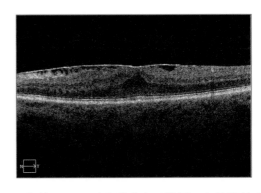

图 78.2 频域 OCT 显示左眼黄斑区增厚，未见明显囊样结构。中心凹黄斑厚度为 448 μm。椭圆体带与外界膜形态正常

渐加重。如果双眼视物，患者能够没有困难地看清远处大部分物体。但患者是一名历史学家，大部分工作是在室内进行的，他必须闭上左眼才能看清书本上的字。

评估

- 左眼特发性全葡萄膜炎（非活动期）
- 左眼视网膜前膜，缓慢进展，影响视力

治疗

- 左眼经睫状体平坦部玻璃体切割手术进行黄斑前膜剥除。
- 术前 3 天开始每日口服 60 mg 泼尼松片，手术当日 50 mg 甲强龙静脉滴注。

随访

手术顺利进行，术后患者继续口服 3 日泼尼松片，每日 60 mg，随后每 2 日减 10 mg，逐渐停药。在术后的 1 周内，患者前房存在轻微炎症反应，但没有任何玻璃体和视网膜炎症的复发。6 个月后，患者的视力提高到 20/30 −，中心凹厚度减少到 361 μm，视物变形症状有所改善，患者能够双眼阅读（图 78.3）。

关键点

- 视网膜前膜是中间葡萄膜炎、后葡萄膜炎和

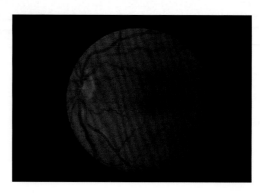

图 78.3 左眼术后 6 个月的彩色眼底照片，未见明显视网膜前膜，屈光间质清晰

全葡萄膜炎常见的并发症。
- 大部分视网膜前膜对视力影响不大，仅需要观察。视网膜前膜进行手术治疗的指征包括进展性黄斑区增厚造成的明显视力下降、严重的视物变形以及药物治疗效果不明显的 ERM 相关的葡萄膜炎性黄斑水肿。
- 在葡萄膜炎患者中，要辨别清楚是否视网膜前膜就是造成患者视力下降的原因。患者临床表现没有明显的细胞浸润或炎症性脉络膜视网膜病灶并不代表视网膜前膜就是造成患者视力下降的原因。其他需要排除的原因包括视神经病变、光感受器的破坏等。
- SD-OCT 检查显示椭圆体带和外界膜没有被破坏，预示着术后效果较好。
- 临床医生应当确保葡萄膜炎患者在接受择期手术前 3 个月内无眼部炎症发作。在围术期推荐进行积极的抗炎治疗，可参考第 75 章内容。

第 79 章

Tenon 氏囊下注射继发眼球穿孔

Harpal S. Sandhu

钱竹韵　译　胡小凤　审校

现病史

57 岁男性患者，因结节病伴发双眼前葡萄膜炎来医院接受左眼 Tenon 氏囊下曲安奈德注射治疗。在一周前的就诊中，患者的左眼无活动性炎症，但复发的黄斑水肿导致患者视力下降。由于上周没有时间接受治疗，因此患者预约了今日接受 Tenon 氏囊下注射治疗。

眼部既往史

- 结节病伴发双眼前葡萄膜炎。
- 双眼葡萄膜炎继发青光眼。
- 右眼因葡萄膜炎控制不佳继发眼球痨和青光眼。
- 使用的药物
  - 麦考酚酯 1000 mg 口服，每日 2 次。
  - 1% 醋酸泼尼松龙每日 1 次滴右眼。
  - 1% 阿托品滴眼液每晚 1 次滴右眼。
  - 多佐胺 / 噻吗心安滴眼液每日 3 次滴左眼。

检查

	右眼	左眼
视力	眼前指数 3 英尺	20/70
眼压（mmHg）	8	19
眼睑与睫毛	正常	正常
巩膜 / 结膜	轻度充血	安静，无充血
角膜	带状变性	透明
	基质水肿 2 +	
前房	深，无细胞	深，无细胞
	闪辉 2 +	闪辉 +
虹膜	平坦	平坦
晶状体	后房型人工晶体在位	后房型人工晶体在位

散瞳眼底检查

视神经	窥不清	杯盘比 0.7，色淡红，界清
黄斑		黄斑水肿 +
血管		血管管径及走行正常
周边		在位，未见脉络膜视网膜病灶

需要问的问题

- 无。患者的病情医生已很了解，既往的 Tenon 氏囊下曲安奈德注射用于治疗患者的黄斑水肿非常有效，此次注射已征得患者的同意（图 79.1）。

评估

葡萄膜炎继发黄斑水肿引起的左眼视力中度下降

治疗

- Tenon 氏囊下注射曲安奈德 40 mg/0.1 ml，注射点位于颞下方穹隆部结膜下。

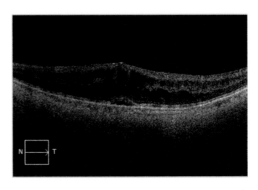

图 79.1　光学相干断层扫描（optical coherence tomography，OCT）显示左眼黄斑大量视网膜内囊肿，少量的中心凹下积液以及轻微的视网膜前膜

医生开始注射，但在注射开始后就感觉到了阻力。患者自觉眼球压力升高，眼前出现漂浮物。医生停止了注射，拔出针头开始对左眼进行检查。

随诊

检查

	右眼	左眼
视力		眼前手动
眼压（mmHg）		异常升高
眼睑与睫毛		正常
巩膜/结膜		安静，无充血
角膜		透明
前房		深，安静，闪辉＋
虹膜		平坦
晶状体		透明
前段玻璃体		透明
散瞳后眼底		眼底窥不清，玻璃体腔内可见浓厚白色颗粒

评估

- 左眼 Tenon 氏囊下注射继发眼球穿孔
- 眼球变硬以及玻璃体腔内白色类固醇颗粒证实在注射时，针头意外穿破了球壁进入眼内。

治疗

- 立即前房穿刺降低眼压。
- 由于眼底不可见，因此无法稳妥地处理穿孔处的视网膜损伤以防止视网膜脱离。嘱患者次日复查。

随访 #2

患者主诉视物不见，因此非常担心和紧张。左眼 B 超：视网膜在位。玻璃体重度浑浊。

检查

	右眼	左眼
视力		眼前手动
眼压（mmHg）		20
眼睑与睫毛		正常
巩膜/结膜		安静，无充血
角膜		透明
前房		深，安静，闪辉＋
虹膜		平坦
晶状体		透明
前段玻璃体		透明
散瞳后眼底		眼底窥不清，玻璃体腔内可见浓厚白色颗粒与红色的玻璃体出血混合物

治疗

- 急诊行经睫状体平坦部玻璃体切割手术，术中对视网膜裂孔处行激光光凝，必要时行玻璃体腔气体填充。
- 检查结果没有改变。患者有明确的未治疗的视网膜损伤，在诊室内无法处理。基于患者是独眼，且有很高的孔源性视网膜脱离风险，因此应该积极进行治疗。

随访 #3

手术顺利进行。术中视网膜在位，在颞下方视网膜裂孔周围进行了视网膜光凝。手术结束时在玻璃体腔内填充了气体。术后第 1 天复诊未见异常，患者预约了 1 周后复诊。视力提高到 20/30 －，眼压正常范围内，视网膜在位，在颞下方视网膜白色病灶周围可见激光光凝斑（图 79.2）。

关键点

- Tenon 氏囊下注射造成眼球穿孔是一种严重威胁视力的并发症，需要紧急控制眼压以及处理潜在的视网膜损伤。由于实行 Tenon 氏囊下注射的针头一般都较细（27 G 或 25 G），穿孔处一般能够自愈。

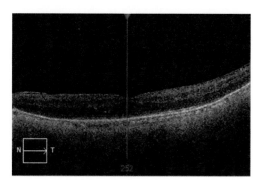

图 79.2　OCT 显示左眼黄斑水肿完全消退，轻微神经上皮层脱离

- 可以通过多种途径给予球旁激素治疗：下方经结膜入路（本例患者），上方经结膜入路（Nozick 技术），以及经眶隔 / 眶底入路。下方经结膜入路对于巩膜的可视性较上方经结膜入路要差，经眶隔入路时注射针头离眼球最远。

- 所有的注射方式由有经验的医生操作，在患者配合的情况下都是安全的，若患者配合不好，经经眶隔入路的注射方式是最安全的。

- 大剂量的球内曲安奈德（有赋形剂的如 Kenalog，无赋形剂的如 Triescence）耐受性比地塞米松（Depo-Medrol）更好，这是笔者在眼周 / 球周注射时愿意选择曲安奈德的主要原因，可防止在意外时发生眼球穿孔。该患者眼内进入的大量 Kenalog 并未造成视网膜毒性。

- 及时采取措施治疗可能的视网膜损伤非常重要。如果能够清楚看到视网膜损伤，可以首选视网膜冷凝及光凝术。

第 80 章

无菌性眼内炎

Harpal S. Sandhu

钱竹韵 译 胡小凤 审校

现病史

44 岁的男性患者来眼科紧急就诊，既往患有结节病继发双眼全葡萄膜炎，每日 2 次口服麦考酚酯 1000 mg。2 天前患者接受了一次玻璃体腔注药治疗。在本周内的上一次就诊中，患者的眼内没有炎症，但左眼存在黄斑水肿，视力从基线的 20/40 下降至 20/60。医生给予其左眼玻璃体腔注射了曲安奈德 2 mg/0.05 ml。今日患者自述视力较前更差。据患者所述，在既往接受玻璃体腔注射后会感觉到眼前许多漂浮物，几天后就会好转。但这次不同，视力完全是模糊的，较昨日更差。

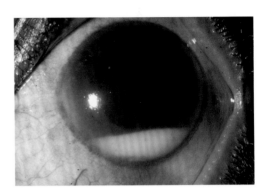

图 80.1 彩色眼前段照像显示结膜安静无充血，但前房内存在积脓，这点是不寻常的

没有不舒服的感觉，只是单纯无法看清。

检查	右眼	左眼
视力	20/30	20/400
眼压（mmHg）	16	15
眼睑与睫毛	正常	正常
巩膜 / 结膜	安静，无充血	安静，无充血
角膜	透明	透明
前房	深，安静	见图 80.1
虹膜	平坦	平坦
晶状体	后房型人工晶体在位	后房型人工晶体在位
前段玻璃体	透明	窥不清，浮游细胞＋
散瞳后眼底检查	未查	窥不清

左眼 B 超：玻璃体混浊 3 ＋，视网膜在位。

需要问的问题

- 有无眼痛？疼痛程度如何？
- 眼部有无分泌物？

患者否认有眼部疼痛和眼部分泌物。他表示眼睛

评估

- 左眼玻璃体腔注射曲安奈德后出现的急性严重的眼内炎症伴前房积脓

鉴别诊断

- 感染性眼内炎
- 玻璃体腔注射后非感染性眼内炎症（无菌性眼内炎）
- 可能性较小：结节病继发全葡萄膜炎，曲安奈德异位进入前房

初步诊断

- 左眼感染性眼内炎

治疗

- 玻璃体腔注射万古霉素 1 mg/0.1 ml 以及头孢他啶 2.25 mg/0.1 ml。

随访

患者次日前来复诊，自述视力没有好转。玻璃体液的革兰染色没有找到病原体，聚合酶链反应（polymerase chain reaction，PCR）没有扩增到任何细菌或真菌的 DNA。

检查

	右眼	左眼
视力	20/30	20/400
眼压（mmHg）	15	17
眼睑与睫毛		正常
巩膜/结膜		颞侧小片结膜下出血
角膜		透明
前房		2 mm 前房积脓（较前无变化）
虹膜		平坦
晶状体		透明
前段玻璃体		窥不清，浮游细胞＋
散瞳眼底检查		窥不清

初步诊断

- 玻璃体腔注射后非感染性眼内炎症（无菌性眼内炎）

治疗

- 给予 1% 醋酸泼尼松龙滴眼液每小时 1 次滴左眼，同时加用睫状肌麻痹剂。
- 密切观察。

进一步随访

在 1 个月内患者进行了多次随访。1 个月后，在频点局部激素的作用下，患者眼内炎症最终得以吸收。视力恢复至 20/50 －，较基线值轻度下降。

关键点

- "无菌性眼内炎"从某种意义上来说用词并不妥当。它代表在玻璃体腔注射某些药物之后引起的非感染性眼内炎症。

- 无菌性眼内炎的临床诊断与感染性眼内炎非常相似，因此，最开始给予的治疗通常是眼球穿刺并注射广谱抗生素。
- 无菌性眼内炎与急性感染性眼内炎的不同之处在于它引起的眼部疼痛感较轻，结膜充血和水肿也较轻微。然而因为每个患者临床表现不同，因此从早期临床症状来对两者进行鉴别比较困难。
- 有证据表明，患者使用含有防腐剂的曲安奈德药物（例如 kenalog）发生无菌性眼内炎的风险高于使用不含有防腐剂的曲安奈德药物（例如 triesence）。
- "无菌性眼内炎"不同于假性眼内炎。后者为曲安奈德药物异位至前房并沉积于前房下方造成的假性前房积脓。通过观察到在前房内的白色颗粒样外观物质即可诊断（图 80.2）。
- 急性非感染性眼内炎症可以继发于玻璃体腔注射抗血管内皮生长因子（vascular endothelial growth factor，VEGF），例如贝伐单抗、雷珠单抗和阿柏西普等，也可以继发于玻璃体腔注射曲安奈德。注射阿柏西普引起的严重非感染性眼内炎症的特征包括：炎症主要集中在玻璃体腔，前房内反应轻微。
- 延长局部激素的使用时间可以使炎症消退。预后通常较好。许多患者在经过一段时间（通常 1 个月或更长）后视力能恢复至基线值，但也有一些患者会有永久性的视力下降。
- 引起无菌性眼内炎的原因尚不明确。有研究认为药物被脂多糖或其他的抗原污染可能造成了炎症的发生，另外一些研究认为药物内的防腐剂是造成炎症的原因，但目前没有定论。

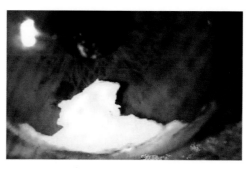

图 80.2　一例由于曲安奈德异位进入前房引起的假性前房积脓。可以看见白色物质的颗粒样外观（From Lee SJ, Kim YD, Kyung H. Pseudohypopyon after management of posterior capsule rupture using intracameral triamcinolone injection in cataract surgery. *Korean J Ophthalmol*. 2014；28［4］：356-357.）

第 81 章

全身应用免疫调节治疗患者对侧眼视网膜炎

Kathryn Pepple ■ Russell Neil Van Gelder
胡小凤　译　胡小凤　审校

现病史

70 岁女性患者，4 年前左眼前出现暗点，伴畏光及明适应和暗适应异常。当时左眼视网膜电图（electroretinography，ERG）明显异常，诊断为急性区域性隐匿性外层视网膜病变（acute zonal occult outer retinopathy，AZOOR）。因为相关治疗方案的效果没有明确的资料和结论，在与患者进行充分交流后，患者选择了短时间口服糖皮质激素。用药后患者自觉症状和客观检查如视野均得到改善。之后改为口服吗替麦考酚酯 1000 mg 每日 2 次。此后病情一直比较平稳，一直到就诊 2 周前，她出现了身体不适和发烧，并发现右眼视力也出现了下降。

检查

	右眼	左眼
视力	20/20 −	20/40 −
眼压（mmHg）	15	20
巩膜 / 结膜	无充血	无充血
角膜	透明	透明
前房	深，安静	深，安静
虹膜	未见异常	未见异常
晶体	透明	后房型人工晶体，后囊膜混浊 1 ＋
前玻璃体	碎屑样浑浊	碎屑样浑浊
散瞳眼底检查	见图 81.1	无异常

需要问的问题

- 双眼是否有眼红或者眼痛？

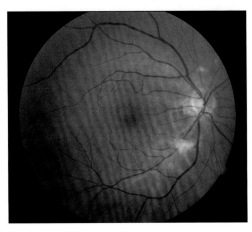

图 81.1　右眼彩色眼底照片示视盘颞下方视网膜水肿、少量的出血及可能与视网膜炎相关的小片的棉绒斑

- 是否有新近出现的感染，尤其是性传播疾病如人类免疫缺陷病毒（human immunodeficiency virus，HIV）或者梅毒？
- 近期有无出国旅游？

患者否认了以上所有的问题。

评估

- 长期应用免疫抑制剂治疗的患者右眼新发的视网膜炎伴棉绒斑

鉴别诊断

- 巨细胞病毒（cytomegalovirus，CMV）视网膜炎
- 血液高凝状态
- 早期急性视网膜坏死综合征
- HIV 视网膜病变
- 梅毒或结核

初步诊断

- 巨细胞病毒视网膜炎

检查

- 血细胞计数 / 血生化：白细胞计数 $4.15 \times 10^9/L$，淋巴细胞绝对值 $1.27 \times 10^3/L$，天冬氨酸转氨酶（aspartate aminotransferase，AST）52 U/L，丙氨酸转氨酶（alanine transaminase，ALT）56 U/L
- HIV 及梅毒：阴性。
- 血清 CMV 聚合酶链反应（polymerase chain reaction，PCR）：3×10^5 拷贝 /ml（阳性）。

治疗

- 停用吗替麦考酚酯。
- 缬更昔洛韦 900 mg 每日 2 次，维持用药 3 周后变为 900 mg 每日 1 次用 3 个月。

随诊

抗病毒治疗 1 个月后，患者右眼症状完全消失。

缬更昔洛韦治疗 3 个月后复查右眼彩色眼底像，棉绒斑已经消失，原来的视网膜炎病灶处遗留小片瘢痕（图 81.2）。

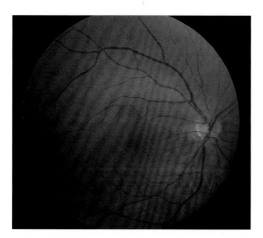

图 81.2　右眼彩色眼底照像复查示缬更昔洛韦治疗 3 个月后，棉绒斑消失，之前视网膜炎病灶处遗留小片瘢痕

诊疗思路

使用免疫抑制剂的患者出现身体
不适，全身或视网膜病灶

CBC，CMP检查注意ALC值，肝功能
检查，肾功能检查，眼部检查

如果肝功能检查异常，
做血清CMV PCR检测

如果有视网膜炎的症状，取房
水行CMV，VZV，HSV检测

CMV PCR检测阳性

HSV或VZV检测阳性

缬更昔洛韦900 mg每天2次。
可以玻璃体腔注射磷甲酸钠

玻璃体腔注射磷甲酸钠。
肾功能正常的情况下伐
昔洛韦2 g，每天2次

关键点

- 葡萄膜炎进行免疫抑制治疗很少造成全身或者眼部的机会性感染，包括 CMV 视网膜炎和急性视网膜坏死。
- 可以表现为 CMV 病毒血症及相关的器官功能异常，尤其是肝功能异常。
- 确诊有赖于血清或者前房水中检测出病毒。
- 如果病情允许，停止免疫抑制剂的使用。
- 适当的抗病毒治疗（CMV 感染用缬更昔洛韦，单纯疱疹病毒或者带状疱疹病毒感染用伐昔洛韦）。
- 如果有活动性视网膜炎可以联合使用玻璃体腔抗病毒治疗（如磷甲酸钠）。
- 非感染性葡萄膜炎患者出现全身感染后，如果停止免疫抑制剂的应用，需要仔细观察眼部房闪或者浮游细胞的情况，如果出现眼部炎症，应该使用或者加强局部用药。

第 82 章

中间葡萄膜炎伴发孔源性视网膜脱离

Henry J. Kaplan

胡小凤 译 胡小凤 审校

现病史

20 岁女性患者，因为早上睡醒后突然注意到左眼视物不清就诊。既往从 8 岁起有双眼睫状体平坦部炎（中间葡萄膜炎）病史，近期炎症消退，未用药控制眼部病情。

检查

	右眼	左眼
视力	20/20	20/400
眼压（mmHg）	14	8
巩膜/结膜	无充血	无充血
角膜	透明	下方 1/3 非肉芽肿性角膜后沉积物
前房	闪辉－，浮游细胞－	闪辉＋，浮游细胞＋
虹膜	未见异常	未见异常，无后粘连
晶体	透明	后囊膜轻度浑浊
玻璃体	浮游细胞＋，下方少量雪球浑浊	玻璃体炎性浑浊 3＋，不完全玻璃体后脱离，颞下方玻璃体视网膜牵拉（图 82.1）
视网膜/视神经	正常，无黄斑水肿。下方视网膜周边无牵拉，但是下方有顽固性较小的雪堤状浑浊	视网膜脱离累及黄斑，周边 7 点位马蹄孔（图 82.2）

需要问的问题

- 左眼之前是否受过伤？
- 之前是否因为睫状体平坦部炎接受过治疗？如果有，是什么治疗？
- 全身有其他疾病吗？

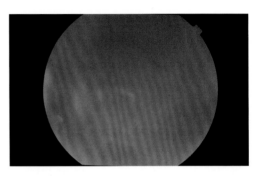

图 82.1 左眼眼底照像示显著的玻璃体炎，雪球样浑浊。可见玻璃体增殖条带与下方/颞下方视网膜相连（This image was originally published in the Retina Image Bank website. Author：Mallika Goyal. Title：Retinal detachment with uveitis. Retina Image Bank. Year 2014；Image Number 13232. © the American Society of Retina Specialists.）

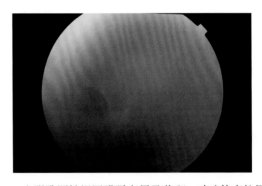

图 82.2 左眼孔源性视网膜脱离累及黄斑。玻璃体牵拉周边视网膜引起一个大的马蹄孔（This image was originally published in the Retina Image Bank website. Author：Mallika Goyal. Title：Retinal detachment with uveitis. Retina Image Bank. Year 2014；Image Number 13231. © the American Society of Retina Specialists.）

- 是否有半侧身体麻木、刺痛或者无力？有无神经系统病变家族史？

患者否认了双眼外伤史。在 8 岁时出现睫状体平坦部炎后不久就因为黄斑囊样水肿出现了视力下降。在几次双眼球周注射曲安奈德后，黄斑囊样水肿恢复，视力恢复到双眼 20/20，但是患者注意到 3 个月前左眼开始出现黑影增加。除了眼睛，全身无其他疾病，也没有神经系统疾病，无家族史。

评估

- 左眼累及黄斑的孔源性视网膜脱离（rhegmatogenous retinal detachment，RRD），继发于视网膜撕裂孔

鉴别诊断

- 睫状体平坦部炎（不伴全身病变的中间葡萄膜炎）

初步诊断

- 左眼累及黄斑部的孔源性视网膜脱离
- 双眼睫状体平坦部炎（左眼重于右眼）

检查

- 对于有睫状体平坦部炎的视网膜脱离的患者，不需要其他进一步检查。因为本病也可能为多发性硬化的一个表现，因此如果患者有神经系统的症状或者体征，需要进一步明确诊断。感染性视网膜炎有其典型表现，也与本例患者不符（如急性视网膜坏死、视网膜炎的持续加重等）。本例患者不需要其他特殊检查。

治疗

- 左眼视网膜脱离，发病时间 24～48 小时内行手术治疗，包括经平坦部玻璃体切割、视网膜下液内引流、气液交换、视网膜裂孔周围光凝及环扎缓解周边机化的玻璃体对视网膜的牵拉。如果环扎带不能垫压到视网膜裂孔，可以考虑玻璃体填充 20% 的六氟化硫（sulfur hexafluoride，SF6）气体，延长填充时间。
- 视网膜手术后常规局部点用滴眼液（糖皮质激素、睫状肌麻痹剂、抗生素）。
- 口服泼尼松，开始剂量 0.75 mg/（kg·d），渐减量，使用 2 周以上以预防术后眼内炎症复发。
- 术后 1 天、7 天及 14 天复查。

随诊

患者术后 7 天玻璃体腔气体吸收，炎症未复发。术后 1 个月，视力恢复到右眼 20/20，左眼 20/25。

关键点

- 许多睫状体平坦部炎的患者双眼病情不对称，因此需要对双眼持续进行随诊。囊样黄斑水肿是视力丧失的最常见原因。视网膜裂孔及孔源性视网膜脱离是睫状体平坦部炎不常见但是可能出现的并发症。
- RRD 是由于视网膜孔或者撕裂造成的，与视网膜纤维膜增殖牵拉造成的牵拉性视网膜脱离及眼后段疾病如小柳原田病（Vogt-Koyanagi-Harada，VKH）等引起的渗出性视网膜脱离不同。
- RRD 在后葡萄膜炎中更常见，因为玻璃体牵拉常常引起视网膜撕裂孔，或者坏死性感染性视网膜炎常造成多发视网膜萎缩孔或者巨大的视网膜裂孔。葡萄膜炎患者中 RRD 的发病率（3%）比普通人群中要高，而且在病毒性视网膜炎患者中常常双眼发病。
- 葡萄膜炎 RRD 患者的视力预后常较单纯 RRD 患者更差。视力差的原因可以是严重的囊样黄斑水肿，坏死的视网膜（如疱疹性视网膜炎——巨细胞病毒、水痘-带状疱疹病毒、单纯疱疹病毒），视网膜前增殖膜，机化的玻璃体与周边基底部玻璃体的牵拉条索，不断进展的眼内炎症及长期的低眼压。
- 葡萄膜炎 RRD 的手术治疗效果依赖于临床表现。比如在睫状体平坦部炎的患者下方常有牵拉并有一个或者多个马蹄形裂孔，可以通过后部玻璃体切割、眼内光凝及环扎带松解基底部玻璃体牵拉进行治疗。但是，在巨细胞病毒视网膜炎中，坏死的视网膜可出现多发的小孔，玻璃体切割术后必须进行硅油填充。
- 在有活动性炎症的眼内进行手术常常预后较差，因此可以考虑在手术期间静脉输注氢化可的松琥珀酸钠，并根据眼内炎症的严重程度给予术后 7～14 天口服泼尼松治疗。